Fundamental Textbook of Leukemia

よくわかる白血病のすべて

for Doctor, Resident, Co-medical, Nurse, Patient

愛知県がんセンター 名誉総長
愛知淑徳大学 教授
編集 大野竜三

永井書店

■執筆者一覧

●編集
大野　竜三(愛知県がんセンター 名誉総長、愛知淑徳大学医療福祉学部 教授)

●執筆者(執筆順)
直江　知樹(名古屋大学大学院医学系研究科分子細胞内科学 教授)
栗山　一孝(琉球大学医学部保健学科血液免疫検査学 教授)
松尾恵太郎(愛知県がんセンター研究所疫学・予防部)
佐藤　裕子(国立国際医療センター研究所臨床病理研究部超微細構造研究室 室長)
武村　晴行(福井大学医学部病態制御医学内科)
上田　孝典(福井大学医学部病態制御医学内科 教授)
宮脇　修一(群馬県済生会前橋病院内科 主任部長)
河北　敏郎(熊本大学医学部血液内科)
麻生　範雄(熊本大学医学部血液内科 助教授)
陣内　逸郎(埼玉医科大学血液内科 教授)
堀部　敬三(独立行政法人国立病院機構名古屋医療センター 臨床研究センター長・小児科医長)
大西　一功(浜松医科大学第三内科 助教授)
小林　幸夫(国立がんセンター中央病院特殊病棟部 医長)
脇田　充史(名古屋市立東市民病院第二内科 部長)
金丸　昭久(近畿大学医学部血液内科 教授)
竹下　明裕(浜松医科大学医学部附属病院輸血部 部長)
淵田　真一(京都府立医科大学大学院血液病態制御学)
島崎　千尋(京都府立医科大学大学院血液病態制御学 講師)
坂巻　　壽(東京都立駒込病院血液内科 部長)
賀川久美子(札幌北楡病院血液内科)
笠井　正晴(札幌北楡病院血液内科 副院長)
大竹　茂樹(金沢大学大学院医学系研究科病態検査学 教授)
神田　善伸(東京大学医学部附属病院無菌治療部 特任講師)
小笠原洋治(東京慈恵会医科大学血液・腫瘍内科)
薄井　紀子(東京慈恵会医科大学血液・腫瘍内科 助教授)
吉田　　稔(帝京大学医学部附属溝口病院第四内科 助教授)
塩崎　宏子(東京女子医科大学血液内科 非常勤講師)
泉二登志子(東京女子医科大学血液内科 教授)
横澤　敏也(独立行政法人国立病院機構名古屋医療センター臨床研究センター 遺伝子診断研究室長)
森下　剛久(愛知県厚生農業協同組合連合会昭和病院血液化学療法科 部長)
宇都宮　與(慈愛会今村病院分院血液内科 院長)

押味　和夫（順天堂大学医学部血液内科　教授）
宮澤　啓介（東京医科大学内科学第一講座　助教授）
大屋敷一馬（東京医科大学内科学第一講座　教授）
工藤　寿子（名古屋大学大学院医学系研究科小児科学　講師）
小島　勢二（名古屋大学大学院医学系研究科小児科学　教授）
鍬塚八千代（名古屋第一赤十字病院血液内科）
宮村　耕一（名古屋第一赤十字病院血液内科　部長）
朝長万左男（長崎大学大学院医歯薬学総合研究科付属原爆後障害医療研究施設分子医療部門分子治療研究分野　教授）

●はじめに

　白血病はがん治療のパイオニアとして、20世紀のヒト腫瘍学を基礎・臨床の両面においてリードしてきた。これは、白血病では患者から十分量のがん細胞を供給して頂くことができるために、ヒトを対象とする研究ではしばしば隘路となる研究材料不足に悩まされることなく、十分な基礎研究ができることによる。そして、薬だけで治すことのできる最初のがんとなった。これも、白血病は放置すれば短期間で死に至る病気であるために思い切った治療手段を採用することができたことによる。その代表が副作用の強い殺細胞的化学療法や造血幹細胞移植療法である。

　しかし、編者が医師免許を取得した翌年の1966年版の内科書（南江堂）では「白血病の治療には種々の方法が行われているが、まだ根治療法はなく、一時的緩解（メモ1）をきたしても結局は死亡する。したがって、現在の段階ではいかにして患者の生命を延長するか、あるいは、いかにして患者の活動力をできる限り維持するかという点に向かって努力を集中するにある」と記載されていた。

　過去約40年間の白血病の歴史は、治療が強ければ強いほど治癒率が高くなることを教えてきた。事実、小児の急性リンパ性白血病においては、強力な化学療法により標準リスク群の80％以上を、高リスク群でも60％以上を治癒できるようになった。但し、強力な化学療法や造血幹細胞移植は、若年者においては、確かにより高い治癒率につながるものの、中高年者では強力治療をすることによって発生する有害事象（メモ2）のため、必ずしも治癒率の向上につながっていない。したがって、白血病は治るような病気になったとはいえ、まだまだ治すことは難しい病気であることには間違いない。

　白血病を治癒させることのできなかった時代からその治療に携わってきた編者は、治すことができるようになったとはいえ、今や化学療法や造血幹細胞移植療法による白血病の治療成績は限界に達しており、従来の治療法の少々の改良では、これ以上の治癒率の向上は望めそうになく、新しいパラダイムへの飛躍が絶対必要と考えている。

　本書でも解説されているように、白血病は遺伝子の異常によって発生するがんである。遺伝子異常により生じたその産物（蛋白分子）ないしその欠損ががん化の原因となっている。すべての病気にもいえることであるが、病因そのものに対する治療法が最も望ましく、かつ副作用も少ないことが予測される。21世紀の白血病治療は、がん化の責任遺伝子産物を特異的ないしは選択的に標的としたものでなければならない。本書でも触れられている分子標的薬は、まさに、これに該当する病因そのものに作用する薬剤である。

　本書でも解説されているように、急性前骨髄球性白血病に対するレチノイン酸や慢性骨髄性白血病に対するイマチニブなどによる分子標的療法は、驚異的な有効率と理論どおりの有害事象（メモ2）の少なさにより、驚くべき有用性を既に実証している。20世紀の化学療法や造血幹細胞移植の歴史と同様に、白血病におけるこれらの新しい発見は、すべてのがんの模範となり、近い将来、白血病を含めた多くのがんが分子標的療法により治るよう

になるであろうと期待されている。

　本書は血液専門医ではなく、研修医、若手内科医師、開業医、看護師、薬剤師、検査技師や製薬会社の MR などを念頭におき編集された。同時に、白血病患者やその家族が読んでもわかるように、できるだけわかりやすい解説書にすることを目指した。

　執筆者には当然わかっている術語でも、研修医、開業医、看護師、薬剤師、検査技師、MR にはよくわからないものがたくさんある。ましてや、患者やその家族には皆目わからない。したがって、患者やその家族にもわかるように、術語を解説する「メモ」を必ず入れるようにした。さらに、医師、看護師、薬剤師のために、「注意点」、「重要事項」を少なくとも 1 個は入れて、注意を促すように工夫もした。

　白血病のすべてにつき、医療従事者以外の方にもよくわかる解説書として編集された本書が、血液専門医を中心に、研修医、若手内科医師、開業医、看護師、薬剤師、検査技師など医療チームが、患者と一緒になって白血病を治してゆく過程の助けになれば幸いである。

平成 17 年 11 月吉日

大野竜三

  【1．緩解 remission】
　寛解と同じ。最近では寛解の方がより多く用いられる。見かけ上は治ったようにみえるが、まだ体内には白血病細胞が残っているため再発の可能性がある状態。顕微鏡で見る限り、血液や骨髄はまったく正常である。完全寛解が 3 年以上続くとまず再発はしなくなり、5 年以上続けばほぼ治癒した、すなわち、治ったといえる。

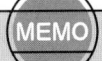 【2．有害事象 adverse event】
　副作用 side effect ともいわれる。副作用の本来の意味は、薬が示す効能のうち、目的としない作用のことである。であるから、強力な化学療法や造血幹細胞移植療法の後に起こってくるさまざまな病気（合併症）とは違うので、こちらを有害事象、副作用を有害反応と呼ぶようになった。にもかかわらず、両者をまとめて副作用と呼ぶことも相変わらず多い。

■目次

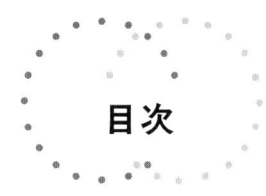

1	白血病はなぜ起こるのか ―――――――――――――――――――（直江知樹） 1
	1．環境要因 ………………………………………………………………………1
	2．遺伝要因 ………………………………………………………………………4
	3．白血病の分子病態 ……………………………………………………………4

2	白血病の種類と分類 ―――――――――――――――――――――（栗山一孝） 9
	1．FAB 分類と WHO 分類の基本的相違点 ……………………………………9
	2．急性白血病の WHO 分類 ……………………………………………………12
	3．急性白血病と鑑別を必要とする疾患群と WHO 分類 ……………………18

3	白血病の疫学 ―――――――――――――――――――――――（松尾恵太郎） 22
	1．白血病の記述疫学 ……………………………………………………………22
	2．白血病の危険因子 ……………………………………………………………26

4	染色体と白血病 ―――――――――――――――――――――（佐藤裕子） 29
	1．染色体とは ……………………………………………………………………29
	2．染色体研究の歴史 ……………………………………………………………29
	3．染色体の分子構造 ……………………………………………………………31
	4．染色体各部の名称とバンドの特定法 ………………………………………39
	5．核型表記法 ……………………………………………………………………41
	6．白血病によくみられる染色体異常 …………………………………………44
	7．染色体検査の限界と「正常核型」の意味 …………………………………52

5	白血病に使用される薬物 ―――――――――――――――（武村晴行、上田孝典） 56
	1．作用機序からみた白血病治療薬の分類 ……………………………………56
	2．代謝拮抗薬 ……………………………………………………………………56
	3．アンソラサイクリン系薬剤 …………………………………………………61
	4．アンソラキノン系薬剤 ………………………………………………………62
	5．エピポドフィロトキシン ……………………………………………………63
	6．植物アルカロイド製剤 ………………………………………………………64
	7．L-アスパラギナーゼ（L-asp） ………………………………………………64
	8．分子標的薬剤 …………………………………………………………………65

6	急性骨髄性白血病（AML）の治療 ―――――――――――――――（宮脇修一） 68
	1．薬物療法の基本的な考え方 …………………………………………………68
	2．初発 AML 症例に対する薬物療法 …………………………………………71
	3．再発難治 AML に対する薬物療法 …………………………………………78

7	急性前骨髄球性白血病（APL）の薬物療法 ―――――――（河北敏郎、麻生範雄） 83
	1．APL の臨床病態 ………………………………………………………………83
	2．未治療 APL の治療 ……………………………………………………………86

i

3．JALSG における未治療 APL の治療成績 ……………………………………88
　　4．再発・難治例の治療 ……………………………………………………………89

8　成人急性リンパ性白血病（成人 ALL）の薬物療法 ────（陣内逸郎）　92
　　1．病型分類 …………………………………………………………………………92
　　2．成人 ALL と小児 ALL の違い …………………………………………………94
　　3．思春期・若年成人 ALL の治療 ………………………………………………94
　　4．病型別治療 ………………………………………………………………………95
　　5．造血細胞移植療法 ………………………………………………………………99
　　6．サルベージ療法 …………………………………………………………………99

9　小児急性リンパ性白血病（小児 ALL）の治療 ──────（堀部敬三）　102
　　1．治療開始前にすべきこと ………………………………………………………102
　　2．治療法選択の実際 ………………………………………………………………106
　　3．治療の実際 ………………………………………………………………………109
　　4．フォローアップのポイント ……………………………………………………114

10　慢性骨髄性白血病（CML）の薬物療法 ─────────（大西一功）　116
　　1．慢性骨髄性白血病（CML）の定義 ……………………………………………116
　　2．CML の病因 ……………………………………………………………………116
　　3．CML の診断 ……………………………………………………………………117
　　4．CML の治療法 …………………………………………………………………117
　　5．CML に対するイマチニブの治療成績 ………………………………………119
　　6．イマチニブの効果判定 …………………………………………………………120
　　7．イマチニブの副作用 ……………………………………………………………121
　　8．イマチニブ治療の問題点 ………………………………………………………122

11　慢性リンパ性白血病（CLL） ──────────────（小林幸夫）　124
　　1．病期分類 …………………………………………………………………………124
　　2．治療の開始時期 …………………………………………………………………125
　　3．治療の現状 ………………………………………………………………………125

12　高齢者白血病とその薬物療法 ──────────────（脇田充史）　130
　　1．高齢者急性骨髄性白血病（高齢者 AML）の特徴 ……………………………130
　　2．高齢者急性白血病の疫学 ………………………………………………………132
　　3．高齢者白血病の年代ごとの治療戦略 …………………………………………133
　　4．高齢者 AML の化学療法 ………………………………………………………133
　　5．高齢者 AML プロトコール（GML 200） ……………………………………135
　　6．今後の展望 ………………………………………………………………………136

13　骨髄異形成症候群（MDS） ──────────────（金丸昭久）　138
　　1．MDS の疾患概念 ………………………………………………………………138
　　2．MDS の病態機序 ………………………………………………………………139
　　3．MDS の分類 ……………………………………………………………………140
　　4．MDS の診断 ……………………………………………………………………141
　　5．MDS の治療 ……………………………………………………………………142
　　6．MDS の予後 ……………………………………………………………………144

14 薬物療法が効かない白血病 ──────────────(竹下明裕) 146
1. P糖蛋白(P-gp) ·················146
2. P糖蛋白質を介した耐性機構の克服 ·················149
3. 多剤耐性関連蛋白質(multidrug resistance-associated protein；MRP) ·················150
4. Lung resistance-related protein(LRP) ·················151
5. VLA-4を介した薬剤耐性 ·················151
6. DNAトポイソメラーゼ(トポ)阻害薬の耐性 ·················152
7. メトトレキサート(MTX)に対する耐性 ·················152
8. Cytosine arabinoside(Ara-C)に対する耐性 ·················153

15 白血病に使用される造血幹細胞移植の種類 ──────(淵田真一、島崎千尋) 155
1. 造血幹細胞移植の原理 ·················155
2. 骨髄移植と末梢血幹細胞移植 ·················158
3. 臍帯血移植 ·················160
4. ミニ移植 ·················161
5. 母児間移植 ·················163

16 急性骨髄性白血病(AML)の同種造血細胞移植 ──────(坂巻 壽) 166
1. 急性骨髄性白血病(AML) ·················166
2. 急性前骨髄球性白血病(APL) ·················173
3. 幹細胞ソース ·················173

17 成人急性リンパ性白血病(成人ALL)の移植療法 ──────(賀川久美子、笠井正晴) 176
1. ALLの予後因子 ·················176
2. 移植の適応 ·················177
3. 移植の概要 ·················178
4. 移植前処置 ·················179
5. 免疫抑制剤 ·················181
6. 移植成績(骨髄破壊的前処置による) ·················181
7. 同種移植成績 ·················181
8. 自家移植成績 ·················183
9. 骨髄非破壊的移植成績(RIST、ミニ移植) ·················184
10. 今後の移植の方向 ·················185

18 イマチニブ時代の慢性骨髄性白血病(CML)の造血幹細胞移植療法 ──────(大竹茂樹) 186
1. 慢性期CMLにおける同種造血幹細胞移植 ·················187
2. CMLの同種造血幹細胞移植後の晩期障害 ·················188
3. CMLの同種造血幹細胞移植の予後予測 ·················189
4. 新しい試み ·················190
5. イマチニブによる慢性期CMLの治療成績の予測 ·················191
6. 慢性期CMLにおけるallo-SCTの適応 ·················193

19 骨髄異形成症候群(MDS)に対する造血幹細胞移植療法 ──────(神田善伸) 195
1. 強力な化学療法 ·················195
2. 同種造血幹細胞移植の成績、予後因子 ·················197
3. 造血幹細胞移植を行う時期 ·················199
4. 造血幹細胞移植前の寛解導入療法の妥当性 ·················200
5. MDSに対するミニ移植、自家移植 ·················201

20	中枢神経白血病（CNS-L） ————————————（小笠原洋治、薄井紀子）	204

1．発症機序 ……………………………………………………………204
2．浸潤する白血病の種類と発症頻度 …………………………………205
3．診断 …………………………………………………………………205
4．危険因子 ……………………………………………………………206
5．治療方法 ……………………………………………………………206
6．CNS-L 治療の副作用 ………………………………………………211

21	白血病治療時の感染症対策 ————————————————（吉田　稔）	213

1．白血病に伴う感染症の種類、特徴 …………………………………213
2．感染症の予防 ………………………………………………………215
3．発熱性好中球減少症（FN）対策 …………………………………216
4．深在性真菌症対策 …………………………………………………218

22	顆粒球コロニー刺激因子（G-CSF）の使い方 ————（塩崎宏子、泉二登志子）	223

1．G-CSF 使用のガイドラインについて ……………………………223
2．G-CSF の白血病における使用について …………………………224
3．M-CSF について ……………………………………………………229

23	白血病治療時の出血対策 ————————————————（横澤敏也）	231

1．急性白血病における血小板輸血の基準 ……………………………231
2．血小板輸血不応状態 ………………………………………………233
3．赤血球輸血について ………………………………………………234
4．播種性血管内凝固症候群（DIC） …………………………………234

24	造血幹細胞移植後の合併症と対策 ————————————（森下剛久）	236

1．移植後早期の合併症 ………………………………………………237
2．移植後感染症 ………………………………………………………242
3．移植片対宿主病（GVHD） ………………………………………246
4．移植後晩期の合併症 ………………………………………………251

25	成人 T 細胞白血病（ATL） ————————————————（宇都宮　與）	255

1．概念 …………………………………………………………………255
2．HTLV-1 と疫学 ……………………………………………………255
3．発症機構 ……………………………………………………………256
4．臨床症状と病態 ……………………………………………………256
5．検査所見 ……………………………………………………………257
6．診断 …………………………………………………………………257
7．病型分類 ……………………………………………………………258
8．治療 …………………………………………………………………258

26	NK 細胞白血病 ——————————————————————（押味和夫）	263

1．NK 細胞とは ………………………………………………………263
2．NK 細胞腫瘍とは …………………………………………………263
3．aggressive NK-cell leukemia/lymphoma
　（アグレッシブ NK 細胞白血病/リンパ腫） ………………………264
4．Chronic NK lymphocytosis（慢性 NK 細胞増多症） ……………266
5．aggressive NK-cell leukemia/lymphoma と chronic NK lymphocytosis の鑑別
　…………………………………………………………………………266

27 骨髄増殖性疾患群 ────────────────（宮澤啓介、大屋敷一馬） 268

1．真性赤血球増加症（PV） ……………………………………………………270
2．本態性血小板血症（ET） ……………………………………………………274
3．慢性特発性骨髄線維症（CIMF） ……………………………………………275
4．慢性好酸球性白血病（CEL）/好酸球増加症候群（HES） …………………278
5．慢性好中球性白血病（CNL） ………………………………………………281

28 乳児白血病とダウン症候群の白血病 ─────────（工藤寿子、小島勢二） 283

1．乳児白血病 ……………………………………………………………………283
2．ダウン症候群（DS）に合併した白血病 ……………………………………287
3．乳児白血病とダウン症候群に合併する白血病の遺伝子異常について ……290

29 治療効果の判定方法 ──────────────────（鍬塚八千代、宮村耕一） 293

1．白血病の治療効果判定と微小残存病変 ……………………………………293
2．急性骨髄性白血病の治療効果の基準 ………………………………………294
3．慢性骨髄性白血病（CML）における微小残存病変 ………………………297
4．急性リンパ性白血病（ALL）における微小残存病変 ……………………299
5．慢性リンパ性白血病（CLL）における微小残存病変 ……………………299

30 白血病の今昔 ──────────────────────────（朝長万左男） 301

1．Leukemia の歴史 "weisses Blut" ……………………………………………301
2．白血病分類の今と昔 …………………………………………………………301
3．血液細胞のがん ………………………………………………………………302
4．激烈な症状を示した昔の白血病患者 ………………………………………303
5．抗がん薬による"寛解" ………………………………………………………304
6．多剤併用療法による"治癒" …………………………………………………305
7．同種造血幹細胞移植による治癒率向上 ……………………………………306
8．分子標的療法による治癒率向上 ……………………………………………306
9．"治る"白血病、"治らない"白血病：予後判定可能時代の到来 …………307
10．遺伝子分類時代へ ……………………………………………………………308
11．最後に；白血病治療の近未来像 ……………………………………………308

1 白血病はなぜ起こるのか

● はじめに

　白血病の患者あるいは家族の方から、「治りますか？」という質問とともに「なぜ白血病になったのでしょうか？」とよく聞かれる。何か原因があったのだろうかという疑問とともに、白血病という事実を受け入れられない葛藤の気持ちがあるものと思われる。遺伝するのか、感染するのかという不安もあるかも知れない。医療側としては科学的な答えで終わるのではなく、その背景・理解力や気持ちに配慮した対応が必要である。

　「白血病がなぜ起こるのか」を考えるときに、整理しておくべき問題がいくつかある。例えば、喫煙とがんの関係を例に問題点を整理してみよう。

1. タバコを吸う（環境要因）
2. 家族に"がん"が多い（遺伝的要因）、タバコに含まれている物質から発がん物質がつくられる（遺伝的要因）
3. 発がん物質が細胞の遺伝子を傷つける（遺伝子変異）、それが修復される（遺伝的要因）
4. 傷ついた遺伝子から異常な蛋白質がつくられる、あるいは正常蛋白質がつくられなくなる（がん蛋白、がん抑制蛋白）
5. このため細胞の"がん化"が始まる、多段階に進む（細胞増殖、分化抑制、浸潤、転移）

　ここでは、白血病発症の環境要因、遺伝的要因、発症機序に分けて概説する。

1 環境要因

1 放射線

　放射線の中でも生物体内で電離作用があり、分離したイオンがDNAを損傷するものを電離放射線と呼び、これが白血病などがんの増加と関係する。広島・長崎の原爆後遺症として白血病が増加したし、もっと古くはキュリー夫人が白血病で亡くなったのも、多量の放射線被曝のためとされている。診断用X線など低用量の放射線はどうだろうか？　リスクをどのように推計するか議論のあるところだが、がん

全体のリスクを0.6%程度上昇させるという試算が出ている[1]。X線画像診断のメリットに比較すればそのリスクは神経質になる必要はないと思われる。近年、電磁界による小児白血病のリスクを示唆する報告も出ているが[2]、その因果関係は証明されていない。

2 有機溶剤

ベンゼンなど有機溶剤は1900年代に入り、石炭・化学産業の発展とともに、その毒性が認識されてきた。ベンゼンを扱う工場従業員の白血病による死亡者は、一般人の5～10倍という記録があり、ベンゼン曝露労働者での急性骨髄性白血病(acute myeloid leukemia；AML)と骨髄異形成症候群(myelodysplastic syndrome；MDS)の相対危険度は、曝露していない労働者に比べて70倍という報告もある[3]。ベンゼンは肝臓でフェノールに分解され、一部は骨髄でチトクロームp450やMPOによって酸化され、キノン誘導体に変換される。これが造血細胞におけるDNAを障害する。この酸化過程には、いくつかの酵素が関与しており、それらの遺伝的多型性によって、ベンゼン誘発白血病などの相対リスクが変化する[3]。喫煙の関与も一部で指摘されているが、わが国での追試では証明されていない。

3 抗がん薬

現在、最も高頻度に認める外因性の白血病といえば、抗がん薬あるいは放射線治療後に発症する治療関連白血病であろう[4]。AMLあるいはMDSが多いことが特徴で、まとめて治療関連白血病/骨髄異形成症候群(TRL/MDS)という場合もある。頻度は、年齢、一次腫瘍、抗がん薬(種類、投与スケジュール、量)、経過観察期間などでさまざまであるが、ホジキンリンパ腫でのMOPP療法後10年間の累積発症率が3%、ABVD療法後で1%とされている。このためABVDが今や標準的治療となっている。乳癌の化学療法後も10年で1%程度とされているが、小児腫瘍でエトポシドを多量に使用した場合や、悪性リンパ腫などで大量化学療法後自家移植例では、この発症率は、数%～20%まで上昇することが知られている。

アルキル化剤や放射線治療後に発症するTRL/MDSでは、発症からの期間が4～7年と長く、先行する貧血や血小板減少、さらにMDSの期間が認められることが多いことが特徴である。染色体異常としては、5番、7番の欠失(長腕部分あるいは全)が認められる。ナイトロジェンマスタートやメルファランなどで特にリスクが高く、用量依存的とされている。化学療法への反応性は不良で、予後は不良である。トポイソメラーゼII阻害薬(エトポシド、ドキソルビシンなど)によるTRL/MDSでは、潜伏期が2～3年で発症し、11q23（MLL遺伝子）転座、時に21q22(AML1遺伝子)転座やt(15;17)など染色体転座を認めることがある。先行血液異

常を認めず、M4やM5などが多い。予後は前者よりも良好だが、治癒のためには多くの場合、同種移植が必要となる。

4 ウイルス

　トリやマウス、ネコなど多くの哺乳類には感染性の「白血病ウイルス」が知られている。「がん遺伝子」をもたないレトロウイルスによって起こるもので、細胞内の特定の遺伝子プロモーター領域に挿入され、遺伝子発現を活性化することで白血病を起こすものと考えられている。しかし、ヒトでこれに相当するヒトウイルスは成人T細胞白血病/リンパ腫（ATLL）に関与するレトロウイルスHTLV-1のみである。しかし、ATLL発症のメカニズムについてはいまだ不明な点が残っている。まず、ゲノムへの組み込みが、「白血病ウイルス」の例と違ってランダムであること、ウイルス遺伝子のpX領域でコードされるtax遺伝子が細胞の不死化などに重要であるにもかかわらずATL細胞では発現が認められないことなどである。際立って低い発症率と考え合わせると、宿主細胞の遺伝子変化（例えば染色体異常）が発症により重要なステップと考えられる。ヘルペス属ウイルスEBVもリンパ系腫瘍（バーキットリンパ腫・白血病、ヘアリー細胞白血病、NK/Tリンパ腫など）に関与することが明らかになっている。通常はウイルス感染症で終焉するEBVが腫瘍を起こすメカニズムとして、ウイルスゲノムの一部活性化、染色体転座、免疫監視機構からの逸脱などのステップが考えられている。

5 遺伝子治療

　最近、ヒトALLの発症に関する重大な知見が報告された。90年代よりフランスでは、X連鎖重症複合免疫不全症（X-SCID）患者に対し、レトロウイルスベクターを用いて、サイトカイン受容体共通γ鎖遺伝子を患者のCD34陽性造血幹細胞ゲノムに組み込み、自家移植する遺伝子治療が行われている。この治療を受けた11例中9例において、免疫能が回復したが、その2例においてT-ALLが発生するという事故が起きたのである[5]。いずれもベクターに用いたレトロウイルスが、T-ALLにおいて認められる転座t(11;14)(p13;q11)の責任遺伝子LMO2に挿入されていることがわかった。さらに、発症していない1例でもベクターがLMO2に挿入されていること、また発症した1例では付加的な染色体異常が認められた。これらは、がん遺伝子の活性化、増殖能の亢進、付加染色体、免疫監視機構からの逸脱など、ヒト白血病の発生過程を考えるうえで、多くの示唆を与えている。

2 遺伝要因

遺伝性疾患、例えばLi-Fraumeni症候群では、がん抑制遺伝子p53の一方のアレルに先天的遺伝子異常が存在する。生後、もう一方のp53アレルに異常が起きた場合、p53機能が失われ、白血病を含む腫瘍が発生しやすくなると考えられる。ataxia telangiectasia、Bloom syndrome、Fanconi syndromeでは、細胞のDNA損傷に対する感受性が増大し、白血病にかかりやすくなると考えられている。Noonan症候群やvon Recklinghausen病では、シグナル伝達抑制にかかわるそれぞれPTPN11とNF-1の異常のため、細胞外からの増殖シグナルが入りやすくなることから、白血病を生じるものと考えられる[6]。ダウン症では、白血病罹患リスクが10〜20倍と高くなる。

3 白血病の分子病態

一口にDNAの損傷といっても、いろいろな種類がある。大きく分けると、①染色体の異常（転座、欠失など構造異常）、と②染色体異常を伴わない微小な遺伝子変異（点突然変異、縦列重複、挿入、増幅、欠失など）、である。最近、③遺伝子のプロモーター領域のメチル化など、DNAの配列には影響を与えないが、その発現を変化させるエピジェネティクスも重要であることがわかってきた。造血細胞の分化・増殖・アポトーシスにかかわる遺伝子にこのような損傷を受けると、造血障害や白血病の発症につながると考えられている。染色体異常については別項で述べられるので、白血病において頻度の高い遺伝子を中心に、その産物の機能面から概説したい。

1 シグナル伝達関連分子群

チロシンキナーゼは白血病で高率に変異や高発現が認められ、恒常的シグナルを伝達し、細胞増殖や生存を促す[7]。受容体チロシンキナーゼFLT3とc-KITは造血前駆細胞〜幹細胞に発現しており、細胞の生存・接着・増殖・分化に重要な役割を担っている。FLT3では、傍膜(JM)領域のInternal Tandem duplication (ITD)がAMLの25%に、キナーゼ領域D835付近の点突然変異が5%に認められる。ITD変異は予後不良因子となる。c-KITでは、主にキナーゼ領域、時にJM領域や細胞外領域に点突然変異が起き、マスト細胞腫瘍やAMLで認められている。また、PDGFRβはTELなどと、PDGFRαはFIP1L1などとキメラ遺伝子

を形成し、いずれも骨髄増殖性疾患にかかわる。ABL遺伝子は転座によってBCR/ABLキメラ遺伝子を形成し、その産物は高いチロシンキナーゼ活性を有する。これはCMLの大部分と成人ALLの25％に認め、イマチニブ（ABLキナーゼ阻害剤）の標的分子となる。

GTP結合蛋白であるRASは情報を伝播する細胞内の分子スイッチとして機能している。通常はGDPに結合した非活性化型として存在するが、上流シグナルによってGDPがGTPに置換されると構造変化が起こり、エフェクター分子であるRafなどと結合しシグナルを伝達する。GTP結合RASは、GTP水解促進酵素（GAP）の存在下にGTPをGDPに水解し、不活性化型に戻る。RASの12、13、61番目のアミノ酸に変異が生ずるとGTP型のRASと結合した状態となり、恒常的なシグナルを伝達し、細胞をがん化に導く。N-RASの変異はAMLの10～20％に、ALLの4～18％に認められる。

a シグナル伝達抑制経路の異常（NF 1、SHP 2）

Neurofibromatosisの原因遺伝子NF 1はRASのGAPとして機能し、シグナル伝達を抑制する働きをもつが、Juvenile myelomonocytic leukemia（JMML）において、欠失や活性低下をきたす体細胞変異が見い出されている。また、SHP 2（遺伝子名はPTPN 11）は、シグナル伝達の抑制系を抑制する機能があり、この胚細胞変異はNoonan症候群で、体細胞変異はJMMLや小児ALLで見い出されている[6]。

2 転写因子[8]

AML 1はCBFβとヘテロダイマーを形成することにより転写因子として機能し、造血細胞の分化にかかわる。染色体転座により、AML 1/MTG 8（AML M 2）、AML 1/EVI 1（CML BC）、TEL/AML 1（ALL）あるいはCBFβ/MYH 11のキメラ転写因子が形成される。キメラ転写因子は、いずれもAML 1の転写活性機能を抑制するうえ、転座相手の遺伝子産物の機能をも変調させ、正常造血の分化を抑制し、白血病に導くと考えられる。AML 1点突然変異は、胚細胞変異が家族性血小板減少症で、体細胞変異がAML（M 0）で報告されている。C/EBPαやGATA 1は骨髄・赤芽球系分化に重要な転写因子であるが、それぞれAML（M 2）およびダウン症候群に伴うAML（M 7）で認められる。

レチノイン酸受容体α鎖（RARα）はRXRとヘテロ二量体を形成し、レチノイン酸に対する核内受容体として働き、骨髄系細胞の分化にかかわる。このヘテロ二量体は、リガンドの非存在下ではコリプレッサー/ヒストン脱アセチル化酵素複合体と結合し、転写を抑制するが、リガンド存在下では上記複合体の代わりにヒストンアセチル化酵素（HAT）複合体がリクルートされ、転写活性をオンにする。急性前骨

髄球性白血病(APL)ではPML/RARαキメラ転写因子が形成される。生理的な濃度のレチノイン酸ではこの転写は活性化されず、骨髄系分化は停止状態となり、白血病の発症にかかわる。一方、薬理学的な濃度のレチノイン酸は、HAT複合体をリクルートし、白血病細胞を分化させると考えられる。

　MLLの機能は十分明らかにはなっていないが、DNAの結合あるいはDNA結合蛋白との相互作用により、HOX遺伝子など造血関連遺伝子の制御にかかわり、分化の制御に関与するものと考えられる。治療関連白血病の30%、成人ALLの5%、および乳児白血病の80%において、11q23転座による多様な遺伝子群とのキメラ遺伝子の形成が認められる。また、MLL遺伝子内でのTandem duplicationがAMLの10%で認められる。

3　細胞周期関連分子[9]

　CDK4とサイクリンD複合体はRB蛋白質のリン酸化によって、細胞周期G1期からS期への移行にかかわる。サイクリンキナーゼCDK4の抑制因子であるp16は、9p21に位置し、急性リンパ性白血病で高率に両アレルの欠失が認められる。同じくCDK4の抑制因子であるp15は、MDSの進展期において、プロモーター領域CpGのメチル化が起きている。

　p53は細胞が放射線や薬物によりDNA損傷を受けた際に、DNA修復が完了するまで細胞周期を停止させる機能、あるいは損傷が修復不能の場合にはアポトーシスを誘導することで損傷細胞自体を除去する機能を担っており、結果としてがん抑制遺伝子として働いている。p53遺伝子産物は転写因子として、例えばサイクリン/CDK複合体の阻害因子p21(waf1)やアポトーシスに関与するBaxなどの転写を活性化する。p53は、CMLやMDSの急転期やAMLの一部に、点突然変異が認められる。変異型p53ではこれらの機能が失われているだけでなく、その多くは正常p53と複合体を形成することで、その機能をドミナントネガティブに阻害すると考えられている。

4　その他

　ヌクレオフォスミン(NPM)は、核-細胞質間移送や核小体への局在などにかかわる一種の分子シャペロンである。最近、NPM遺伝子のエクソン12で、4bpの塩基挿入が認められ、その結果C端のフレームシフトと細胞質への偏在を認めるという論文が発表された[10]。AMLの正常核型にのみ認められることやFLT3/ITDと重複することが興味深いが、その意義については今後の研究によって明らかにされることであろう。

表 1 ● 白血病において変異の認められる主な分子群

	分子（染色体位置）	変異様式	病型
細胞表面分子	FLT 3（13 q 12）	TD、PM	AML
	KIT（4 q 12）	PM	AML、Mastocytoma
	PDGFRα（4 q 12）	キメラ転座	MPD
	PDGFRβ（5 q 32）	キメラ転座	MPD
	NOTCH（9 q 34.3）	PM	T-ALL
細胞質チロシンキナーゼ	ABL（9 q 34.1）	キメラ転座 episomal fusion	CML、ALL T-ALL
G 蛋白質	N-RAS（1 p 13.2）	PM	AML、MDS、ALL
	K-RAS（12 p.12.1）	PM	AML、MDS、ALL
シグナル制御因子	NF 1（17 q 11.2）	PM	JMML
	SHP 2（12 q 24.1）	PM	JMML、ALL
転写（関連）因子	AML 1（21 q 22.3）	キメラ転座、PM	AML、ALL
	CBFβ（16 q 22）	PM	AML
	RARα（17 q 12）	キメラ転座	AML（M 3）
	C/EBPα（19 q 23.1）	PM	AML
	EVI 1（3 q 26）	キメラ転座	AML、MDS
	GATA 1（Xp 11.23）	PM	AML（M 7）
	MLL（11 q 23）	キメラ転座、TD	AML
細胞周期制御因子	P 16（9 q 21）	欠失	ALL
	P 15（9 q 21）	メチル化、欠失	MDS
	P 53（17 p 13.1）	PM、欠失	AML
核内蛋白	NPM（5 q 35）	TD、挿入	AML

PM：point mutation, TD：tandem duplication

● おわりに

　AML での遺伝子異常を大別すると[11]、1 つは細胞増殖をきたすような活性型変異で、FLT 3 変異、RAS 変異、BCR/ABL などを含み、マウスモデルでは骨髄増殖性疾患を起こす。もう 1 つは AML 1/MTG 8 や PML/RARα で、転写因子のキメラ形成によって分化を阻害するグループである。これらは、マウスモデルで白血病を起こすには長い潜伏期を必要とする。興味深いことは、臨床検体でこれらのグループ内での共存は稀で、グループ間での共存が高率に認められることである。マウスにおいても、両者を発現させると比較的短時間で白血病を発症する。これらの分子病態は疾患の理解に留まらず、患者の層別化や標的治療の開発へと還元されていくことが期待される。

（直江知樹）

■ 文　献 ■

1) Amy Berrington de Gonzalez, Sarah Darby：Risk of cancer from diagnostic X-rays；estimates for the UK and 14 other countries. Lancet 363：345-351, 2004.
2) http://www.chousei-seika.com/2002_s/2002_s_3/2002_s_3_denji/2002_s_3_denji_1.htm
3) Smith MT, Skibola CF, Allan JM, et al：Causal models of leukaemia and lymphoma. IARC Sci Publ 157：373-392, 2004.
4) Yokozawa T, Naoe T：Therapy-related leukemia. Nippon Naika Gakkai Zasshi. 92(6)：1007-1012, 2003.
5) McCormack MP, Rabbitts TH：Activation of the T-cell oncogene LMO 2 after gene therapy for X-linked severe combined immunodeficiency. N Engl J Med 350(9)：913-922, 2004.
6) Emanuel PD：Juvenile myelomonocytic leukemia. Curr Hematol Rep 3(3)：203-209, 2004.

7) Gambacorti-Passerini C(ed) : Oncogenic protein tyrosine kinases. Cell Mol Life Sci 61 : 2895-2978, 2004.
8) Tenen DG : Disruption of differentiation in human cancer ; AML shows the way. Nat Rev Cancer 3(2) : 89-101, 2003.
9) Krug U, Ganser A, Koeffler HP : Tumor suppressor genes in normal and malignant hematopoiesis. Oncogene 13 ; 21(21) : 3475-3495, 2002.
10) Falini B, Mecucci C, Tiacci E, et al : GIMEMA Acute Leukemia Working Party ; Cytoplasmic nucleophosmin in acute myelogenous leukemia with a normal karyotype. N Engl J Med 352(3) : 254-266, 2005.
11) Gilliland DG, Tallman MS : Focus on acute leukemias. Cancer Cell 1(5) : 417-420, 2002.

2 白血病の種類と分類

●はじめに

　白血病分類は、世界共通の基準に基づいて行われてきたわけではない。1976年になってフランス・アメリカ・イギリス(French-American-British；FAB)グループが急性白血病の分類法[1]を、1982年には骨髄異形成症候群(Myelodysplastic syndrome；MDS)[2]の分類法を発表し、以後このFAB分類が世界共通の分類法として広く普及した。FABグループは、さらに慢性白血病(慢性リンパ性白血病および慢性骨髄性白血病)についても分類法を示した。FAB分類は、細胞形態を基本に免疫学的マーカーを加えた比較的簡便な分類法であったために広く受け入れられたと思われる。しかし、白血病の病因・病態研究が染色体・遺伝子レベルで急速に進むにつれ、特異的染色体異常・遺伝子変異を示す疾患・病型の存在が明らかとなり、治療予後にも決定的影響を与えることなどが知られてきた。すると、これら疾患・病型も組み込んだ分類法を望む声が一段と高まってきた。一方、リンパ系腫瘍については、多くの変遷を経てリンパ増殖性疾患の改変ヨーロッパ・アメリカ分類(Revised European-American classification of Lymphoid neoplasms；REAL)に到達していた。こうした白血病分類の経緯を踏まえて、造血器/リンパ組織の悪性腫瘍を染色体異常・遺伝子変異を組み込んだ包括的な新世界保健機関(World Health Organization；WHO)分類が発表された[3]。

　ここでは、急性白血病について新WHO分類をFAB分類と比較しながら示し、白血病類縁疾患であるMDS、慢性骨髄増殖性疾患(Chronic myeloproliferative diseases；CMPD)および新しく提唱された骨髄異形成/骨髄増殖性疾患(Myelodysplastic/myeloproliferative diseases；MDS/MPD)についても簡単に述べることにする。

1 FAB分類とWHO分類の基本的相違点

　前述したようにFABグループは、急性白血病分類を手始めに、MDS、慢性骨髄性白血病(chronic myeloid leukemia；CML)と慢性リンパ性白血病(chronic lymphoid leukemia；CLL)についても分類法を提唱した。これら「白血病」(MDSを含む)分類は互いに整合性を取りながらも独立した分類法と見做されてきた。一

表 1 ● 急性白血病における FAB 分類と WHO 分類の比較

	FAB 分類	WHO 分類
1）基本（理念）	標準的薬物療法の症例を対象 ⇒ 臨床的分類法	造血器・リンパ組織悪性腫瘍分類法の一環 ⇒ 包括的分類法
2）発症様式	初発（de novo）	初発、二次性、MDS/AML
3）診断技術	形態学/免疫学	染色体・遺伝子、形態学/免疫学
4）診断基準	骨髄中芽球：30％≦	骨髄中芽球：20％≦
RAEB in T	MDS に含まれる	AML になる
5）診断応用		
個別症例	容易	比較的容易（コスト高）
多施設共同研究	容易	後方向性；極めて困難
		前方向性；困難（コスト、診断技術、プロトコール）

方、WHO 分類は白血病の遺伝子研究の成果を踏まえ、広く「造血器・リンパ組織悪性腫瘍」の観点から包括的分類法として発表された。WHO 分類では、造血器腫瘍の主要部分を占める急性骨髄性白血病（acute myeloid leukemia；AML）、MDS そして CML は、FAB 分類と同様に「白血病」として分類されている。一方、「リンパ増殖性疾患」は REAL 分類をほぼ引き継いでいる。「B 細胞性腫瘍」と「T 細胞・NK 細胞腫瘍」に大別され、それぞれ未分化型と分化型に分類されており、急性リンパ性白血病（acute lymphoid leukemia；ALL）は未分化型に、CLL、NK 細胞白血病、成人 T 細胞性白血病などは分化型に含まれている。すなわち「リンパ性白血病」は、「リンパ増殖性疾患」のそれぞれ 1 病型として位置づけられている。

ここでは、急性白血病を例にして両分類法の相違点を整理しておき、他の白血病についてはそれぞれの項で扱うことにする。

表 1 に急性白血病の両分類法における相違点を簡単にまとめた。FAB 分類は、標準的化学療法が適応となる病型を対象とした臨床的分類法であるが、WHO 分類は系統的造血器・リンパ組織悪性腫瘍分類の一環を占める分類法である。FAB 分類は初発（de novo）病型を対象にしているが、WHO 分類では治療関連白血病や MDS から進展してくる病型なども加えている。FAB 分類における病型診断は、細胞形態学を主体とし、一部に免疫学的手法を加えた簡便かつ低コストである。WHO 分類では、特異的染色体・遺伝子変異を有する AML を独立させたために染色体・遺伝子検索が必須になった。WHO 分類では急性白血病の診断基準を芽球 20％以上とし

> **注意点**　【急性白血病の芽球基準】
> 　WHO 分類では、骨髄中芽球 20％以上と定められた。しかし、これには例外があることも承知しておく必要がある。1 つは、AML 分類の第一カテゴリーを占める特異的染色体異常・遺伝子変異を有する病型の場合は、骨髄中芽球が 20％に満たなくても AML と診断する。2 つは、急性赤白血病（FAB 分類 AML-M 6）では、50％以上の赤芽球を除いた細胞中で芽球が 20％以上を占めればよい。

表 2 急性白血病の FAB 分類

病型	形態以外の特徴
1．急性骨髄性白血病（Acute myeloid leukemia；AML）	
M0　　（最未分化型 AML）	MPO 陰性、免疫学的マーカー（骨髄性陽性、リンパ系陰性）
M1　　（未分化型 AML） 　　　　芽球≧90％	MPO 陽性芽球≧3％
M2　　（分化型 AML） 　　　　芽球＜90％ 　　　　顆粒球系≧10％かつ単球系＜20％	一部に t(8；21) と AML-1 遺伝子再構成
M3　　（急性前骨髄球性白血病） 　　　　亜型あり	いわゆる APL。しばしば DIC を伴う t(15；17) と RAR-α 遺伝子再構成
M4　　（急性骨髄単球性白血病） 　　　　顆粒球系≧20％と単球系≧20％ 　　　　または末血単球≧5000/μl 　　　　または血清/尿リゾチーム値≧正常の3倍 　　　　亜型（M4 with eosinophilia）あり	非特異的エステラーゼ陽性 inv(16) を伴う
M5　　（急性単球性白血病） 　　　　単球系≧80％そのうち 　　　　芽球≧80％　−　M5a（未分化型） 　　　　芽球＜80％　−　M5b（分化型）	非特異的エステラーゼ陽性
M6　　（急性赤白血病） 　　　　赤芽球≧50％、それ以外の 30％以上が芽球	
M7　　（急性巨核芽球性白血病） 　　　　巨核芽球≧30％	MPO 陰性、glycoprotein、Ⅱb/Ⅲa などに対するモノクローナル抗体や電顕 PPO 陽性
2．急性リンパ性白血病（Acute lymphoid leukemia；ALL）	
L1　　小型リンパ芽球主体 　　　　核胞体比高く核小体不明瞭	小児に多い
L2　　核小体明瞭で不均一・不整な大型芽球	成人に多い
L3　　核小体明瞭で均一な大型の芽球・好塩基性胞体で空胞が目立つ	B 細胞 ALL t(8；14) と免疫グロブリン重鎖遺伝子再構成

MPO：ミエロペルオキシダーゼ、PPO：血小板ペルオキシダーゼ

ている。したがって、骨髄中芽球が 20〜30％を占める FAB/MDS 分類の過剰芽球を有する不応性貧血（refractory anemia with excess blasts in transformation；RAEB-T）は、急性白血病となり、WHO/MDS 分類からは削除されている[3]。

　FAB 分類では、メイギムザ染色標本による細胞形態を基本としている。次に、ミエロペルオキシダーゼ（myeloperoxidase；MPO）染色によって芽球の 3％以上が陽性であれば AML とし、それ未満なら ALL を考慮する。ただ AML であっても M0, M5a, M7 などの各病型は MPO 陰性であり、診断確定には免疫学的マーカー検索が不可欠である。また単球系細胞は非特異的エステラーゼ染色で確認することができる。AML は白血病細胞の属する血球系統と分化・成熟の度合いによって M0 から M7 の 8 病型に、ALL はその細胞形態の特徴により L1 から L3 までの 3 病型に分類されている（表2）。このように FAB 分類では、各種細胞染色法と免疫学的マーカー検索が行えれば診断・病型分類は容易にできる。一方 WHO 分類では、まず特異的染色体・遺伝子変異を有する病型の有無を決める必要があるために染色

体・遺伝子検査を行う。これらの検査は、個々の症例では多少のコストはかかっても比較的容易に行えるが、多施設共同研究ではコストに加え染色体・遺伝子検査の検体移送、さらに標準化や精度管理など整備しておく必要がある。WHO分類に含まれる治療関連白血病やMDSから移行したAMLを同一治療プロトコールに含めるのか否かを十分検討しておく必要もある。

2 急性白血病のWHO分類(表3)

1 急性骨髄性白血病(AML)

AMLのWHO分類[3)-5)]は、4つのカテゴリーからなる。第一、二、三カテゴリーは、FAB分類には含まれていなかった病型を扱っている。

a 特異的染色体相互転座を有するAML

第一カテゴリーは染色体・遺伝子変異 t(8;21)(22q;22q);*AML-1/ETO*、t(15;17)(q22;q21);*PML/RAR-α*とinv(16)(p13;q22)あるいはt(16;16)(p13;q22);*CBFβ/MYH11X*を有する予後良好な群と11q23;*MLL*異常を示す予後不良な群からなる。治療予後を決定する染色体・遺伝子変異群なので速やかに検索し、これらの病型をまず確定する。これらの染色体・遺伝子変異を有する場合は、芽球が20%未満であっても急性白血病と見做す。

t(8;21)型AMLは、その多くがAML-M2に属し、M2の約25〜30%を占める。芽球のMPO陽性率は高い。大量シタラビン(キロサイド®)療法を含む強力化学療法に反応しやすい。

t(15;17)型AMLは、AML-M3の95%以上を占め、豊富なアズール顆粒を有した前骨髄球が増殖する病型である(図1)。播種性血管内凝固症候群(disseminated intravascular coagulation;DIC)を伴うことでよく知られているが、オールトランスレチノイン酸(*all-trans* retinoic acid;ATRA)による分化誘導療法

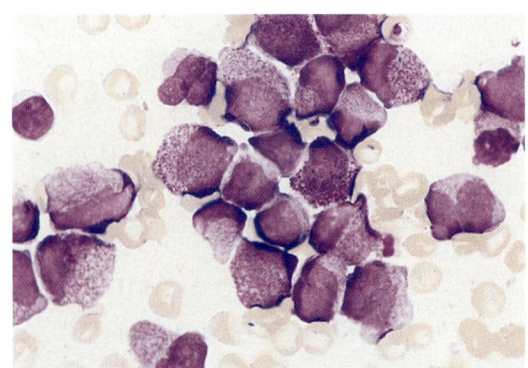

図1●急性前骨髄球性白血病(FAB分類AML-M3) (600倍)
白血病細胞は細胞質に豊富な粗大顆粒を有している。

表 3 ● 急性白血病の WHO 分類

急性骨髄性白血病（Acute myeloid leukemias；AML）
Ⅰ）特異的染色体相互転座を有する AML
  a）染色体 8；21 転座を有する AML（または融合遺伝子 AML 1/CBF-α/ETO を有する）
  b）急性前骨髄球性白血病［染色体 15；17 転座または融合遺伝子 PML/RAR-α を有する］
  c）骨髄中異常好酸球増多を伴う AML（染色体第 16 番逆位または 16；16 転座または融合遺伝子 CBFβ/MYH 11 X）を有する）
  d）染色体 11 q 23 異常を有する AML
2）多血球系異形成を伴う AML
  a）骨髄異形成症候群から転化した AML
  b）多血球系異形成を伴う初発 AML
3）治療に関連した AML と骨髄異形成症候群
  a）アルキル化剤関連 AML
  b）エピポドヒロトキシン関連 AML（一部はリンパ性を含む）
  c）その他のタイプ
4）上記以外の AML
  a）最未分化型
  b）未分化型
  c）分化型
  d）急性骨髄単球性白血病
  e）急性単球性白血病
  f）急性赤白血病
    A）分化タイプ
    B）未分化タイプ
  g）急性巨核球性白血病
  h）急性好塩基性白血病
  i）骨髄線維を伴う急性汎骨髄症
  j）腫瘤形成性急性骨髄性白血病（骨髄肉腫）

急性混合白血病

急性リンパ性白血病（Acute lymphoid leukemias；ALL）
Ⅰ）前駆 B 細胞性急性リンパ性白血病
  特異的染色体異常を有する病型
  a）染色体 9；22 転座型（または融合遺伝子 *BCR/ABL* を有する）
  b）染色体 11 q 23 異常型（または遺伝子 *MLL* 変異を有する）
  c）染色体 1；19 転座型（または融合遺伝子 *E2A/PBX1* を有する）
  d）染色体 12；21 転座型（又は融合遺伝子 *TEL/AML1* を有する）
2）前駆 T 細胞性急性リンパ性白血病
3）バーキット型急性リンパ性白血病

で、DIC のコントロールも容易になり高い完全寛解率が得られ、強力な寛解後療法と相俟って最も長期生存率（60〜70％）の高い AML である。

inv(16)型は、FAB 分類の骨髄中異常好酸球増多を伴う AML（AML-M 4 with eosinophilia；M 4 Eo）に属し、骨髄で粗大異常好酸性顆粒を有する好酸球が 5％以上認められ、予後良好群に属する。一方 11 q 23 異常型は、形態学的には AML-M 5 に多いが、他の病型や ALL にも少なくない。予後不良とされている。

b 多血球系異形成を伴う AML

このタイプは FAB 分類には含まれず 3 血球系異形成を伴う AML（AML with trilineage dysplasia；AML/TLD）として認識されていた[6]。増殖している芽球成分のほかに赤血球系、顆粒球系、血小板系の 3 血球系に異形成（dysplasia）を認めることで診断される。しかし、WHO 分類では 2 血球系以上に異形成を認めれば診断

してよいとしている。さらにFAB分類によってMDS/RAEB-Tと診断されていた症例の多くはこの病型に含まれてくる可能性が強く、多血球系に異形成を伴うAMLの比率は増加すると思われる。WHO分類ではMDS病期を認めればa、認められなければbに分けている。多くは予後中間群に属し、次に不良群が多く、良好群には認められない[7]。

> **MEMO 【1. 異形成(dysplasia)】**
>
> MDSや分化型AMLでは、一定程度の分化・成熟能を保持しているために成熟血球を認める。しかし、正常血球と比較すると細胞質や核に異常性を指摘できることが多い。この異常性を形態学的に異形成があると表現する。特にMDSやAML/TLDなどの診断根拠として重要である。

c 治療に関連したAMLとMDS

この病型もFAB分類の対象ではない。悪性腫瘍の化学療法や放射線療法後に発症してくる治療関連白血病あるいは二次性白血病として取り扱われるAMLである。一般に化学療法に難治性である。アルキル化薬による場合とトポイソメラーゼII阻害作用を有するエピポドフィロトキシンによる場合とその他の薬剤による場合とに分けられている。エピポドフィロトキシンの投与後にみられるM4やM5などの単球系を含む病型で、11q23染色体異常を示すことが多く、比較的短期間で発症するといわれている。

d 上記以外のAML

上記3群に含まれないとFAB分類に基づく分類法が適用されている。さらに急性好塩基性白血病、骨髄線維を伴う急性汎骨髄症、腫瘤形成性急性骨髄性白血病(骨髄肉腫)が追加された。

i) 最未分化型AML(FAB分類のAML-M0に相当)[8]

MPO陰性の最も未分化な骨髄芽球よりなる病型で、診断確定のためにはCD13やCD33などの骨髄性抗原陽性かつリンパ性抗原陰性であることが必要である。化学療法には難治例が多い。

ii) 未分化型AML(FAB分類のAML-M1に相当)

白血病細胞が成熟傾向を示さない典型的なAMLであり、骨髄有核細胞の90%以上を骨髄芽球(図2)が占め、芽球のMPO陽性率は3%以上である(図3)。この病型のみで予後を決定することはできない。

iii) 分化型AML(FAB分類のAML-M2に相当)

白血病細胞が顆粒球系への分化成熟傾向を示すAMLである。骨髄有核細胞の10%以上が前骨髄球以降の顆粒球で占め、単球は20%以下である。t(8;21)型を除くと予後はこの病型のみで決めることはできない。

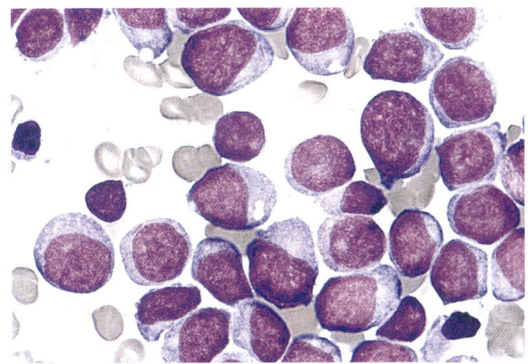

図 2 ● 急性骨髄性白血病（FAB 分類 AML-M 1）（600 倍）
骨髄芽球主体の AML である。

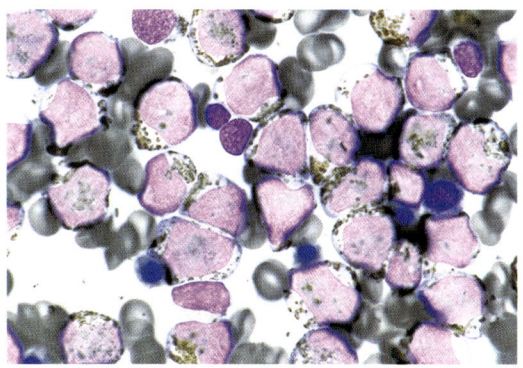

図 3 ● 急性骨髄性白血病（FAB 分類 AML-M 1）（600 倍）
図 2 症例のミエロペルオキシダーゼ染色。芽球のほとんどすべてが陽性顆粒（黄色）を有しており、MPO 陽性である。

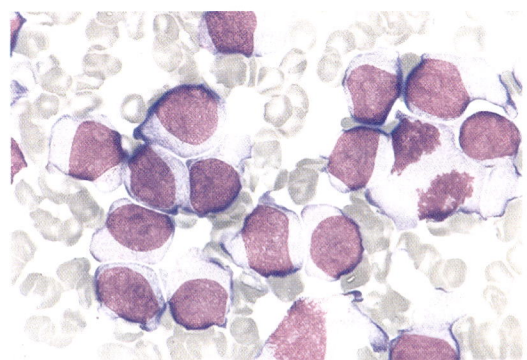

図 4 ● 急性単球性白血病（FAB 分類 AML-M 5 a）（600 倍）
核小体明瞭な、細胞質が比較的豊富な単芽球からなる。

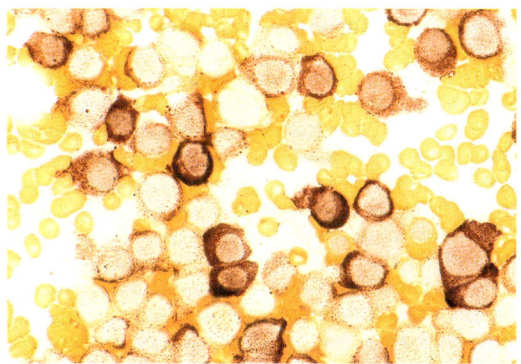

図 5 ● 急性単球性白血病（FAB 分類 AML-M 5 a）（400 倍）
図 4 症例の非特異的エステラーゼ染色。陽性細胞は、細胞質が茶色に濃染されている顆粒で満たされている。

■ⅳ）急性骨髄単球性白血病（FAB 分類の AML-M 4 に相当）

　白血病細胞が顆粒球系と単球系の双方に分化傾向を示す病型で、両方の細胞成分がそれぞれ骨髄有核細胞の 20％以上を占めている。末梢血単球 5,000/μl 以上あるいは血中や尿中のリゾチーム活性が正常の 3 倍以上であれば、骨髄中単球が 20％未満であっても M 4 としてよい。化学療法に対する反応はよいとはいえない。

■ⅴ）急性単球性白血病（FAB 分類の AML-M 5 に相当）

　骨髄有核細胞の 80％以上を単球系細胞が占め、単芽球が単球系細胞の 80％以上を占める未分化型（M 5 a）（図 4）と、80％未満の分化型（M 5 b）に分けられる。M 5 a では単芽球が MPO 陰性なので非特異的エステラーゼ陽性（図 5）が診断の決め手となる。血中、尿中リゾチーム活性は高値を示す。治療反応性は、この病型のみでは決まらない。

【2．非特異的エステラーゼ】

基質として α-naphthyl acetate（αNA）を用いる α-naphthyl acetate esterase（ANAE）と α-naphthyl butyrate（αNB）を用いる α-naphthyl butyrate esterase（ANBE）が代表的である。αNA を基質とした反応では、単球、巨核球、形質細胞が強く反応し、リンパ球の一部、幼若赤芽球も粗大顆粒状に陽性となるが、顆粒球系細胞は陰性である。αNB を基質として用いた場合には、びまん性に強く染まるのは単球系細胞に限られる。単球、巨核球のエステラーゼ活性は、NaF で抑制される。

- vi）急性赤白血病（FAB 分類の AML-M 6 に相当）

赤芽球が骨髄有核細胞の 50％以上を占め、残りの赤芽球系以外の細胞の 20％以上を骨髄芽球が占める。赤芽球は異形成を呈し、時に PAS 染色強陽性を示すこともある。また WHO 分類では A と B に分け、前者は従来の M 6 に相当し後者は骨髄細胞の 80％以上が前赤芽球を含む赤芽球系細胞で占めるとしており、いわゆる未分化型に相当する。複雑な染色体核型異常や治療関連白血病によくみられる。複雑な核型では、予後不良である。

- vii）急性巨核芽球性白血病（FAB 分類の AML-M 7 に相当）[9]

巨核芽球は MPO 陰性、小型で類円形の核胞体比の高いものが多く、時に大型で核小体を有することもある。巨核芽球の同定には、血小板特異抗原である CD 41（glycoprotein IIb/IIIa）などが有用である。骨髄線維化を伴いやすいために骨髄生検による組織診断が必要になることも少なくない。第 7 あるいは第 5 番染色体の欠損あるいは部分欠損が比較的多く、化学療法では最も予後不良な FAB 病型である。

- viii）急性好塩基性白血病（acute basophilic leukemia）

急性好塩基性白血病は、稀な病型である。形態学的には好塩基性顆粒を有した芽球の増殖で疑われ、骨髄性免疫学的マーカーを示すことが多い。時に高ヒスタミン血症を呈することもある。CML の急性転化や好塩基球増多をきたす AML を除外する必要がある。

- ix）骨髄線維を伴う急性汎骨髄症（acute panmyelosis with myelofibrosis）

本病型は、まだ議論が多く確立されているわけではない。骨髄線維化は急性白血病に時々認められるが、前述したように急性巨核芽球性白血病では多いため、本病型との重複も指摘されている。また形態学的異形成を伴うことが多いため AML/TLD との境界も不明瞭である。

- x）腫瘤形成性 AML（骨髄肉腫）（myeloid sarcoma）

AML に伴う腫瘤形成は、骨、リンパ節、皮膚などに好発し、緑色腫（chloroma）としても知られていた。WHO が 1 病型とした趣旨は、血液学的発症に先行して腫瘤が認められ、診断を要する場合があるからと思われる。

e 急性混合白血病

　FAB分類には含まれておらず、新しく取りあげられている病型である。3つに分類している。1つは増殖している芽球に骨髄芽球とリンパ芽球が混在する二系統混在型 (bilineal type)、2つは骨髄性とリンパ性の両方の性格を併せ持った芽球が認められる二重表現型 (biphenotypic type) 急性白血病、さらに新たに細胞系統に特異的な形質を有しない未分化型 (undifferentiated type) を追加している。通常の化学療法に難反応性を示すことが多く、寛解に導入されても比較的早期に再発しやすく、予後不良と考えられている。

2 急性リンパ性白血病（ALL）

　WHO分類の特徴の1つは、ALLを急性白血病のカテゴリーから除き、リンパ系悪性腫瘍に包括したことであろう。TおよびBリンパ系悪性腫瘍は前駆（あるいはリンパ芽球）性悪性腫瘍と成熟リンパ球性悪性腫瘍の2つに大別され、ALLは前者に属する。前駆B細胞性ALLでは、染色体・遺伝子異常 t(9;22); *BCR/ABL*、t(v;11q23); *MLL*、t(1;19); *E2A/PBX1*、t(12;21); *TEL/AML1* などを有するタイプを予後因子として挙げている。これらに前駆T細胞性ALLとバーキット型ALLの3つのカテゴリーに分類されている（表3）。FAB分類（表2）では、形態学的特徴（好塩基性胞体に多数の空胞を伴う大型芽球）を有するALL-L3が、表面免疫グロブリン陽性、染色体・遺伝子異常 t(8;14)(q24;q32); *MYC/IgH* を示すWHO分類のバーキット型に相当する。しかし、L1（図6）とL2を分ける形態学的特徴は、生物学的あるいは臨床的特徴を反映していないためにWHO分類では、取りあげていない。

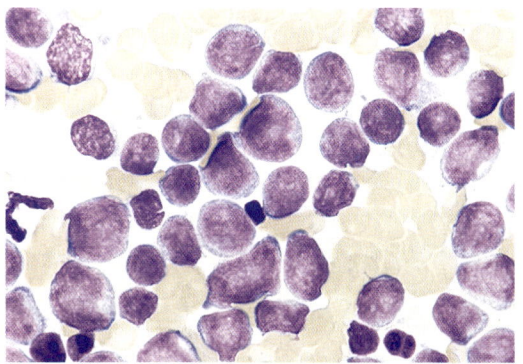

図6 ● 急性リンパ性白血病（FAB分類 ALL-L1）（600倍）
小型リンパ芽球主体のALLである。

3 急性白血病と鑑別を必要とする疾患群とWHO分類

1 骨髄異形成症候群(MDS)(表4)

　MDSは、大幅な変更が行われている。前述したように急性白血病と診断する基本的基準といえる芽球比率30％以上が20％以上になったために、芽球20〜30％と規定されていたRAEB-Tが消滅した。次にFAB分類の不応性貧血(refractory anemia；RA)は、dysplasiaが赤血球系のみに限定される群と2血球系以上にわたり10％以上の細胞にdysplasiaが認められる「多血球系異形成を有する不応性血球減少症」(refractory cytopenia with multilineage dysplasia；RCMD)に、まったく同様に鉄芽球性貧血(RA with ringed sideroblast；RARS)も2群(RARSとRCMD-RS)に分けられた。さらにRAEBが骨髄中芽球5〜9％の1型と10〜19％の2型に分けられた。第5番染色体長腕欠損del(5q)を伴うタイプが1病型として独立した。また分類不能型(MDS, unclassifiable；MDS-U)が新たに設けられた。この病型は赤芽球系以外の顆粒球系あるいは巨核球系のいずれかにdysplasiaを認める場合に診断される。慢性骨髄単球性白血病(chronic myelomonocytic leukemia；CMML)はMDS/MPDカテゴリーに含まれ、MDSからは除外された。これらWHO分類基準は、いずれも臨床的特徴、特に予後に基づいて提唱されている。

表4 ● 骨髄異形成症候群(MDS)のWHO分類

病型	末梢血所見	骨髄所見
1．不応性貧血(RA)	貧血、芽球出現稀	赤芽球系のみ異形成あり、芽球<5％、環状鉄芽球<15％
2．鉄芽球性貧血(RARS)	貧血、芽球出現なし	環状鉄芽球≧15％、赤芽球系のみ異形成あり、芽球<5％
3．多血球系異形成を有する不応性血球減少症(RCMD)	血球減少症(2血球減少または汎血球減少症)、芽球出現稀、アウエル小体なし、単球<1×10^9/l	2血球系以上に異形成；≧10％、芽球<5％、アウエル小体なし、環状鉄芽球<15％
4．環状鉄芽球と多血球系異形成を有する不応性血球減少症(RCMD-RS)	血球減少症(2血球減少または汎血球減少症)、芽球出現稀、アウエル小体なし、単球<1×10^9/l	2血球系以上に異形成；≧10％、環状鉄芽球≧15％、芽球<5％、アウエル小体なし
5．過剰芽球を有する不応性貧血 タイプ-1(RAEB-1)	血球減少症、芽球<5％、アウエル小体なし、単球<1×10^9/l	単血球系または多血球系に異形成、芽球5〜9％、アウエル小体なし
6．過剰芽球を有する不応性貧血 タイプ-2(RAEB-2)	血球減少症、芽球5〜19％、アウエル小体±、単球<1×10^9/l	単血球系または多血球系に異形成、芽球10〜19％、アウエル小体±
7．分類不能MDS(MDS-U)	血球減少症、芽球出現稀、アウエル小体なし	単血球系異形成、芽球<5％、アウエル小体なし
8．5q-を有するMDS	貧血、血小板数；正常または増加 芽球<5％	巨核球；正常〜増加、単核巨核球、芽球<5％、5q-、アウエル小体なし

> **重要事項 【分類不能な病型】**
>
> WHO分類では、骨髄異形成症候群、骨髄異形成/骨髄増殖性疾患および慢性骨髄増殖性疾患において、分類不能な病型が設けられている。WHO分類は包括的分類法であるために、現時点では他の病型には分類できない症例をこの病型に留め、今後の分類法の検討に有効に活かそうとする姿勢の現れであろう。したがって、安易に診断すべき病型ではないが、ひとまず、この病型としておいて活用することも重要である。

2 骨髄異形成/骨髄増殖性疾患（MDS/MPD）(表5)

MDSとCMPDの境界領域、あるいは両者の性質を併せ持つ疾患群として新しく提唱された。FAB分類では、MDSの1病型とされていたCMMLがこのカテゴリーに加えられている。CMMLは、芽球の多寡で予後が決定することが多いとされ、芽球が少ないCMML-1(骨髄中10%未満)とCMML-2(骨髄中10〜19%)に分けられている。また、非定型性慢性骨髄性白血病(atypical chronic myeloid leukemia；aCML)はフィラデルフィア(Philadelphia；Ph)染色体あるいは*BCR/ABL*融合遺伝子を有しない好中球系細胞増殖像と同時にdysplasiaをしばしば多血球系細胞に認める。予後はCMLより有意に不良である。臨床的にも、遺伝子学的にも、形態学的にもCMLとは異なる独立した疾患であるとした。若年型慢性骨髄単球性白血病(juvenile chronic myelomonocytic leukemia；JMML)は、成人CMLあるいはCMMLとは異なる独立した疾患である。上記疾患(CMML、aCML、JMML)に加え、分類不能型(unclassifiable)を設け、骨髄増殖とdysplasiaを同時に示す疾患は、MDS/MPDの範疇に含めることができるとした。例えば、RARSと著明な血小板増加症を呈する場合である。単にRARSの亜型であるのか、RARSとETが同時に起こったのか、あるいはMDS/MPDなのか、現時点では判断がつかない。いずれかに決定するために十分な情報が得られるまでは、分類不能型に含むことを提唱している。

表5 ● 骨髄異形成/骨髄増殖性疾患
(Myelodysplastic/myeloproliferative diseases)

1．慢性骨髄単球性白血病 (Chronic myelomonocytic leukemia)
2．非定型性慢性骨髄性白血病 (Atypical chronic myeloid leukemia)
3．若年型慢性骨髄単球性白血病 (Juvenile chronic myelomonocytic leukemia)
4．分類不能な骨髄異形成/骨髄増殖性疾患 (Myelodysplastic/myeloproliferative diseases, unclassifiable)

表 6 ● 慢性骨髄増殖性疾患
（Chronic myeloproliferative diseases）

1. 慢性骨髄性白血病
 （Chronic myelogenous leukemia）
2. 慢性好中球性白血病
 （Chronic neutrophilic leukemia）
3. 慢性好酸球性白血病/好酸球増多症候群
 （Chronic eosinophilic leukemia/
 hypereosinophilic syndrome）
4. 真性赤血球増加症
 （Polycythemia vera）
5. 慢性特発性骨髄線維症
 （Chronic idiopathic myelofibrosis）
6. 本態性血小板血症
 （Essential thrombocythemia）
7. 分類不能な慢性骨髄増殖性疾患
 （Chronic myeloproliferative disease, unclassifiable）

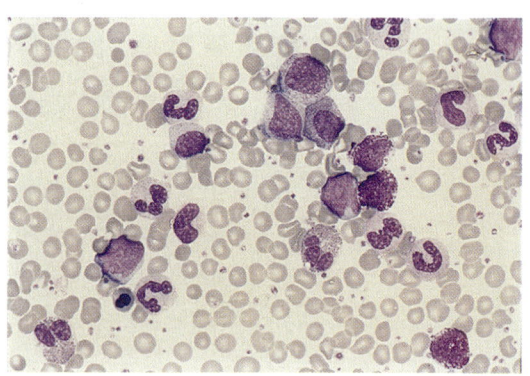

図 7 ● 慢性骨髄性白血病（CML）（400 倍）
幼若から成熟顆粒球まで、また好塩基球や好酸基球も認める。

3 慢性骨髄増殖性疾患（CMPD）

　CMPD は、クローン性骨髄系細胞増殖性疾患であり、**表 6** に各病型を示す。この中で CML（図 7）のみが、Ph 染色体として有名な相互転座 t(9；22)あるいはその融合遺伝子 *BCR/ABL* を有しており、他の病型では特異的な染色体・遺伝子変異は明らかになっていない。したがって、CML 以外の病型診断にあたっては、Ph 染色体あるいは *BCR/ABL* 融合遺伝子を認めないことが必要となる。また慢性好中球性白血病と慢性好酸球性白血病/好酸球増多症候群については、それぞれ好中球増多症あるいは好酸球増多症が悪性腫瘍などによる直接、間接の高造血因子血症のためではないことを確かめるべきとしている。分類不能型が追加されているのも特徴である。

●おわりに

　急性白血病の分類について WHO 分類を主体に FAB 分類と対比しながら解説した。FAB あるいは WHO 分類にかかわらず個々の症例の診断では形態、細胞化学、免疫学的マーカー、染色体・遺伝子変異を検索し、正確な患者診断情報を得て、総合的な診断を下し、治療方針を決定することが大事である。

（栗山一孝）

■ 文　献 ■

1) Bennett JM, Catovsky D, Daniel MT, et al：Proposal for the classification of the acute leukaemias. Br J Haematol 33：451, 1976.
2) Bennett JM, Catovsky D, Daniel MT, et al：Proposals for the classification of myelodysplastic syndromes. Br J Haematol 51：189, 1982.
3) Jaffe ES, Harris NL, Stein H, et al：Pathology and Genetics of Tumors of Haematopoietic and Lymphoid Tissues. IARC Press, Lyon, 2001.

4) Harris NL, Jaffe ES, Diebold J, et al : World Health Organization classification of neoplastic diseases of the hematopoietic and lymphoid tissues ; report of the Clinical Advisory Committee meeting - Airlie House, Virginia, November 1997. J Clin Oncol 17 : 3835, 1999.
5) Vardiman JW, Harris NC, Brunning RD : The World Health Organization (WHO) classification of the myeloid neoplasms. Blood 100 : 2292, 2002.
6) Brito - Babapulle F, Catovsky D, Galton DA, et al : Clinical and laboratory features of de novo acute myeloid leukaemia with trilineage myelodysplasia. Br J Haematol 66 : 445, 1987.
7) Miyazaki Y, Kuriyama K, Miyawaki S, et al : Cytogenetic heterogeneity of Acute Myeloid Leukaemia (AML) with trilineage dysplasia ; Japan Adult Leukemia Study Group - AML 92 study. Br J Haematol 120 : 56, 2003.
8) Bennett JM, Catovsky D, Daniel MT, et al : Proposal for the recognition minimally differentiated acute myeloid leukaemia (AML - M 0). Br J Haematol 78 : 325, 1991.
9) Bennett JM, Catovsky D, Daniel MT, et al : Criteria for the diagnosis of acute leukemia of megakaryocyte lineage (M 7). Ann Intern Med 103 : 460, 1985.

3 白血病の疫学

●はじめに

　本稿では、白血病の疫学的知見を白血病の罹患率などの記述的疫学部分と、罹患の危険因子に関する分析疫学部分の2つに分けて概説する。

1 白血病の記述疫学

1 疾病登録における白血病の疾患分類

　白血病の疾病登録には、世界保健機関（WHO）・国際がん研究機関（IARC）の提唱する国際疾病分類（International Classification of Diseases；ICD）が用いられてきた。1995年からはICD-10が用いられ、現在の公的な疾病統計はこの分類に基づき作成されている。ICD-10による分類と併行して、腫瘍のみを対象とした疾患分類である国際疾病分類-腫瘍学（International Classification of Diseases for Oncology；ICD-O）も第1、2版と版を重ねてきた。しかしながら、時代とともに複雑化する造血器腫瘍の分類を反映するには、いずれも不十分な分類であった。この状況に対応するため、IARC/WHOによって招集された作業班により、ICD-O第3版が作成された。ICD-O第3版では、リンパ腫および白血病に対応する新生物の形態コードが新たに追加された[1]。各コードはWHO分類として採用され[2]、白血病に関してはFAB（French-American-British）分類に取って代わるものとなった。ICD-O第3版により初めて白血病に関して詳細な統計データの作成が可能となったが、本邦においてそれらのデータを経時的に評価していくためには、地域がん登録を含めたインフラの整備が必須と考えられる。昨今厚生労働省を中心とした院内がん登録、地域がん登録の整備が全国的に進められようとしているが、それらの成果が罹患統計に反映されるには今しばらく時間がかかるであろう。

2 本邦における白血病罹患率・死亡率

　白血病は他がんと比較すると頻度の高い疾患ではない。本邦における白血病の年

■ 3．白血病の疫学

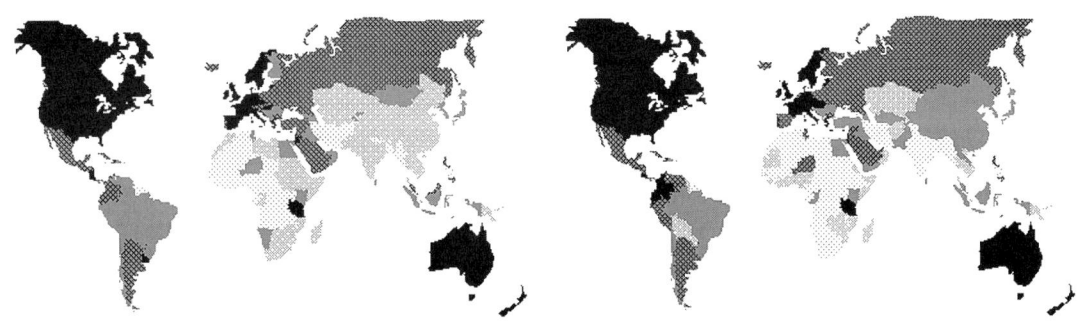

Incidence of Leukaemia：ASR〔World〕-Male〔All ages〕　　　Incidence of Leukaemia：ASR〔World〕-Female〔All ages〕

　＜3.0　＜4.4　＜5.9　＜7.8　＜15.2　　　　　　　　　＜2.4　＜3.2　＜4.3　＜5.4　＜10.2

図 1 ● 白血病罹患率の分布

(Ferlay J, Bray F, Pisani P, et al：GLOBOCAN 2000；Cancer Incidence, Mortality, and Prevalence Worldwide. Version 1.0. IARC CancerBase No. 5, IARC Press, Lyon, 2001 による)

齢調整罹患率(人口 10 万人対、世界人口で年齢調整)の推計値は 2000 年時点で男 5.8、女 3.8 との報告がある[3]。また、IARC の発行する Cancer in Five Continents には日本を代表する 6 地域がん登録(広島市、大阪府、宮城県、長崎県、佐賀県、山形県)による 1993～1997 年のデータが公表されているが、それをもとに算出した値では、男 6.2、女 4.3 とほぼ同等の推計値が得られている[3]。臓器別の腫瘍罹患率でみると、男性では第 10 位、女性では第 12 位の頻度である。

諸外国との比較においても、本邦の白血病罹患率は高くない(図1)。年齢調整罹患率はアメリカでは男 9.6、女 6.3、フランスでは男 8.7、女 6.0 であり、欧米諸国と比べて約 2/3 と低い[4]。

死亡率に関しても、経年変動、多国間比較において同様の傾向が認められる(注：ここでいう死亡率は治療成績における死亡率ではなく、死亡統計における死亡率である)。

3　白血病の疾患分類別罹患率

疾病分類コードの変遷とその複雑性の影響もあり、現在本邦における白血病の病型別の罹患率に関して公開されている統計情報は乏しい。よって、前述の IARC による 6 地域がん登録のデータに基づきわれわれで算出した値を提示する。急性骨髄性白血病(AML：ICD-10 C 92.0、C 93.0、C 94.0、C 94.2、C 94.4～5)、急性リンパ性白血病(ALL：C 91.0)、慢性骨髄性白血病(CML：C 92.1、C 93.1、C 94.1)の罹患率を算出し(直接法、世界人口で年齢調整)、全白血病に占める割合を計算した(図2)。AML、ALL、CML の順と続き、男女で分布に大きな差は認めない。

これ以上の詳しい情報に関しては、ICD-O 第 3 版ががん登録に反映されるまで待つ必要がある。

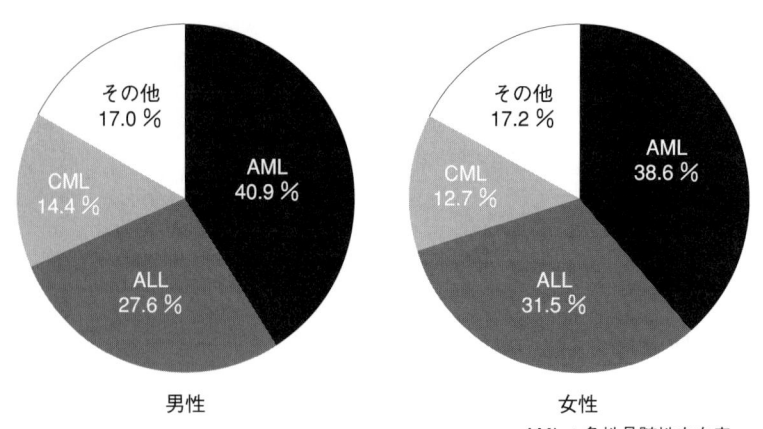

図 2 ● 本邦における全白血病頻度に占める AML、ALL、CML の割合
6地域がん登録（広島市、大阪府、宮城県、長崎県、佐賀県、山形県）データより算出した年齢調整罹患率に基づく。
（Parkin DM, Whelan SL, Ferlay J, et al (eds)：Cancer Incidence in Five Continents. Vol. 8, IARC Scientific Publications No. 155, IARC Press, Lyon, 2002 による）

AML：急性骨髄性白血病
ALL：急性リンパ性白血病
CML：慢性骨髄性白血病

4 白血病の年齢別罹患率

図3に全白血病、AML、ALL、CMLの年齢階級別罹患率を示す[3]。全白血病でみた場合、50歳代以上の罹患率の上昇が目立つ。5歳未満で若干、それ以上の年齢層よりも高い傾向が認められるが、これは後述する小児のALLの罹患によるものと考えられる。50代未満では男女差は認められないが、それ以上の年代では明らかに男性優位の罹患傾向を示している。

AMLでは50歳代から特に男性で急峻な立ちあがりをみせ、男女差が著明になる。ALLは若年齢層、高年齢層の二峰性の罹患率上昇を示している。男女差はAMLやCMLほど著明ではない。CMLはAML同様、高齢者での罹患率の上昇を認め、特に男性での増加が目立つ。

5 白血病罹患の経年変化

白血病罹患の経年変化に関して、病型分類別の詳細データは公表されていない。近年世界的に増加傾向を示している非ホジキンリンパ腫のような明らかな経年的変動傾向は認められず、年齢調整罹患率は男性で5〜7、女性で3〜4の間で2000年までは横ばいで推移している（図4）[5]。図4には2020年までの将来予測も含まれているが、男女とも緩やかな低下傾向を示している。非ホジキンリンパ腫同様、ALLの罹患が増えているとの指摘もあり、今後は病型分類別の詳細なデータに関して検討していく必要があるものと考えられる。

■ 3．白血病の疫学

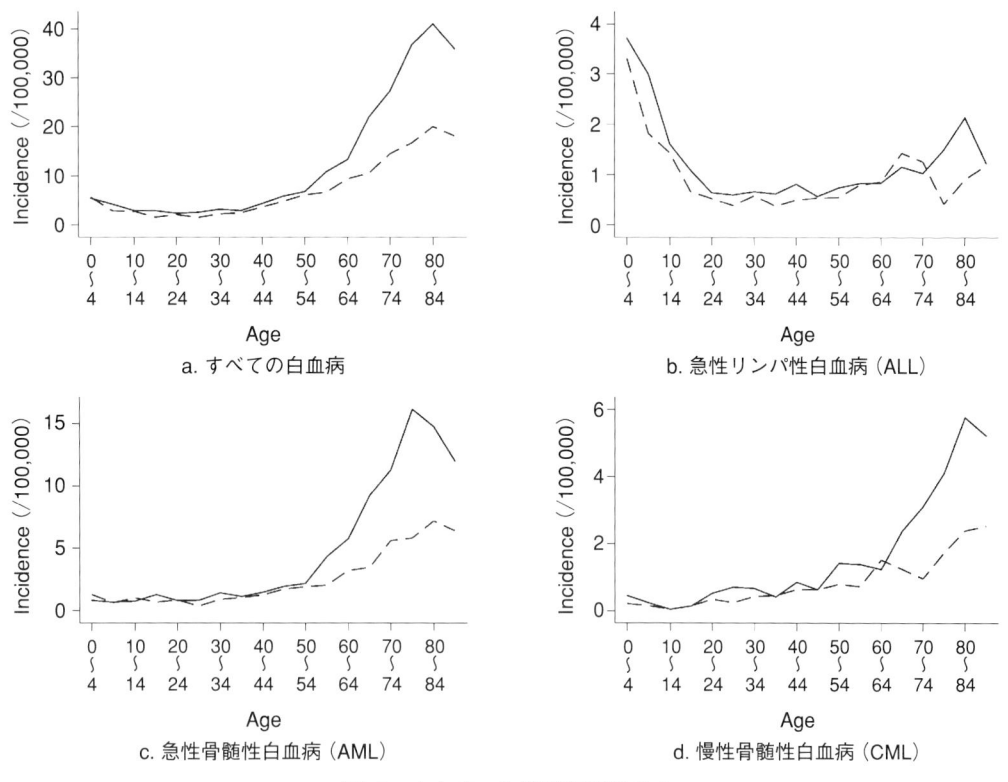

図 3 ● 白血病の年齢階級別罹患率
実線が男性、破線は女性。6 地域がん登録（広島、大阪、宮城、佐賀、山形県）データより算出した年齢調整罹患率に基づく。
(Parkin DM, Whelan SL, Ferlay J, et al(eds)：Cancer Incidence in Five Continents. Vol. 8, IARC Scientific Publications No. 155, IARC Press, Lyon, 2002 による)

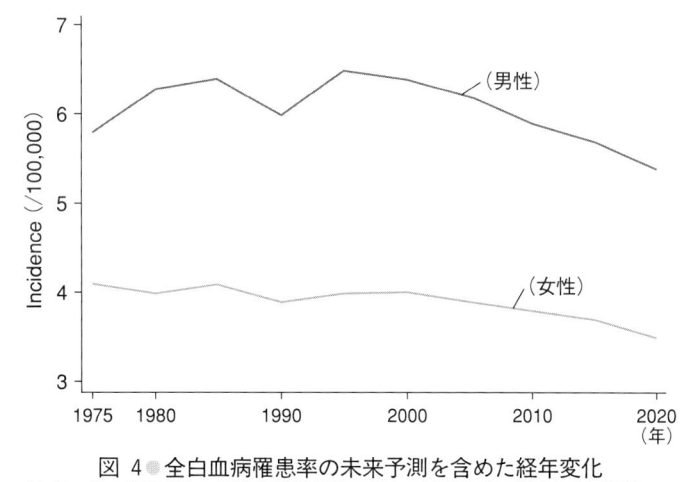

図 4 ● 全白血病罹患率の未来予測を含めた経年変化
(大島　明，黒石哲生，田島和雄(編著)：がん・統計白書；罹患/死亡/予後．p 213, 篠原出版新社，東京，2004 による)

25

2 白血病の危険因子

　白血病の危険因子を大きく、①生活習慣関連、②職業などの環境曝露、③治療などの医療状況、の3つに分け、これまでの疫学的な知見を示す。

1 生活習慣

　喫煙、飲酒は固形癌などの一般的な疫学研究の対象となる因子であり、白血病に対しても多くの検討がなされてきた。結論からいうと、飲酒に関しては一部の研究で偶発的と考えられる関連が示されているものの、ほとんど関連がないとして差し支えがないであろう。一方、喫煙は数少ない白血病リスクを上げる生活習慣の1つであると考えられる。関連は特に骨髄性白血病がリンパ性白血病よりも強いことが示されている[6]。両親の喫煙の小児白血病との関連の検討がなされているが、結論は出ていない。食事、運動などの生活習慣に関しても数多くの検討がなされているが、その多くの研究において関連は否定的である。

2 環境曝露

　電離放射線とAML、ALL、CMLとの関連が報告され、さらに線量とリスクとの間には用量依存性が報告されている[7]。曝露時期による電離放射線の効果の違いも示唆されている。小児白血病においては、母体内での曝露との関連が示されている[8]。チェルノブイリ原発事故後でも母胎内での出生前曝露との関連が認められている[9]。一方、受精前の父親の曝露との関連はチェルノブイリでの検討を含めて否定的である。

　職業的な電離放射線への曝露に関する検討もなされている。放射線科医、放射線技師は、防護手段が取られていなかった20世紀初期においては白血病の高リスク群であったが[10]、防護手段確立以後はほとんど関連が認められていない。原子力発電所の労働者においては、相対危険度2以下の程度のリスク上昇を認める報告はあるものの、ほとんどが関連を示していない[11]。

　磁場ならびに非電離放射線と小児ALLリスクの関連も、これまで積極的に検討されてきた。明らかな関連を支持しない結果が出る一方[12]、メタアナリシスでは逆に有意な影響が示されている[13]。そもそも磁場や非電離放射線が人体を通過しないという特性、実験的な裏づけの薄さ、一致しない疫学的な検討を考えると、これらの小児ALLへの影響は限られているといえる。一方成人白血病と非電離放射線、磁場への曝露の関連は曝露の多いラジオ、テレビ、電気工事にかかわる労働者を対象と

した研究で検証され、25％程度のリスク上昇が報告されている[14]。

ベンゼンとの関連は AML を中心に、用量反応性のリスク上昇が報告されている。しかしながら、ベンゼン曝露の高い職域における疫学研究では、必ずしも結論は出ていない[15]。

3 医療状況

出生前の診断用放射線曝露が小児 ALL リスクと関連あるとの報告があるが、その寄与は非常に小さいと考えられている[16]。また、成人における診断用放射線曝露による白血病は全白血病の 1％を占めるとの報告がある[17]が、それに関しては明らかな結論は出ていない。

治療用の放射線曝露に関しては強直性脊椎炎に対して放射線治療を受けた人で AML、CML リスクが高いことが報告されている[18]。婦人科疾患に対する放射線治療においても同様な関連が報告されている。ホジキンリンパ腫に対して放射線治療を受けた患者においては、化学療法との組み合わせ治療の場合に AML リスクがより高くなることが示されている[19]。非ホジキンリンパ腫においては、低用量の全身放射線照射と高用量の部分放射線照射を比較した場合には前者の方が AML リスクが高いことが示されている[20]。

血液悪性疾患あるいは固形腫瘍に対する化学療法と二次性白血病の関連は数多くなされている。乾癬や関節リウマチなどの非腫瘍性の疾患における化学療法剤の使用もリスクの上昇が示されている。

小児への成長ホルモンの使用による白血病リスクを高めるとの報告があるが、その影響は Fanconi 貧血、放射線治療あるいは化学療法の既往がある場合に限られる[21]。この成長ホルモンの影響はインスリン様成長因子を介すると考えられているが、疫学的に支持する研究が報告されている[22]。

● おわりに

白血病の記述疫学、分析疫学情報を現在可能な範囲で本稿にまとめた。前者に関しては、統計の基礎となる国内のがん登録事情が十分なレベルに達していないことを痛感させられた。また分析疫学的な研究に関しては、本邦からのエビデンスが少ないのが残念であった。今後の展開を期待したい。

(松尾恵太郎)

■ 文　献 ■

1) 厚生労働省大臣官房統計情報部（編）：国際疾病分類；腫瘍学．第3版，厚生統計協会，東京，2003．
2) Jaffe ES, Harris NL, Stein H, et al：Pathology and Genetics of Tumors of Haematopoietic and Lymphoid Tissues. IARC press, Lyon, 2001.
3) Parkin DM, Whelan SL, Ferlay J, et al (eds)：Cancer Incidence in Five Continents. Vol. 8, IARC

Scientific Publications No. 155, IARC Press, Lyon, 2002.
 4) Ferlay J, Bray F, Pisani P, et al：GLOBOCAN 2000；Cancer Incidence, Mortality, and Prevalence Worldwide. Version 1.0, IARC CancerBase No. 5, IARC Press, Lyon, 2001.
 5) 大島　明，黒石哲生，田島和雄（編著）：がん統計白書；罹患・死亡・予後．p 213，篠原出版新社，東京，2004．
 6) Doll R, Peto R, Wheatley K, et al：Mortality in relation to smoking；40 years' observations on male British Doctors. Br Med J 309；901-911, 1994.
 7) United Nations Scientific Committee on the Effects of Atomic Radiation：Sources and effects of ionizing radiation. UNSCEAR 2000 Reprt to the General Assembly with Scientific Annexes, volume 2, Effects, United Nations Publications, New York, 2000.
 8) Monson RR, MacMahon B, Prenatal x-ray exposure and cancer in children：In Radiation Carcinogenesis；Epidemiology and Biological Significance. Boice JD Jr, Fraumeni JF Jr(eds), pp 107-118, Raven Press, New York, 1984.
 9) Petridou E, Trichopoulos D, Dessypris N, et al：Infant leukaemia after in utero exposure to radiation from Chernobyl. Nature 382：352-353, 1996.
 10) Smith PG, Doll R：Mortality from cancer and all causes among British radiologists. Br J Radiol 54：187-194, 1981.
 11) Kendall GM, Muirhead CR, MacGibbon BH, et al：Mortality and occupational exposure to radiation；first analysis of the National Registry for Radiation Workers. Br Med J 304：220-225, 1992.
 12) Linet MS, Hatch EE, Kleinerman RA, et al：Residential exposure to magnetic fields and acute lymphoblastic leukemia in children. N Engl J Med 337：1-7, 1997.
 13) Angelillo IF, Villari P：Residential exposure to electromagnetic fields and childhood leukaemia；a meta-analysis. Bull World Health Org 77：906-915, 1999.
 14) Tynes T, Jynge H, Vistnes AI：Leukemia and brain tumors in Norwegian railway workers, a nested case-control study. AM J Epidemiol 139：645-653, 1994.
 15) International Agency for Research on Cancer：Overall Evaluations of Carcinogenecity；An Updating of IARC Monographs Vols. 1 to 42, supplement 7. IARC Press, Lyon, 1987.
 16) Boice JD, Monson RR, Rosenstein M：Cancer Mortality in women after repeated fluoroscopic examinations of the chest. J Natl Cancer Inst 66：863-867, 1981.
 17) Evans JS, Wennberg JE, McNeil BJ：The influence of diagnostic radiography on the incidence of breast cancer and leukemia. N Engl J Med 315：810-815, 1986.
 18) Darby SC, Doll R, Gill SK, et al：Long term mortality after a single treatment course with X-rays in patients treated for ankylosing spondylitis. Br J Cancer 55：179-190, 1987.
 19) Andrieu JM, Ifrah N, Payen C, et al：Increased risk of secondary acute nonlymphocytic leukemia after extended-field radiation therapy combined with MOPP chemotherapy for Hodgikin's disease. J Clin Oncol 8：1148-1154, 1990.
 20) Lavey RS, Eby NL, Pronsnitz LR：Impact on seconda malignancy risk of the combined use of radiation and chemotherapy for lymphomas. Cancer 66：80-88, 1990.
 21) Nishi Y, Tanaka T, Takano K, et al：Recent status in the occurrence of leukemia in growth hormone-treated patients in Japan；GH Treatment Study Committee of the Foundation for Growth Science. J Clin Endocrinol Metab 84：1961-1965, 1999.
 22) Petridou E, Skalkidou A, Dessypris N, et al：Endogenous risk factors for childhood leukemia in relation to the IGF system(Greece)；The Childhood Haematologists-Oncologists Group. Cancer Causes Control 11：765-771, 2000.

4 染色体と白血病

1 染色体とは

　「染色体」とは、細胞核の中にあって細胞分裂のときに出現するヒモ状物質のことである。最初に染色体を発見したのは Karl W. von Nägeli（1842年）であるが、この物質が塩基性色素によく染まることから Wilhelm von Waldeyer（1888年）が「chromo（色のついた）some（物体）」と名づけたとされている。しかし、この染色体が実は生物の表現型の遺伝を支配する遺伝子そのものであることがわかったのはさらに後のことである。すなわち、Walter S. Sutton によって染色体が遺伝子の担体であるとする「染色体説」が唱えられ（1902年）、Thomas H. Morgan らにより実証された（1920年頃）。染色体の数と形は生物の種によって決まっている。少ないものではウマノカイチュウやアオカビの2本から、多いものではシダの1,200本に達するものもある。

2 染色体研究の歴史

　ヒトの染色体数は46本であること、男性は「46,XY」、女性は「46,XX」であることは今日では中学生でも周知の事実かも知れない。しかし、これが明らかにされたのはそう昔のことではない。紆余曲折の末、1956年、Tjio と Levan によって初めて明らかにされたのである。その後、染色体数と性染色体の構成は明らかになったものの、「染色体研究はいったい、なんの役に立つのか？」といった学問的意義を見い出せないような日々が続いた。しかし1960年、Nowell と Hungerfold によって Philadelphia 染色体が発見されるに至り、「An abnormal chromosome pattern is, at least in part, responsible for the malignant phenotype of the tumor cell (1914年)」という Boveri の予言の正しさが証明されるのである。彼らは当時、ペンシルバニア大学の大学院生であったので慢性骨髄性白血病（CML）細胞に認められる「ひときわ小さい染色体」を"Philadelphia の地で最初に発見された記念すべき染色体"との意味を込めて「Philadelphia[1]（Ph[1]）染色体」と命名した（図1）。しかし、

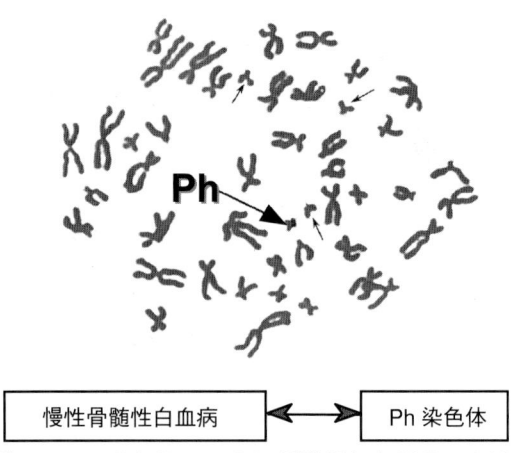

図1●NowellとHungerfoldが発見したPhiladelphia(Ph)染色体
この発見は「特定の染色体異常の検出が特定疾患の診断に役立つ」ことを示した最初の例である。

　その後、Ph^{2}染色体・Ph^{3}染色体……は発見されずに終わっている。そこで、今日ではPh^{1}染色体のsuperscript[1]は印刷の手間暇を省くために省略することになっている。

　ともあれ、Ph染色体の発見後、またもや不毛の10年、学問的にはなんの進展もない年月が続く。これは当時の染色体識別法がギムザ染色法のみであったため、似通った大きさの染色体はどちらが何番染色体であるのかさえ、区別がつかなかったからである。つまり、Ph染色体でさえ、当時は「21番染色体長腕の欠失」と考えられていた有様であった。ところが、1970年にQバンド法が開発され、「各々染色体に特有な横縞」が染め出されるようになると、これまで区別が難しかった大きさや形が似通った染色体が明確に判別可能となった。その結果、Ph染色体は「21番染色体ではなく、22番染色体の長腕欠失」であること、さらには、「9番染色体と22番染色体の相互転座t(9;22)の結果、生じたもの」(1973年、Janet D. Rowley)であることが判明した。こうして、染色体研究は暗黒の1960年代を脱し、黄金の1970年代へと突入していく(表1)。そして、1982年、Ph染色体の転座切断点に9番染色体より移動してきたABL遺伝子の存在が確認されるに至り、Rowleyの唱えた相互転座説の正しさが実証されることとなる。以降、染色体研究は分子生物学時代を迎え、相互転座切断点あるいはその近傍に次々と白血病責任遺伝子が単離され、責任遺伝子の機能解析と分子病態の研究が急速に進展しつつあることは周知である。また、1980代後半よりFISH(fluorescence in situ hybridization)法が急速に進展し、染色体分析では検出不能であった欠失・逆位・挿入・転座や遺伝子の部分欠失・切断などが蛍光色素をラベルしたプローブの力を借りることで可能となった。さらに1992年にはCGH(comparative genomic hybridization)法が開発され、腫瘍細胞に含まれるゲノム異常を正常細胞の中期分裂像上で俯瞰できるようにもなっ

表 1 ● 染色体研究の歴史

────────── Pre Banding Era ──────────
1960　Philadelphia chromosome found in CML

────────── Banding Era ──────────
1970　Ph＝22q-
1973　t(9;22) in CML
1974　t(8;21) in AML(M2)
1974　5q- in refractory anemia
1977　t(15;17) in AML(M3)
1978　t(14;18) in follicular lymphoma
1979　t(4;11) in ALL
1980　+12 in CLL, t(1;7) in MDS
1982　t(9;11), inv(3) in AML
1983　inv(16) in M4Eo, t(6;9) in AML, t(1;19) in pre B-ALL, 9p- in ALL
1984　t(1;3) in MDS, t(11;14q11) in T-ALL
1985　t(2;5) in Ki-lymphoma, t(16;21) in AML
1986　+4, 12p12 anomaly in ALL
1987　t(7;11) in AML, t(8;16) in AML
1989　t(3q27) in diffuse NHL

────────── Molecular Biology Era ──────────
1982　c-abl(9q34) is located at 22q11 in t(9;22)
1984　BCR/ABL in t(9;22)
1990〜1　PML/RARA in t(15;17)
1991　MLL in t(11q23)
1993　AML1/MTG8 in t(8;21)
1993　MYH11/CBFB in inv(16)
　　　　　・
　　　　　・

────────── Molecular Cytogenetic Era ──────────
1990　FISH developed by Ward DC & Cremer T
1992　CGH developed by Kallioniemi, Gray & Pinkel
1996　SKY, M-FISH developed by Speicher & Schrok
1998　CGH microarray developed by Gray & Pinkel

Q-バンド

FISH

SKY

CGH

た。現在はこの CGH 法の精度を高めるために BAC クローンを用いたアレイ CGH が開発され、腫瘍における微細なゲノム異常の検索が精力的に行われている[1]。

3　染色体の分子構造

　染色体は静止細胞の核中にあるときには観察できないが、細胞が分裂・増殖しようとするときに短時間、観察可能である(図2)。つまり、細胞は G1(第1間期)→ S

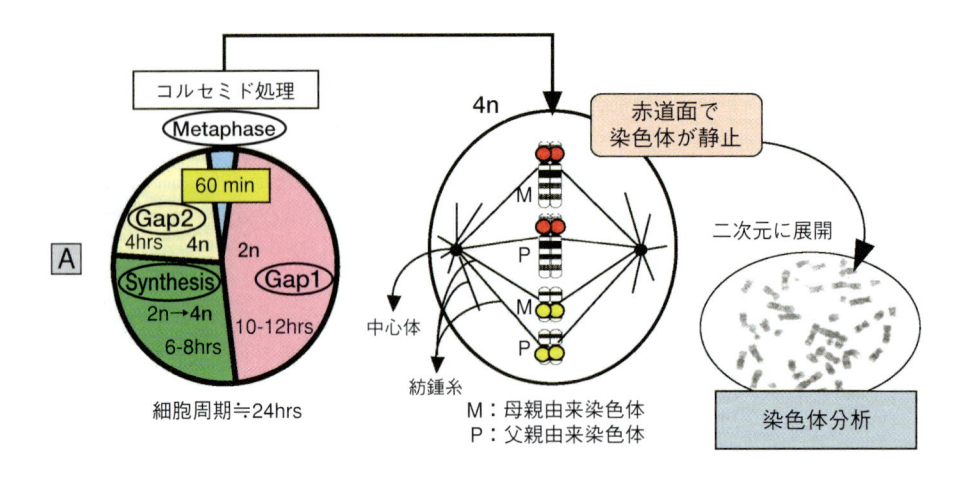

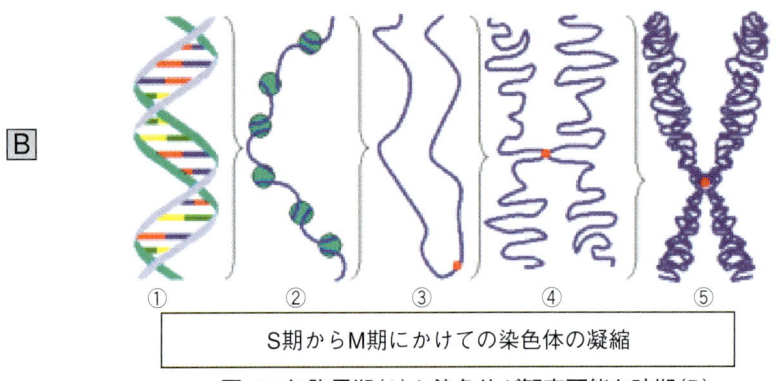

図 2 ● 細胞周期(A)と染色体が観察可能な時期(B)

A：染色体はM期に最大限凝縮して赤道面に並ぶ。染色体分析はこの時期の細胞をコルセミドで処理して行う。すなわち、細胞周期を止め、細胞膜・核膜を壊して中にある染色体を二次元平面に広げて分染法の後、分析を行う。

B：①二本鎖DNA、②二本鎖DNA(青線)とヒストン(緑丸)、③間期の凝縮したクロマチン(青線)とセントロメア(赤丸)、④分裂前期の凝縮したクロマチン、⑤分裂中期の染色体

（Bは、ウイキペディア(Wikipedia http://ja.wikipedia.org/)染色体による）

> **注意点**
>
> 染色体検査では、細胞周期の中でDNA合成が終了し、DNA量が倍になっている状態、つまり、「4n」の細胞をみている。したがって、すべての遺伝子は4個ずつ存在する（図2-Aの中央図を参照。黄色遺伝子と赤色遺伝子はそれぞれ、4個存在している）。分裂していない細胞、つまり、「2n」の細胞ではすべての遺伝子は2個ずつ（母親から1個、父親から1個を受け継ぐ）、存在する。

（DNA合成期）→ G2（第2間期）→ M（分裂期）を経て、1個の親細胞から2個の娘細胞に分裂するが、M期（時間にして、30～60分間）には染色体の凝縮が起こり、光学顕微鏡下で観察できる形となる。染色体検査とは増殖しつつある細胞を培養した後、コルセミド（紡錘糸の収縮を阻害する物質）を作用させてM期で停止させ、赤道面に並んだ染色体を二次元平面に展開した後、染色体の形態分析を行うものであ

図 3 ● 染色体分析の行程

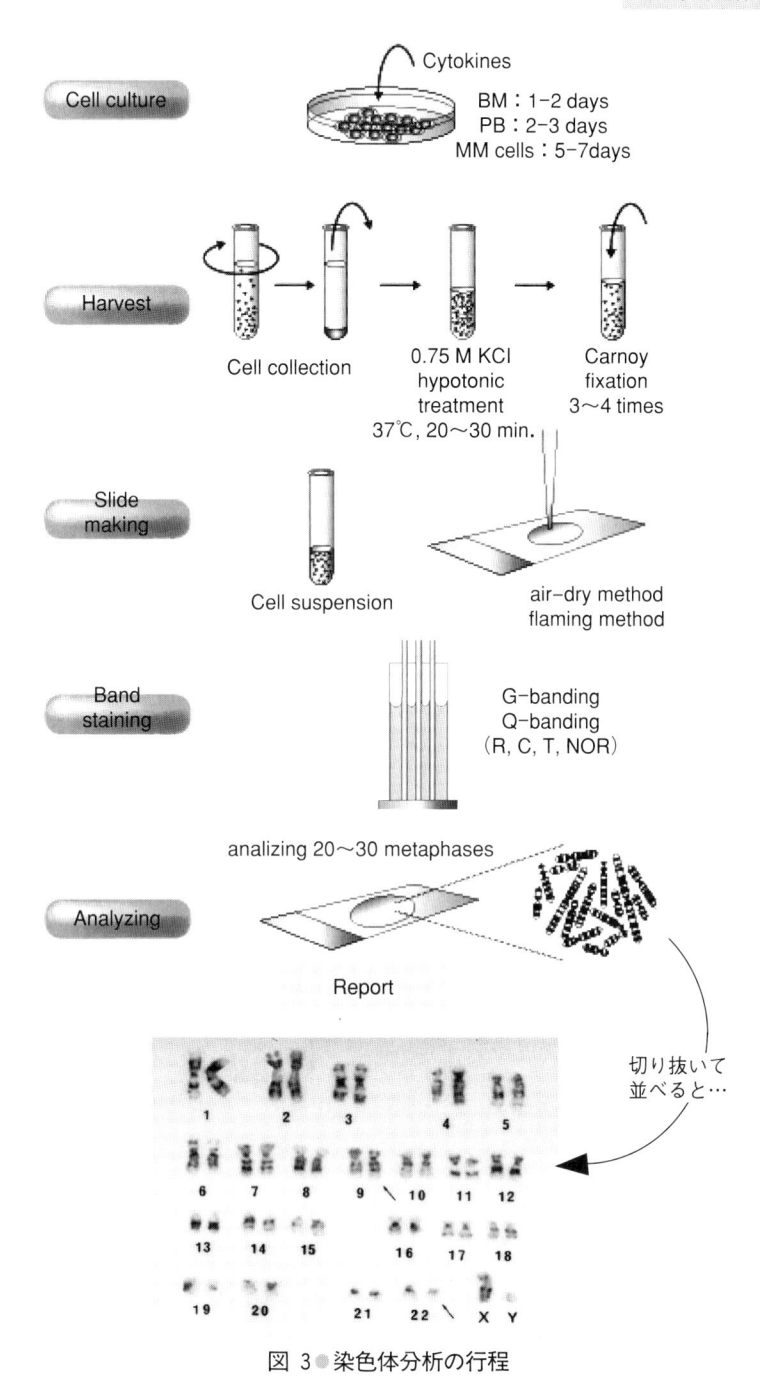

る(図3)。

　表2に示すように、ヒト染色体は大きいものは1番染色体の10 μmから、小さいものは21番染色体の2 μmまで、大きさも形もさまざまであるが、この中にA(アデニン)、T(チミン)、C(シトシン)、G(グアニン)の4種類の文字で書かれた3,200 mega base pairs、つまり $3,200×10^6×2=32×10^8×2=64$ 億文字によるヒト遺伝情報のすべてが二重螺旋状ヒモの形で詰め込まれているわけである。ヒトの場合、

表 2 ● ヒト染色体の相対長と DNA 量および、長さ

染色体番号	相対長 (%)	DNA 量* (Mb)	DNA 鎖長** (cm)	染色体長 (μm)
1	8.30	265.6	7.470	10.00
2	7.90	252.8	7.110	9.52
3	6.40	204.8	5.760	7.71
4	6.10	195.2	5.490	7.35
5	5.80	185.6	5.220	6.99
6	5.50	176.0	4.950	6.63
7	5.10	163.2	4.590	6.14
8	4.50	144.0	4.050	5.42
9	4.40	140.8	3.960	5.30
10	4.37	139.8	3.933	5.27
11	4.33	138.6	3.897	5.22
12	4.10	131.2	3.690	4.94
13	3.60	115.2	3.240	4.34
14	3.50	112.0	3.150	4.22
15	3.30	105.6	2.970	3.98
16	2.80	89.6	2.520	3.37
17	2.70	86.4	2.430	3.25
18	2.50	80.0	2.250	3.01
19	2.30	73.6	2.070	2.77
20	2.10	67.2	1.890	2.53
21	1.80	57.6	1.620	2.17
22	1.90	60.8	1.710	2.29
X	4.70	150.4	4.230	5.66
Y	2.00	64.0	1.800	2.41
Total	100.00	3,200.0	90.000	120.48
Average		133.3	3.750	5.02

* ヒト haploid DNA 量を 3,200 Mb として計算
** ヒト haploid DNA 長を 90 cm として計算

この DNA 鎖は幅は 2 nm、長さは約 1.8 m に及ぶ。このヒモが巧妙に折り畳まれ、絡まることなく直径わずか 10 μm 弱の細胞核に詰め込まれているのである。縮尺を変えてみると、ゴルフボール(直径：5 cm 弱)の中に幅 10 μm、長さ 9 km の長大な糸が収納されていることになる。このような驚異の芸当を可能にしているのが、図4に示すような染色体のナノからマイクロ・スケールに及ぶ精緻な分子構造である。まず、146 bp の DNA 鎖が 8 量体コア・ヒストンの周りに 1.65 回巻き付き、「ヌクレオソーム粒子」を形成する。コア粒子に続く DNA 鎖は「リンカーDNA」と呼ばれ、隣り合う「ヌクレオソーム・コア粒子」を繋げているが、この長さは一様ではなく、数 bp～80 bp に及ぶ。この「ヌクレオソーム・コア粒子」と「リンカーDNA」を合わせて「ヌクレオソーム」と呼び、これが染色体微細構造の最小単位である。次には 5～6 個のヌクレオソームが集まって 1 回転するような螺旋構造をとり、直径 30 nm の「クロマチン 30 nm 線維(クロマチン基本線維)」ができる。さらにクロマチン 30 nm 線維は核マトリックスに結合することによって「足場・ループ(scaffold-loop)構造」を取り、これが曲がり合って凝縮し、染色体バンドの構造となる。さらにこの構造体が縦に連なって最終的に染色分体となるのである。この過程で

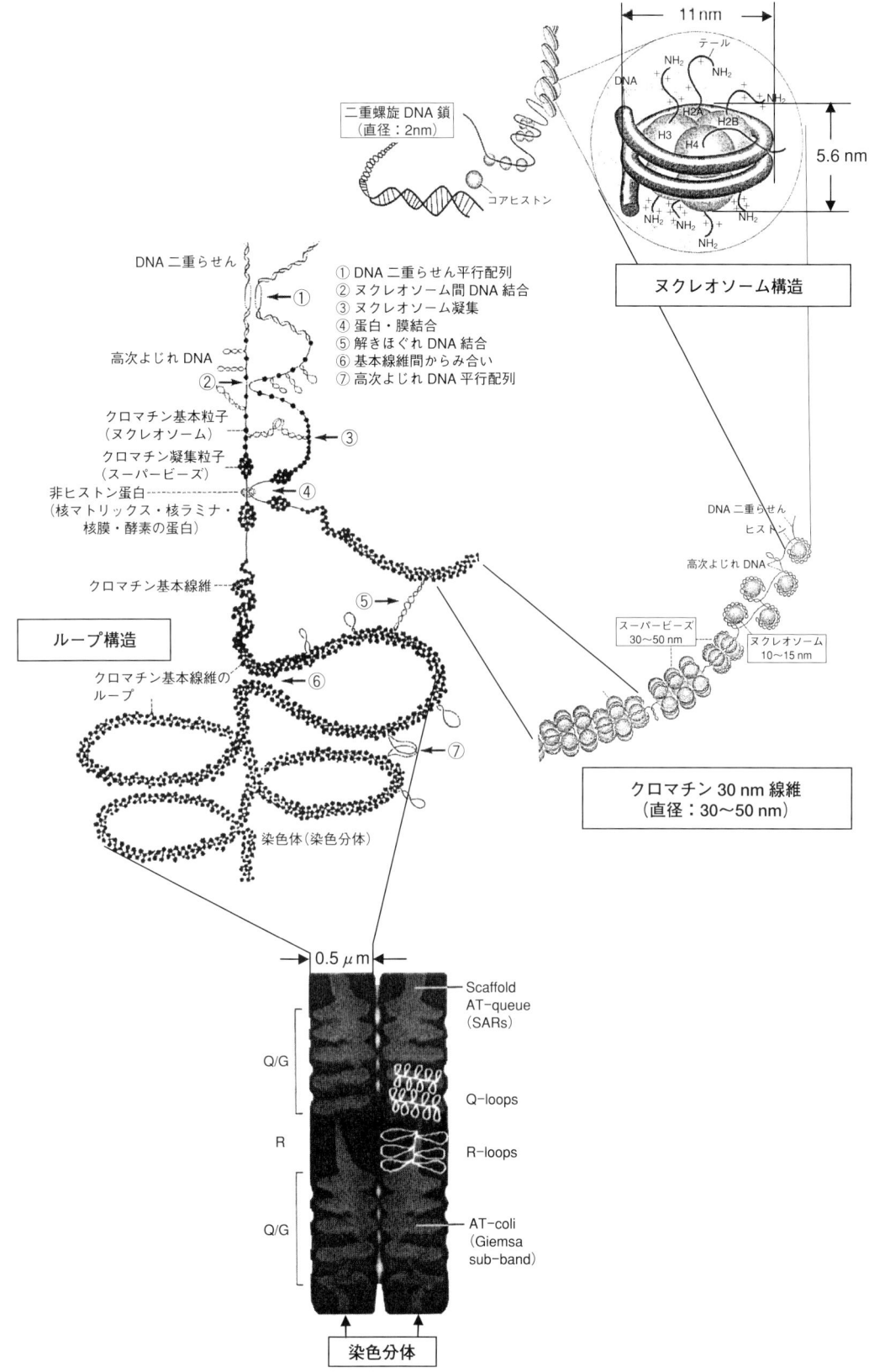

図 4 ● 染色体のナノからミクロ構造

二重らせん DNA は 8 量体のコアヒストンに巻き付いて「ヌクレオソーム」を形成し、ヌクレオソームが連なって「クロマチン 30 nm 線維(または、クロマチン基本線維)」を形成する。クロマチン 30 nm 線維は核マトリックスに結合して「ループ構造」を作り、ループ構造が凝縮して染色分体となる。
(「渡辺　真:染色体の構造と機能の変異. 体細胞遺伝学, 山根　績, 岡田善雄, 堀川正克, ほか(編), pp 55-80, 理工学社, 東京, 1982」、「Saitoh Y, et al : Metaphase chromosome structure ; Bands arise from a differential folding path of the highly AT-rich scaffold. Cell 76:609-622, 1994」、「渡辺　真:DNA の高次よじれ構造と染色体. 細胞 18:460-466, 1986」の図を合成して改変)

DNA鎖は最初の状態から染色体分体形成までには1万倍にも凝縮される。

「DNA鎖」 ➡ 「30 nm線維」 ➡ 「足場・ループ構造」 ➡ 「染色分体」
×40　　　　×25　　　　　　×10　＝10,000

重要事項 【染色体を見るには、分裂細胞が必要】

　染色体は当然のことながら、細胞が分裂してくれなければ観察できない。白血病患者の検体を染色体検査に提出したときに、検体中には白血病細胞が充満していたにもかかわらず、「増殖不良（メタフェーズが得られなかった）」という答えが戻ってくることが時々ある（急性リンパ性白血病で芽球が100％近いなど）。検体を提出したドクターは「白血病細胞がこれほどあるのに、どうしてメタフェーズが得られなかったのだろう？」と不信に思うかも知れない。このわけは以下のように考えられている。

　白血病細胞ではすべての細胞が分裂しているわけではない。dormant cells（休眠細胞）といって細胞周期に入らずに休止期に入っている細胞集団がある。特に骨髄や末梢血中に白血病細胞が充満しているような時期では、dormant cells分画が多いと考えられる。そこで、染色体検査を行っても分裂細胞がほとんど得られないのである。このようなときは、治療が入ってから、白血病細胞が消滅しないうちに、再度、検体を提出してみると、メタフェーズが得られることがある。これは治療によってある程度の細胞集団が殺傷され、新たにdormant cells分画から細胞周期に組み入れられる細胞分画が増えたためである。

　また、一般的に染色体検査に用いる検体としては、骨髄刺液を第一に考えがちだが、白血病細胞が存在していることが確認できれば、末梢血でも構わない。末梢血は採取も簡単で患者に負担がかからない。しかも、骨髄検体よりも良質のメタフェーズが得られることが多いので、大いに活用すべきである。筆者は最初から診断時に骨髄と末梢血の両検体を提出することを勧めたい。このようにすると、どちらかでよいメタフェーズが得られる可能性が増すので後顧の憂いがない。

　一方、倍加時間（細胞が2倍に増えるのに要する時間）が長いために、通常の培養時間ではメタフェーズが得られない腫瘍細胞もある。例えば、多発性骨髄腫細胞では5〜7日間の培養を続けなければ、この細胞由来のメタフェーズは得られない。1〜2日の培養時間で得られるのは正常細胞由来のメタフェーズである（したがって、多発性骨髄腫細胞の染色体検査で「正常核型」という結果が戻って来たときには、培養日数に注意）。その他、腫瘍細胞の種類によっては、ある種の薬剤を加えて培養しなければ、目指す腫瘍細胞のメタフェーズは得られない場合がある（例：成人T細胞白血病では、PHAを添加する）。この場合、当然、検体に含まれている正常Tリンパ球由来のメタフェーズも混じるが逆に異常核型が発見された場合には、それは白血病細胞由来と考えてよい。

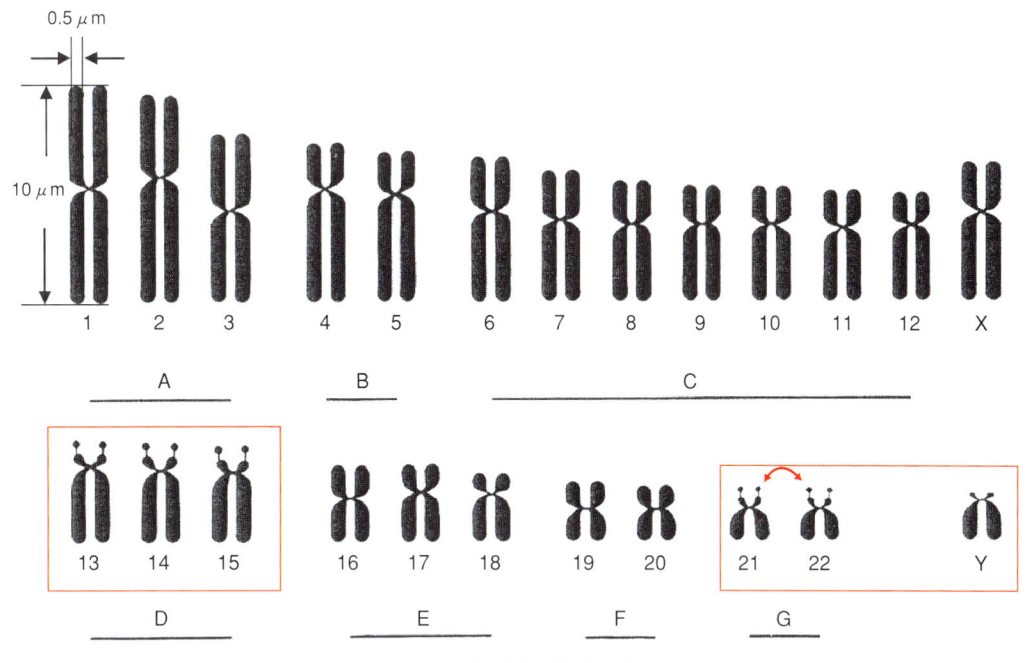

A. ヒト染色体の構造模式図

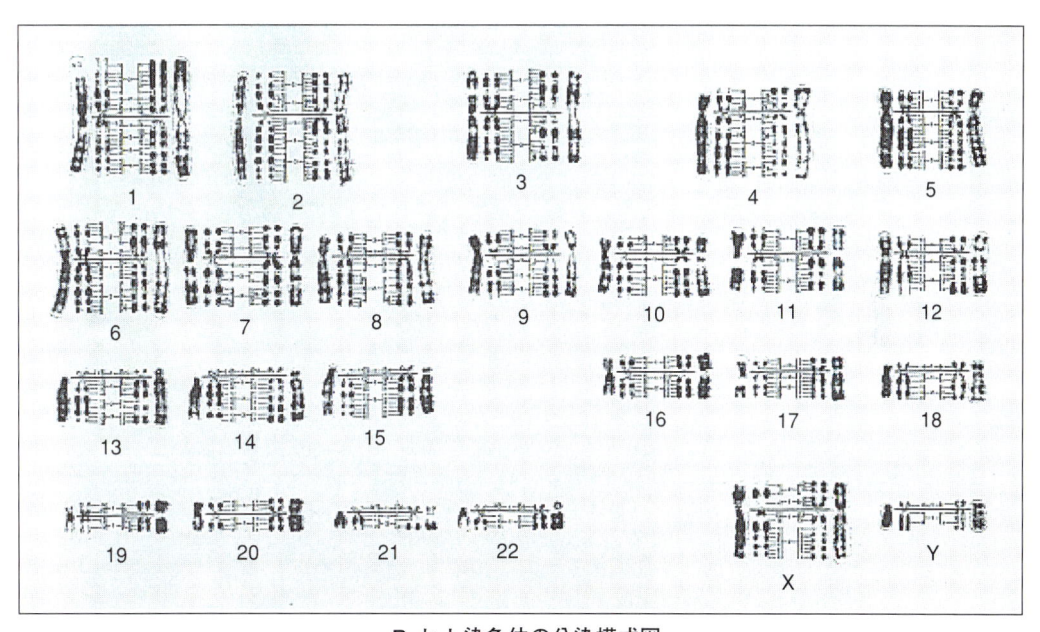

B. ヒト染色体の分染模式図

図 5 ● ヒト染色体の模式図と分染模式図

A：ヒトの常染色体(1〜22番まで)は大きさ順に並べられているが、21番と22番は例外であり、22番常染色体の方が大きい。赤線で囲ったD群・G群・Y染色体は馬蹄型染色体(acrocentric chromosomes)であり、その他はX字型染色体(metacentric chromosomes)である。

B：各々染色体の左側にGバンド像を、右側にRバンド像を示す。Gバンドでは淡く染まっているバンドがRバンドでは濃く染まっていることがわかる。つまり、Rバンド像はGバンド像の逆(reverse)のパターンを示している。

(阿部達夫,藤田弘子(編)：染色体異常アトラス.p5の図1とp22図4,南江堂,東京,1981を一部改変)

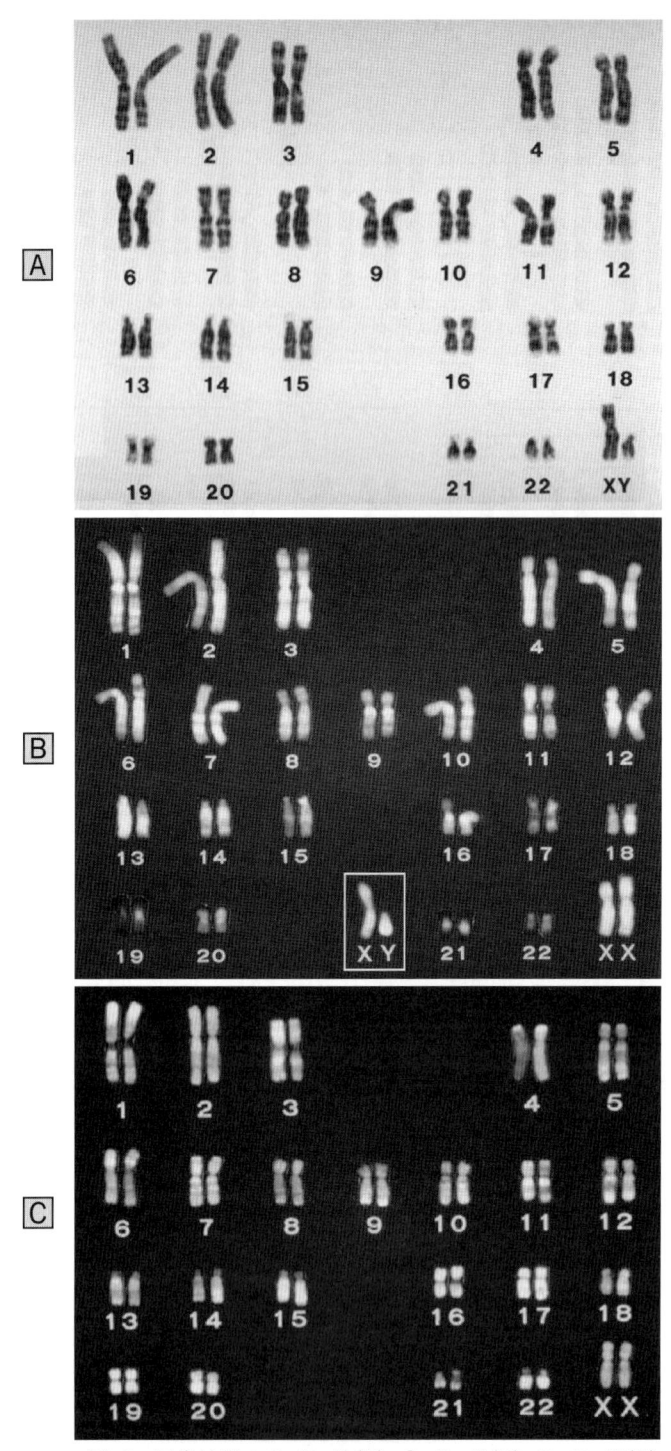

図 6 ● 正常核型のGバンド（A）、Qバンド（B）、Rバンド（C）
GバンドとQバンドの模様は基本的に同じである。濃染バンドはAT rich領域を、淡染バンドはGC rich領域を染めるといわれている。RバンドではG・Qバンドの濃染バンドが淡染バンドに、淡染バンドが濃染バンドがなっている。

このように生物はかけがえのない種の遺伝子情報をいくつものボストンバッグ（大小さまざまな染色体）に分けてコンパクトにパッキング（DNA鎖の凝縮）することにより、損傷を防ぎ、次世代の細胞に伝えているのである。

図5にヒト染色体模式図と分染像模式図を示す。染色体は形のうえでは「X字型染色体（metacentric chromosome）＝A・B・C・E・F群とX染色体」と「馬蹄型染色体（acrocentric chromosome）＝D・G群とY染色体」に大別される。1番から22番までの常染色体は大きさ順に並べられているが、1ヵ所だけ例外があり、22番染色体は21番染色体よりも大きい[2]。図6に染色体分析に最もよく使われているGバンド法・Qバンド法・Rバンド法による正常人の核型を示す。こうした染色体のバンドは足場やループ構造の折り畳まれ方の違いによって表出されると考えられている。

4 染色体各部の名称とバンドの特定法

染色体は図7-Aに示すように、紡錘糸の着糸点である動原体（または、中心体）を境にして、短腕と長腕に分けられ、短腕は"p"、長腕は"q"と記載される。短腕が"p"であるのは、仏語の「petit bras（小さい腕）」に由来するが、長腕を"q"と記載するのは「アルファベット順では、pの次はqだからだ」という。これは「ウソのようなホントの話」である。それぞれの腕の末端はterminalと呼ばれ、pter、qterのように記載される。1番・9番・16番染色体では動原体より少し下部に細くなった部分を認めることがあるが、これは「第二狭窄部」と呼ばれる。では、第一狭窄部とは何か。これは動原体のことである。D群・G群の染色体では付随体茎の部分が第二狭窄部と呼ばれる。

分染法で処理すると各々染色体の短腕・長腕には特有なバンドが染め出される。染色体バンドはひときわ特徴的なバンド（landmark：境界標）を境にして、いくつかの領域（region）に区分され、各々領域はさらに細かいいくつかのバンドに分けられる。通常、染色体分析ではhaploid（生物の配偶子に含まれる染色体数を指す。ヒトではn＝23本）あたり、300〜400バンドで分析を行っているが（特に白血病細胞の場合には染色体がよく延びた質のよいメタフェーズが得難い）、高精度分析法（high resolution method：染色体を長く引き延ばす処理法）を用いた場合には、通常の1バンドがさらに細かいバンドに分けられる（図7-B）。いずれの場合でも特定のバンドを指すときには、「染色体番号→短腕・長腕の区別→領域番号→バンド番号」の順に記載する（図7-Bの記載例を参照）。読み方は「1p・サン・ロク点ニ」と数字をそのまま読む。「サンジュウ・ロク点ニ」ではない。

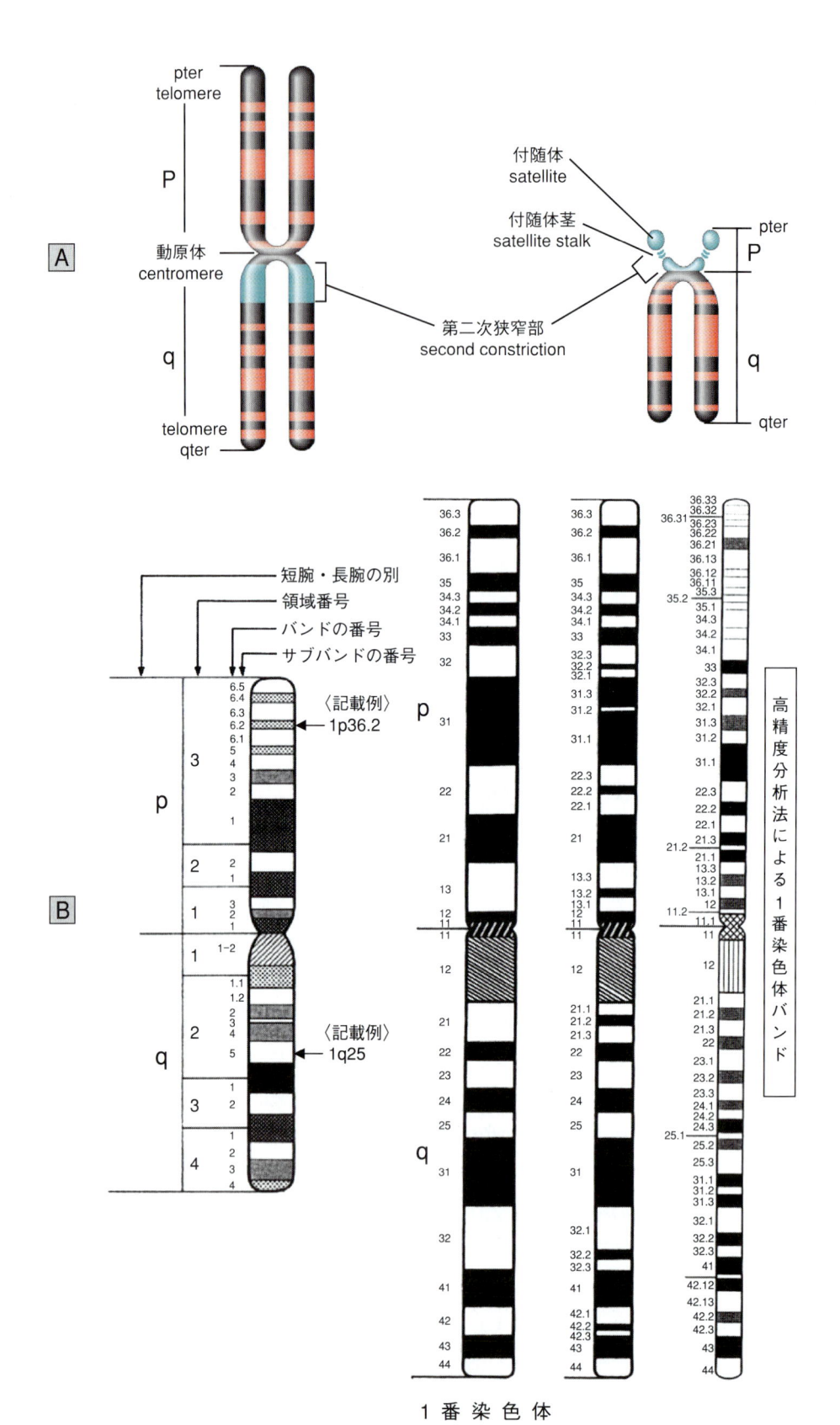

図 7 ● 染色体各部の名称(A)と染色体バンドの呼び方(B)
(佐藤裕子：血液疾患と染色体異常．中外医学社，東京，1993による)

5 核型表記法

「染色体検査の結果が戻ってきても、報告書の内容がよく理解できない」というドクターが多い。核型は表3に示すような記号とアルファベットを使って表記する。一見、難解に思えるが、原理を理解してしまえば簡単である。核型表記法はInternational System for Human Cytogenetic Nomenclature(ISCN)として数年ごとに改訂されており、最新の改訂版「ISCN 2005」が間もなく出版される予定であるが、ここでは日常の染色体検査結果報告書の理解に足る程度の核型表記法を「ISCN 1995」に沿って簡単に述べる。詳しくはISCN(1995[3])または2005)や成書[4)5)]を参照してほしい。

核型は、①染色体数、②性染色体の構成、を記載し、その後に、③染色体異常を記載する(図8-A)。

①染色体数:染色体数は**モード数**(出現頻度が一番高い数)を記載する。例えば、正常人のリンパ球(T細胞)30個の染色体数を調べた場合、理論的には30個すべてが「46本」を示すはずだが、実際には図8-Bのように45本や44本の細胞も出現する。これは、染色体標本を作製する過程で、本来46本あった染色体のうち、たまた

表 3 ● 核型表記によく使用される記号と略語

add	additional material of unknown origin
cen	centromere
del	deletion
der	derivative chromosome
dic	dicentric chromosome
dmin	double minute chromosome
dup	duplication
fra	fragile site
hrs	homogeneously staining region
i	isochromosome
idem	used to denote the same karyotype, followed by the additional changes in relation to the stemline, or previously described karyotype
ins	insertion
inv	inversion
mar	marker chromosome
(−)	loss of
p	short arm of chromosome
round ( )	used to surround structurally altered chromosomes and the breakpoints
square [ ]	used to indicate the number of cells in each clone
(+)	gain of
q	long arm of chromosome
r	ring chromosome
semicolon (;)	separates chromosomes and bands in structural rearrangements involving more than one chromosome
t	translocation

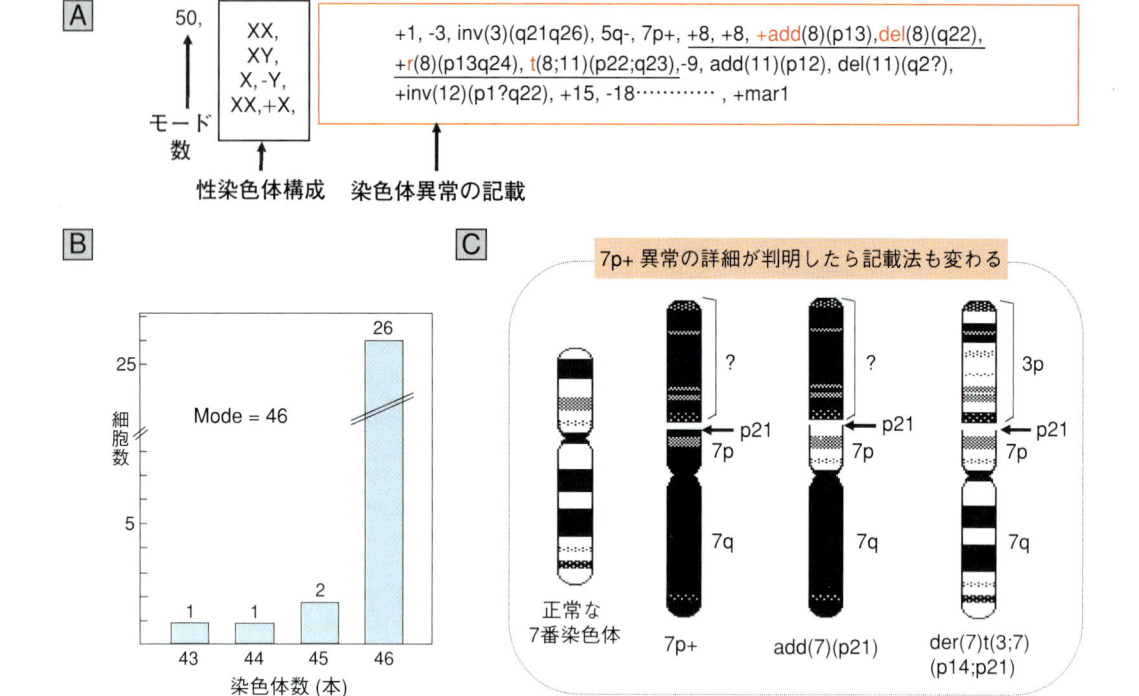

図 8 ● ISCN 1995 に基づいた核型の表記法
A：染色体の表記は、①染色体数（モード数）、②性染色体の構成、③染色体異常、の順に行う。
B：モード数の出し方（本文参照）
C：7p+、add(7)、der(7)t(3;7) の違い（本文参照）

ま1～2本が飛んでしまうということが起こりうるからである（このように、たまたま染色体が失われてしまうことを random loss という）。しかし、46本である細胞の数が圧倒的に多いので、mode は 46 である。したがって、この場合の染色体数は「46」となる。

　②性染色体の構成：腫瘍と先天性異常では記載方法が異なるが、ここでは腫瘍細胞に限定して述べる。正常核型の「XY」または「XX」を基本として、「XY，+X」「X，−X」「X，−Y」のように増減を記載する。

　③染色体異常：染色体の異常は番号の小さいものから順番に記載する。同じ番号の染色体で数的異常と構造異常の両方を含んでいる場合には「数的異常を先に、構造異常を後に（構造異常が多数あるときにはアルファベット順に）」書く。染色体が丸ごと1本多い、または少ない場合には、その染色体の番号の前に（+）や（−）を付ける。この場合、注意すべきは「その細胞本来の ploidy（倍数性）を前提として、多い・少ないを判定する」ことである。細胞の ploidy は染色体数によって**表4**のように決められている。diploid 細胞（2 n＝46本前後）ではすべての染色体が2本ずつあることが前提であり、haploid 細胞（n＝23本前後）では1本、triploid 細胞（3 n＝69本前後）では3本あることが前提である。そこで、同じ「−5」や「+8」の記載でも、haploid 細胞、diploid 細胞、triploid 細胞では、それぞれ染色体の本数が違う（**表4**

表 4 ● Ploidy(倍数性)の決め方

		実際の例	
near-haploidy(23±)	≦34	「24,X,+X,−5,+8」の場合：	5番染色体はなし
hypo-haploidy	23		Xと8番染色体は2本
hyper-haploidy	24〜34		
near-diploidy(46±)	35〜57	「46,XY,−5,+8」の場合：	5番染色体は1本
hypo-diploidy	35〜45		8番染色体は3本
hyper-diploidy	47〜57		
near-triploidy(69±)	58〜80	「69,XXX,−5,+8」の場合：	5番染色体は2本
hypo-triploidy	58〜68		8番染色体は4本
hyper-triploidy	70〜80		
near-tetraploidy(92±)	81〜101	「93,XXYY,−5,+8,+8」の場合：5番染色体は3本	
hypo-tetraploidy	81〜91		8番染色体は6本
hyper-tetraploidy	93〜103		

参照)。

　また、構造異常の場合、本来存在すべき染色体に構造異常が起こった場合には、染色体数の増減は起きないので、(+)や(−)は付けない。図8-Aの8番染色体の場合(下線部)、この細胞はdiploid細胞(2n)であるので8番染色体は2本あったはずである。その2本の8番染色体のそれぞれに欠失del(8)(q22)と相互転座t(8;11)(p22;q23)が起こったので、この細胞にはもはや正常の8番染色体は存在しない。さらに、+8, +8, +add(8)(p13), +r(8)(p13q24)と書かれているので、8番染色体の合計本数は2+4=6本である。このように染色体番号の前に着いている「+」と「−」を合計して本来のploidyの数と合算すれば、どれほど複雑な染色体異常があっても、簡単に合計染色体数を知ることができる。図8-Aでは性染色体構成を「XX」と決め、赤線内の(+)や(−)の付いている染色体を計算すると、(+)が8個[+1,+8,+8,+add(8)(p13), r(8)(p13q24), +inv(11)(p12), +15, +mar 1]、(−)が3個[−3, −9, −18]である。この細胞はdiploid細胞であるので、基本となる染色体は2n=46であり、合計染色体数は46+7−3=50本となる。

　さらに染色体の腕が「長くなっている・短くなっている」場合には、染色体番号の後にpまたはqと記載し、その後に(+)や(−)を付ける。しかし、このような記載は、バンドの精度が悪いために異常な染色体の成り立ちが特定できない場合に限るべきで、可能な限り、「異常な染色体の成り立ち」を特定するように努力すべきである。つまり、図8-Cに示すように、「7p+」では「7番染色体の短腕が長い」ことはわかっても7番染色体短腕のどのバンドに○●番染色体由来のものがどの程度の長さ、結合しているのかがまったくわからない。しかし、add(7)(p21)とすると、少なくとも、「7番染色体短腕p21のバンドに何かが結合している」ことがわかる。さらに、der(7)t(3;7)(p14;p21)とすると、「7番染色体短腕p21バンドに3番染色体長腕p14から末端に至るまでの部分が結合している」ことが読み手に伝わるのである。

6 白血病によくみられる染色体異常

　白血病では種々の染色体異常が出現するが、その中で特に多く認められる異常を以下に図説する。

1 欠失（deletion；del）（図9）

　欠失には長腕や短腕の末端部が失われる「端部欠失」と中間部が失われる「中間部欠失」がある。注意すべきは、こうした欠失を表す表記である。例えば、del(3)(p13)という表記で「失われた部分（3p13から3pter）」ではなく、「残っている部分（短腕p13から動原体までと長腕の全部）」を表す。同様に中間部欠失でもdel(5)(q21q31)という表記で『(5q21→5q31)の部分が欠失し、残っているのは「動原体を含むそれ以外の部分」である』ことを表す。失われた部分、つまり、動原体をもたない染色体片（acentric fragment）は次世代の娘細胞に残ることができないため、早晩、消失するからである。このような表記法に慣れ、del(3)(p13)やdel(5)(q21q31)という表記をみれば、頭の中に図のような染色体の形が思い浮かぶようになってほしい。

2 逆位（inversion；inv）（図10）

　逆位にも長腕や短腕の内部で起こる「腕内逆位」と長腕と短腕の間で起こる「腕間逆位」とがある。切断点の記載順序は、腕間逆位であれば短腕の切断点を先に書き【例：inv(16)(p13q22)、inv(11)(p15q23)】、腕内逆位であれば動原体に近い方を先に書く【例：inv(3)(q21q26)】。

3 同腕染色体（isochromosome；isoまたはi）（図11）

　動原体を境として鏡面像で上下に長腕または短腕がある染色体【例：iso(17q)】である。同腕染色体とされたものの中には、Cバンド（動原体のみを特異的に染め出すバンド法）で詳細にみてみると2個の動原体が観察される場合がある。このような染色体は同腕染色体ではなく、二動原体染色体と呼ばれる。二動原体染色体の中には2個の動原体のうち1個は動原体として機能しているが、残る1個は抑制を受けて動原体の機能を失っているものがある（動原体の不活化）。こうした不活化動原体をもつ二動原体染色体を偽二動原体染色体（pseudodicentric chromosome；psu dic）という。

■4. 染色体と白血病

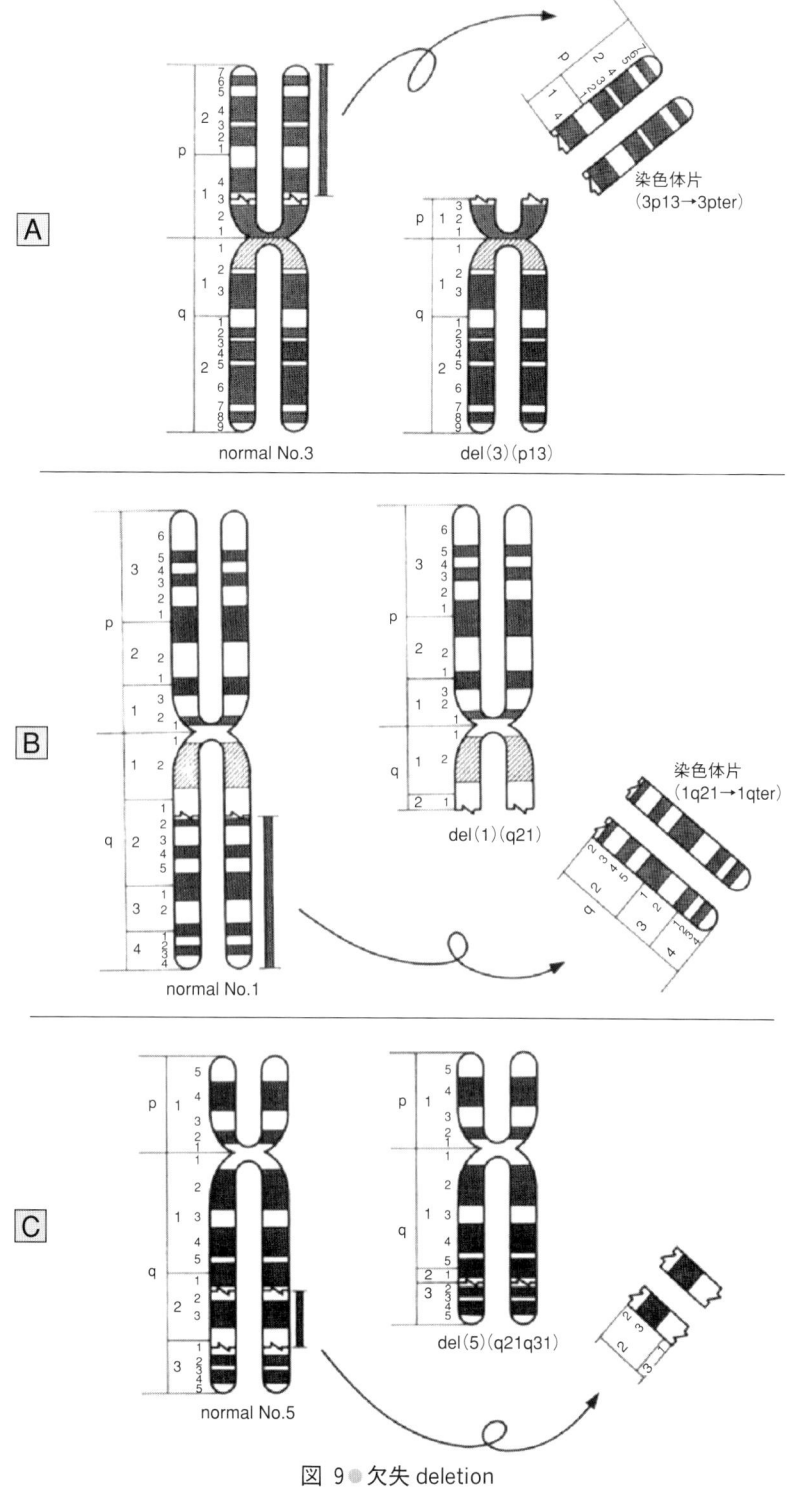

図 9 ● 欠失 deletion
欠失には端部欠失(A・B)と中間部欠失(C)がある。
(佐藤裕子：血液疾患と染色体異常. 中外医学社, 東京, 1993による)

45

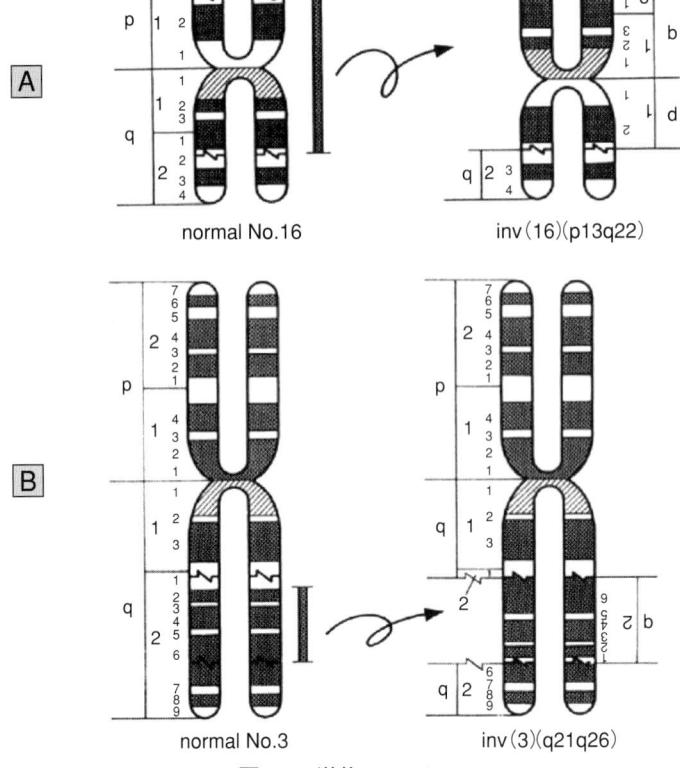

図 10 ●逆位 inversion
逆位には、腕間逆位(A)と腕内逆位(B)とがある。
(佐藤裕子：血液疾患と染色体異常．中外医学社，東京，1993による)

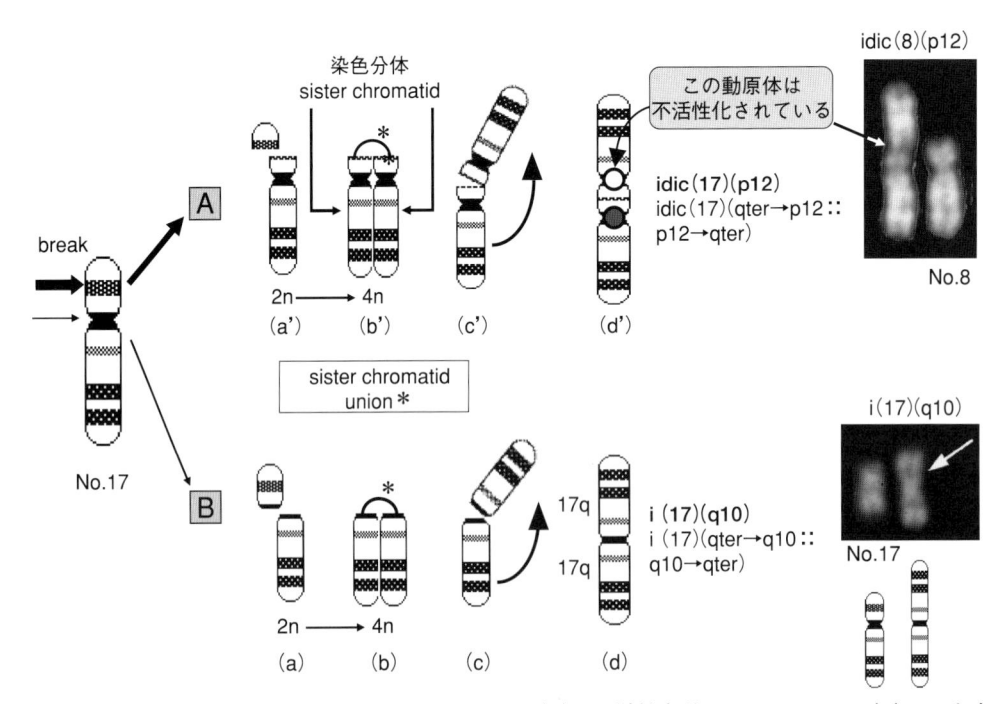

図 11 ●二動原体染色体 dicentric chromosome(A)と同腕染色体 isochromosome(B)のでき方
17番染色体が→や➡の位置で切断される(aやa')。その後、DNA合成が起こって4nの染色体になる(bやb')。切断部は不安定であるため融合を起こしやすく、sister chromatid union が起きる(cやc')。同腕染色体(d)または、二動原体染色体(d')が完成する。二動原体染色体では2個の動原体のうち、1個が不活性化されることがある。

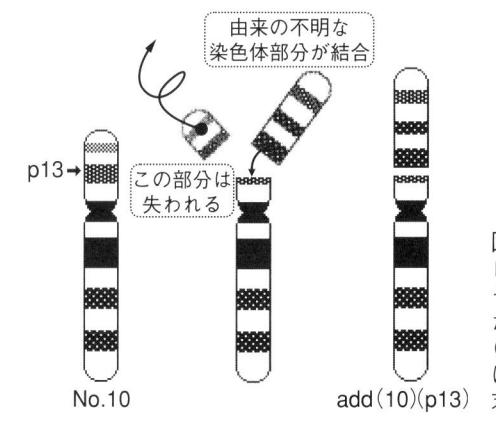

図 12 ● 付加染色体部分
10番染色体が短腕p13バンドで切れて、そこへ由来不明の染色体部分が結合した。切断点をカッコの中に書き、add(10)(p13)と表示する。できあがったadd(10)は10番染色体からみると、10p13～短腕末端までを失ったことになる。

4 由来不明の過剰または付加染色体部分（addition；add）（図7-C、図12）

ある染色体が切れて、その部分に由来が不明の染色体部分が結合したもの。切断点を括弧の中に書く。由来が判明した場合には、8.に述べる「派生染色体」となる。add染色体はその染色体からみると、「ある部分を欠失した染色体」である。

5 相互転座（reciprocal translocation；t）（図13-A）

2本（時には3本以上）の染色体間で部分交換を起こした場合をいう。図13に慢性骨髄性白血病（CML）に認められるt(9;22)転座の例を示す。9番染色体と22番染色体が、それぞれ9q34と22q11バンドで切れて、切れた部分同士が入れ替わり、新しくder(9)t(9;22)とder(22)t(9;22)という2本の派生染色体（後述）ができる。ここで注意すべきは「t(9;22)」と表記できるのは「der(9)とder(22)の2本の派生染色体が揃っている場合のみ」であり、もし、転座の結果、der(9)かder(22)かのどちらかが消失してしまった場合には、もはや「t(9;22)」とは表記できないことである。その場合には、残っている派生染色体のみを記載しなければならない。CMLの急性転化時には、しばしば第二のPh染色体、つまり、extra Ph染色体が出現するが、この場合の核型表記は、

「47,XY, t(9;22)(q34;q11), +der(22)t(9;22)(q34;q11)」であり、
　　　　　 der(9)とder(22)　　　　extra Ph染色体

「47,XY, t(9;22)(q34;q11), +t(9;22)(q34;q11)」ではない。

また、t(　)内で2本の染色体の区切りには使われるのは（；）であり、（,）ではない。著名な英文雑誌の論文にもt(9,22)のように間違った記載が時折見受けられるので注意すべきである。

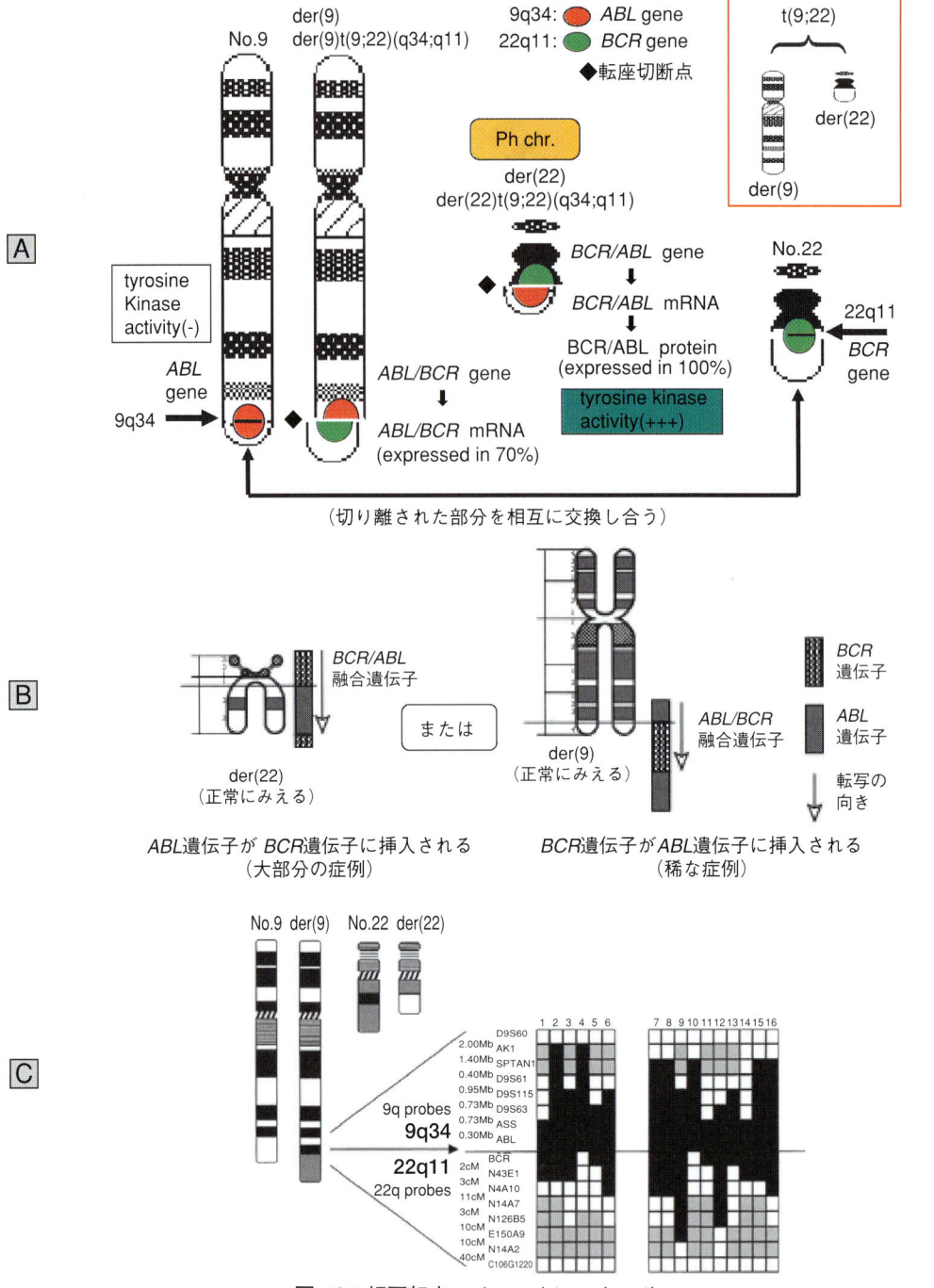

図 13 ● 相互転座 reciprocal translocation

t(9;22)の場合
- A：9番染色体は長腕q34バンド、22番染色体は長腕q11で切れ、切れた部分が相互に交換された後、結合する。t(9;22)の表記は2本の派生染色体、der(9)とder(22)が揃っている場合のみに使える。t(9;22)転座ではABL遺伝子とBCR遺伝子がそれぞれの部位で切断され、転座相手先に移動した結果、9q34ではABL/BCR融合遺伝子が、22q11ではBCR/ABL融合遺伝子が生成される。それぞれの融合遺伝子からmRNAが転写されるが、BCR/ABL mRNAは100%の症例で検出されるのに対して、ABL/BCR mRNAは約70%の症例でしか検出されない。
- B：Ph(−)CMLの半数では、BCR/ABL mRNAが認められる。この場合、ABL遺伝子がBCR遺伝子に挿入される例が大部分であるが、稀にBCR遺伝子がABL遺伝子に挿入され場合もある。
- C：Ph(＋)CMLの10〜15%では、der(9)の転座切断点に欠失が認められる。欠失領域は9q34部位〜22q11部位に渡り、時には数Mbに及ぶ。

(Bは佐藤裕仁：血液腫瘍性疾患と染色体異常．Modern Media 42：327-348, 1996の図1-Bより．CはHuntly BJP, et al：Double jeopardy from a single translocation；deletions of the derivative chromosome 9 in chronic myeloid leukemia. Blood 102：1160-1168, 2003による)

6 挿入（insertion；ins）（図14）

　染色体の一部分が、他の染色体のあるバンドに挿入されたもの。1本の染色体内で起こる場合と、2本の染色体間で起こる場合とがあり、それぞれに順位の挿入（dir ins：direct insertion）と逆位の挿入（inv ins：inverted insertion）とがある。順位の挿入とは「挿入部分が受け入れ側染色体のバンド順を乱さないように入り込んでいる場合」であり、逆位の挿入はこれとは逆で「挿入部分が受け入れ側染色体のバンド順を乱している場合」をいう。

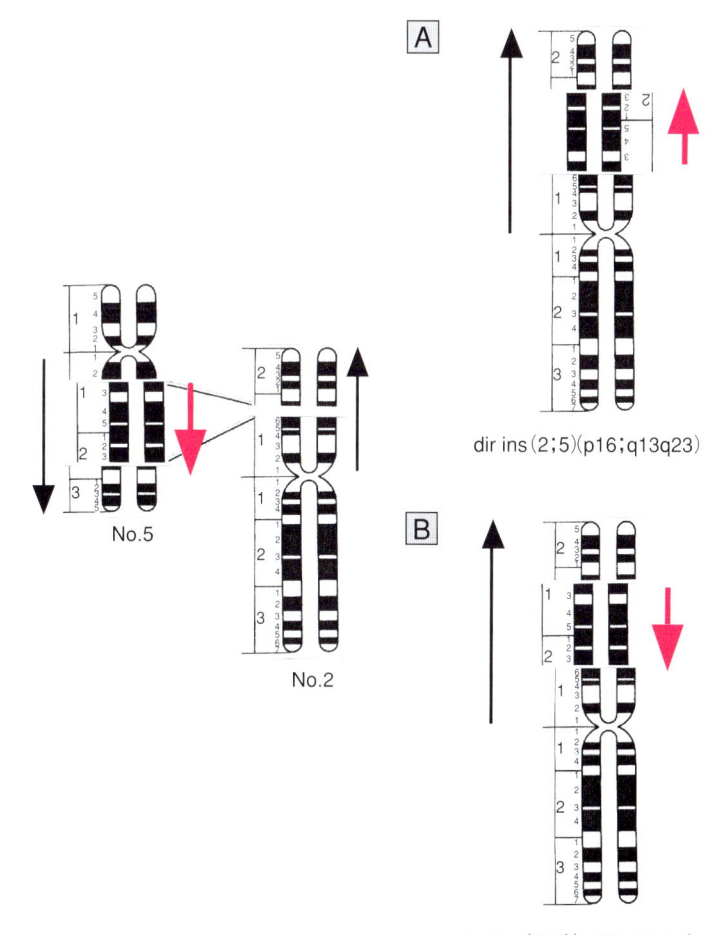

図 14 ● 挿入 insertion
　5番染色体長腕の一部が2番染色体短腕に入る場合。
　　A：順位の挿入。挿入された部分（赤矢印）が2番染色体短腕のバンド順（黒矢印に沿ってバンドの数字が大きくなる）に沿っている。
　　B：逆位の挿入。挿入された部分（赤矢印）は2番染色体短腕のバンド順を乱している。つまり、黒矢印は末梢にいくにつれてバンドの数字が大きくなるが、赤矢印はその逆である。

ring(2)(p25q37)

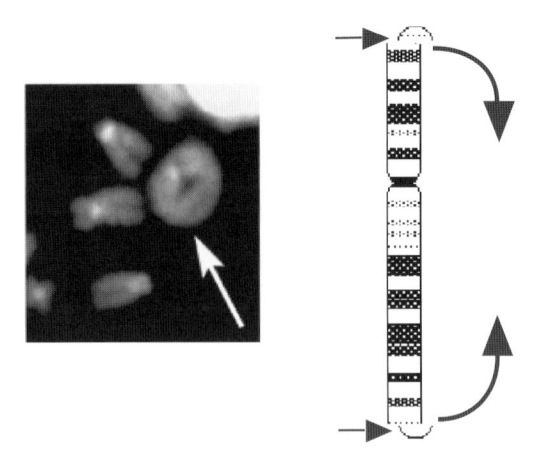

図 15 ● リング染色体 ring chromosome
染色体の両端が切れて再び、結合する。

> **MEMO** 【1．相互転座切断点】
>
> 　「相互転座」とは2本の染色体が特定のバンドで切れて、切れた部分を相互に交換し合うような染色体の構造異常である（図13-A）。このとき、相手の染色体と再結合を起こす部位が2ヵ所できる。これを「相互転座切断点（または単に転座切断点）」と呼ぶ（図13-Aの◆の箇所）。転座切断点では、もともと存在していた遺伝子と相手先の染色体からやってきた遺伝子が結合して、2種類の「融合遺伝子」ができる。図13-Aでは、ABL/BCR遺伝子がder(9)の9q34バンド上に、BCR/ABL遺伝子がder(22)の22q11バンド上にできている。

7 リング染色体（ring chromosome；r）（図15）

短腕・長腕の先端部が切れ、残った部分が結合してリング状になった染色体。

8 派生染色体（derivative chromosome；der）（図16）

　2本またはそれ以上の染色体間で生じた再構成により、複雑な構造異常をもつに至った染色体。派生染色体では、構成成分の多少にかかわらず、「動原体をもつ染色体」が基幹となるので、その染色体の番号をder（　）内に記載する。図16では1番、6番、9番染色体の部分が集まって1本の派生染色体を構成しているが、この派生染色体の動原体は6番染色体由来であるので「der(6)」となる。

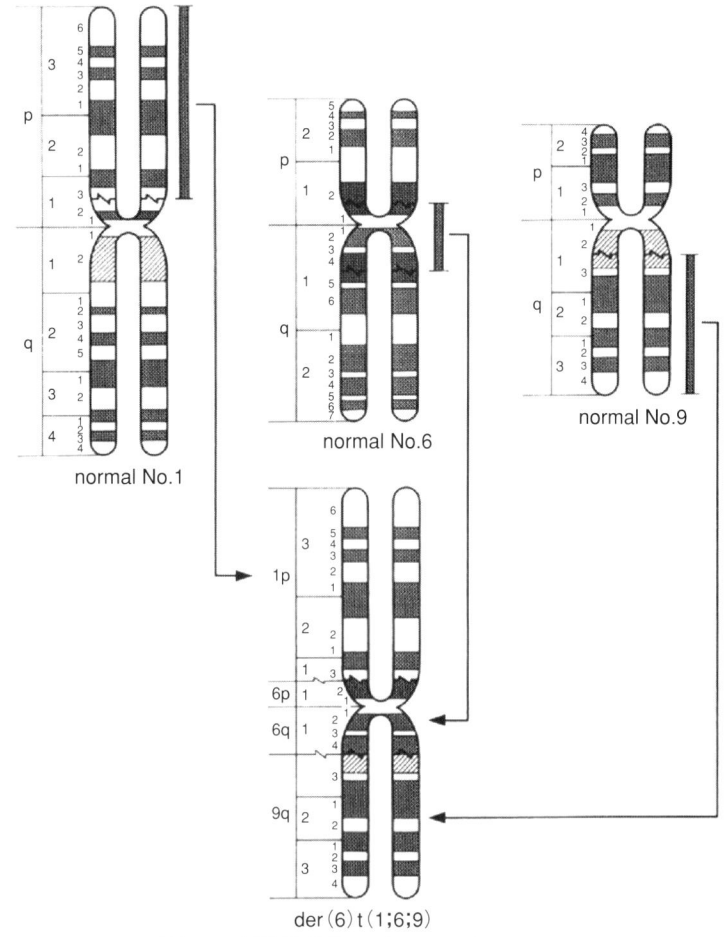

図 16 ● 派生染色体 derivative chromosome
派生染色体は構成成分の大小ではなく、動原体をもっている染色体の番号
によって定義される。
(佐藤裕子：血液疾患と染色体異常．中外医学社，東京，1993による)

> **MEMO** 【2．派生染色体とマーカー染色体】
>
> 　「相互転座」、「挿入」、「付加的染色体部分」も考えてみると、「2本またはそれ以上の染色体間で生じた再構成により、複雑な構造異常をもつに至った染色体」ということができるので、派生染色体の定義に当てはまる。しかし、派生染色体のもう1つの条件は「他の記載方法では、表現できないような複雑な構造異常をもつ染色体」である。そこで、こられは派生染色体とはいわずに、それぞれ、「相互転座」、「挿入」、「付加的染色体部分」と呼ぶ。
> 　「マーカー染色体」の定義には広義と狭義がある。広義の定義は「すべての異常な染色体」であるので、派生染色体も含めてすべての構造異常をもった染色体が当てはまる。しかし、通常「マーカー染色体」の定義は狭義のものを使っている。つまり、ほかの方法や分類では表し切れないような「異常な染色体」つまり、どの部分をみても、どの染色体から由来するのかがまったくわからないような、異常な形の染色体を指す。

9 マーカー染色体（marker chromosome；mar）

起源や同定不能の染色体は mar と表示する。mar が多くあるときには、mar 1、mar 2、mar 3……というように順番に番号を与えてゆく。分析の過程で一部でも由来が判明した場合には表記に変えていく。つまり、mar の表示が多いということは、その検査室の同定能力が低いことを示すことにもなる。

> 【例】49,XX,+mar1,+mar2,+mar3
> +mar2 の一部が 12 番染色体由来であることが判明した場合には、
> 49,XX,+der(?)t(12;?)(p13;?),+mar1,+mar2
> と書き変える。

7 染色体検査の限界と「正常核型」の意味

染色体検査センターではコストの関係上、通常は細胞数を 20 細胞に限って分析を行っている。そこで、当然のことながら染色体異常があっても、それが少数クローンであれば見落とされることになる。表 5 に検査する細胞数と見落とされる少数クローンの割合を示す。20 細胞を分析した場合には、8％以下の少数クローンは見落とされることになる（確率 0.80）。

また、通常の標本の中期分裂像で得られるバンド数は haploid あたり 320〜400 であるので、ヒトゲノム・サイズを 3,200 Mb とすると、1 バンドには平均 10 Mb の DNA 量が含まれることになる（3,200/320＝10）。白血病細胞の場合にはメタフェーズの質が悪いので分染されるバンド数はさらに少なくなる。つまり、染色体

表 5 ● 少数細胞の検出率と分析細胞数

少数細胞群の全体に占める割合(%)	少なくとも 1 個検出するのに必要な分析細胞数		
	p＝0.80	p＝0.95	p＝0.99
1	160	300	460
2	80	150	230
3	53	100	154
4	40	75	115
5	32	60	92
6	27	50	77
7	23	43	66
8	20	38	58
9	18	33	52
10	16	30	46

検査とは、そもそも「検出可能範囲が最低でも 10 Mb」という遺伝子レベルから考えると「途轍もなく rough な検査法」なのである。したがって「正常核型（46,XY または 46,XX）」であっても、それは「異常のないゲノム」を意味するものではなく、検出できないゲノム異常を含んでいる可能性は大いにある。以下にその例を示す。

以前より、染色体検査では Ph 染色体を発見できない、いわゆる「Ph 陰性 CML」の存在が CML の 5％前後、存在することが知られていた。こうした症例の約半数では RT-PCR 法で *BCR/ABL* 融合 mRNA が検出され、FISH 法では、一見、正常にみえる 22 番染色体長腕上に *BCR/ABL* 融合遺伝子の存在が確認できる（図 13-B）。このような転座は「cryptical translocation」と呼ばれ、t(9;22)転座のほかには、稀ながら t(8;21)転座、t(15;17)転座、inv(16)逆位でも報告されている[6]。

また、現在では小児 common ALL（急性リンパ性白血病）で最も頻度が高い（～30％）異常とされている t(12;21)(p13;q22)転座も染色体末端部のしかも 1 バンド間の転座であったために染色体検査では発見できず、FISH 法で初めて明らかにされた転座である。ヒトの遺伝子数は現在、2 万 2,000 種（2003 年 10 月のドラフト・シークエンス終了時には 32,000 種とされていたが、2004 年 10 月には上記のように下方修正された）であり、そのうち 40％がテロメア領域に存在するといわれている。血液腫瘍における染色体末端部領域の探索は今後の重要課題であり、t(12;21)転座のように高頻度の cryptical translocation が新たに発見されることを願いたい。そのためには簡便なテロメア領域探索法の開発が俟たれる。

かつては「染色体の相互転座が起こる際には、ゲノムの欠失はない」と考えられていたが、100～200 kb の欠失はいうに及ばず、時には数 Mb にも及ぶ欠失が高頻度で起こっていることが次々と明らかにされている。代表例は t(9;22)転座における「der(9)deletion〈der(9)染色体上の 9q34 バンド付近の欠失〉」である。CML 症例では以前より、*BCR/ABL* mRNA は全例に検出されるのに対し、*ABL/BCR* mRNA は 2/3 の症例にしか検出されないことが知られていた。*ABL/BCR* mRNA の検出されない症例の大半では、der(9)染色体の転座切断点近傍に欠失が認められる（図 13-C）。欠失は転座切断点を含み、9q34 側、22q11 側、さらには両側に跨る場合もあり、その距離は時に数 Mb に及ぶ。こうした症例では予後不良とされており、その原因として欠失部位に存在を想定されているがん抑制遺伝子の関与が考えられている[7]。このような「cryptical deletion」は t(9;22)転座では 10～15％に検出されるほか、t(8;21)転座や他の相互転座でも報告されている。

最近、好酸球増多を伴う *FLIP1L1/PDGFRA* 融合遺伝子型白血病が注目されている。この白血病では転座ではなく、4q12 に位置する 2 個の遺伝子（*FLIP1L1* 遺伝子と *PDGFRA* 遺伝子）間の ～800 kb 領域が欠失した結果として *FLIP1L1/PDGFRA* 融合遺伝子が生成され、恒常的な PDGFRα チロシンキナーゼの活性化が起こっている。核型としては、少数例では異常が認められる〔t(1;4)(q44;q12)が 1 例、t(4;7)(q12;q11.2)が 1 例〕が、多くは正常核型である。この白血病における恒常

的チロシンキナーゼ活性化の機序はこれまで融合遺伝子型白血病に証明されていたような「二量体形成によるチロシンキナーゼ活性化」ではなく、「PDGFRα蛋白に存在していたキナーゼ抑制領域(exon 12内)の不活化」ではないかと考えられている。この白血病は、臨床的にはCMLの分子標的薬剤であるimatinibが奏功することで注目されているが、分子病態の観点からは、欠失によっても遺伝子融合が起こりうること、しかも「cryptical deletion」によっても起こりうることを示した最初の例であり、その意義は極めて大きい[8]。

以上に述べたような例証は、たとえ「正常核型」であっても種々の「cryptical rearrangement」が想像以上に高頻度に起こっている可能性を示唆している。

また、かつては新しい染色体異常が発見されると特定の白血病病型や臨床像との相関が云々された。しかし、現在ではそのような相関が認知される程度に頻度の高い染色体異常は既に発見し尽くされた感がある。そこで、今後は染色体異常そのものではなく、異常が生じている切断点(特に、転座・逆位・挿入など)に注目し、その部位に存在する遺伝子の関与を検索する方向に研究は進んでいる。特定の染色体バンドを含む染色体異常とその異常をもつ全腫瘍症例のデータは「Mitelman Database of Chromosome Aberrations in Cancer」[9]としてWEBに公開されている。染色体検査報告書の中に見慣れない染色体異常をみかけたときには、このサイトで検索してほしい。

●おわりに

今日、白血病の多くの責任遺伝子が単離され、その機能が解析されている。しかし、そのほとんどは相互転座に関与する責任遺伝子であり、欠失部位にその存在が想定されているがん抑制遺伝子は多くが未定である。また、白血病に高頻度に認められるtrisomy染色体(+8、+19、+21など)における遺伝子異常と病態への関与もほとんど未開拓の分野である(例外的に、+11では*MLL*遺伝子のinternal tandem duplicationがあることが発見された)。今後、この分野の研究も進展することを祈念したい。

(佐藤裕子)

■ 文　献 ■

1) 東京医科歯科大学難治疾患研究所分子細胞遺伝「CGH Data Base」(http://www.cghtmd.jp/cghdatabase/index.html)
2) 阿部達夫, 藤田弘子(編):染色体異常アトラス. 南江堂, 東京, 1981.
3) Mitelman F(ed):An International System for Human Cytogenetic Nomenclature(ISCN)(1995). S. Karger, Basel, Swizerland, 1995.
4) 佐藤裕子:血液疾患と染色体異常. 中外医学社, 東京, 1993.
5) 古庄敏行(監修):臨床染色体診断法. 金原出版, 東京, 1996.
6) 佐藤裕子:血液腫瘍性疾患と染色体異常. モダンメディア 42:327-348, 1996.

7) Huntly BJP, et al : Double jeopardy from a single translocation ; deletions of the derivative chromosome 9 in chronic myeloid leukemia. Blood 102 : 1160-1168, 2003.
8) 小川誠司 : Hypereosinophilic syndrome の病態と治療. 血液・腫瘍科 50 : 89-96, 2005.
9) Mitelman Database of Chromosome Aberrations in Cancer (http : //cgap.nci.nih.gov/Chromosomes/RecurrentAberrations)

5 白血病に使用される薬物

●はじめに

　白血病は化学療法により治癒が期待できる疾患である。このため治療は、白血病細胞の根絶を目指し、いわゆる total cell kill の概念のもとに、抗がん薬による強力な化学療法が行われる。しかし抗がん薬の有効域と毒性域は極めて近接しているので、治療に際してその特性を十分に理解する必要がある。ここでは代表的抗白血病薬の作用機序と毒性およびその対処法について述べる。

1　作用機序からみた白血病治療薬の分類(表1)

　抗白血病薬は、核酸、特にDNAを標的とする薬剤と、それ以外の薬剤に大別される。前者は核酸の合成過程において、その前駆物質であるヌクレオチド(メモ1)合成系を阻害する代謝拮抗薬と、合成された高分子DNAに作用する薬剤とに分類される。その他の薬剤としては、分裂毒として働く植物アルカロイド、酵素薬、ホルモン薬であるステロイドがある[1]。さらに最近注目されている分子標的薬としてチロシンキナーゼ阻害薬がある。

> **MEMO**　【1．ヌクレオチド】
> 　プリンまたはピリミジン塩基、糖、リン酸からなる構造をもち、核酸の基本単位である。

2　代謝拮抗薬

1　シタラビン(Ara-C)

a　作用機序

　本剤はシチジンのリボースがアラビノースに置換された化学構造であり、急性骨

表 1 ● 白血病治療薬の分類

DNA を標的とする薬剤		
ヌクレオチド合成阻害薬 (代謝拮抗薬)	ピリミジン拮抗薬	シタラビン (Ara-C)
		エノシタビン (BHAC)
	プリン拮抗薬	6-メルカプトプリン (6-MP)
		フルダラビン (F-ara-A)
		ペントスタチン (DCF)
		クラドリビン (CdA)
	葉酸拮抗薬	メソトレキセート (MTX)
	その他	ハイドレキシウレア (HU)
高分子 DNA 作用薬	アルキル化薬	シクロフォスファミド (CPA)
		メルファラン (L-PAM)
		ブスルファン (BUS)
	アンソラサイクリン	ダウノルビシン (DNR)
		ドキソルビシン (DOX)
		イダルビシン (IDA)
		アクラルビシン (ACR)
	アンソラキノン	ミトキサントロン (MIT)
	エピポドフィロトキシン	エトポシド (VP-16)
	プラチナ化合物	シスプラチン (CDDP)
		カルボプラチン (CBDCA)
その他の薬剤		
	植物アルカロイド	ビンクリスチン (VCR)
		ビンブラスチン (VLB)
		ビンデシン (VDS)
	酵素薬	L-アスパラギナーゼ (L-asp)
	副腎皮質ホルモン	プレドニゾロン
	ビタミン A 誘導体	レチノイン酸 (ATRA)
	チロシンキナーゼ阻害薬	イマチニブ (STI 571)

髄性白血病 (AML) の第一選択薬である。生体内で容易にシチジンデアミナーゼによる脱アミノ化により不活性型代謝物ウラシル・アラビノシド (Ara-U) に変換される。不活化を免れ細胞内に転入した一部のシタラビン (Ara-C) はデオキシシチジンによりリン酸化を受けて活性型代謝物 Ara-C 三リン酸 (Ara-CTP) となって、類似構造をした生体内ヌクレオチド deoxy-CTP (dCTP) と競合し、DNA ポリメラーゼ (メモ 2) を阻害し、抗腫瘍効果を発揮する。Ara-CTP はその一部がそれ自体 DNA ポリメラーゼの作用により DNA に転入する (図1)。転入した Ara-C が DNA 合成を阻害し、これが主たる作用機序である[2]。

> **MEMO 【2. DNA ポリメラーゼ】**
> DNA 複製の際に、DNA を鋳型として新規の DNA 鎖を合成するために必要な酵素。DNA ポリメラーゼ α、β、γ などがある。

b 毒性

Ara-C の毒性について重要な点は、本剤が S 期 (メモ 3) 特異的に働き、しかも生体内で急速に不活化を受けるため極めて時間依存性が強いということである。このため一気に投与するボーラス投与と持続静注では著しく後者が強力である。プロトコールに指定された投与時間より長時間かけた場合、毒性は著しく増強する。毒性

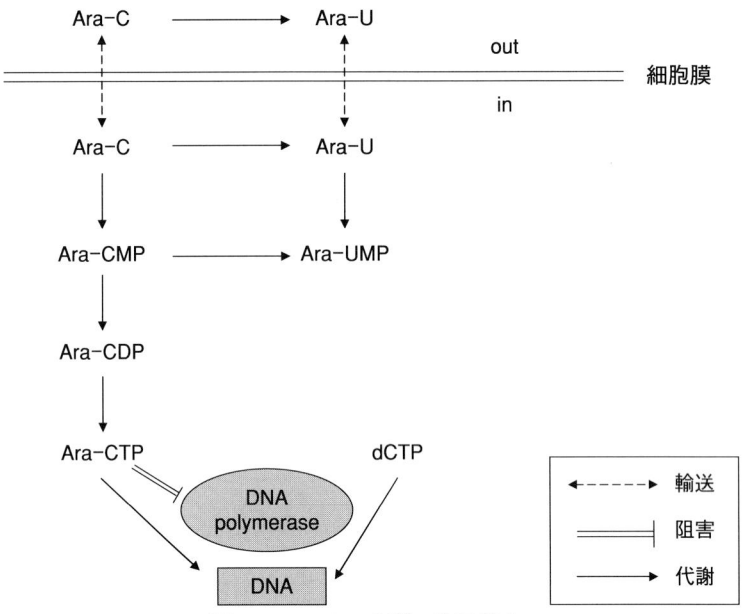

図1● Ara-C の代謝と作用機序
Ara-C は生体内で容易に脱アミノ化を受け、不活性型の Ara-U に変換される。Ara-C の一部はリン酸化され、活性型の Ara-CTP となり、抗腫瘍効果を発揮する。

は大量($2\sim3\,g/m^2$)ないし中等量投与($0.5\sim1\,g/m^2$)の場合著しい。以下に代表的毒性を述べる。

　①骨髄抑制、②消化器症状：嘔気、嘔吐、下痢などで、症状は強いが、多くは投与中止により改善する。

　③肝障害：肝に基礎疾患がない場合、多くは軽度。

　④大脳・小脳障害：Ara-C の髄液中への移行は比較的良好で、かつ髄液中には不活化酵素が少ないため、移行した Ara-C は比較的長時間髄液中に留まる。このことは中枢神経白血病の治療には好都合だが、逆に、大量投与の場合、大脳、小脳障害が2割程度に認められる。特に高齢者では著しく、重篤な場合死亡例もある。

　⑤結膜炎：大量、中等量投与の場合、ステロイド点眼薬の予防投与が必要である。

　間欠的髄中投与($10\sim30\,mg/body$)はメトトレキサート(MTX)と同様、安全である。Ara-C をはじめ代謝拮抗薬は一般に直接の組織障害性は少なく、皮下注、筋注も可能で、点滴漏れもほとんど障害を残すことはない。

> **MEMO 【3. S 期】**
> 細胞の増殖は、DNA 複製のための準備期、DNA 合成期、細胞分裂のための準備期、分裂期を経て行われる。DNA 合成期を S 期という。

2 エノシタビン(BHAC)

Ara-Cの誘導体であり、Ara-C徐放性に作用する。Ara-Cとほぼ同等の治療効果があり、本邦ではAra-Cと並んで抗白血病薬として頻用されている。骨髄抑制はほぼ同等で、消化器症状が少ない。脂溶性薬剤であるためHCO-60というビタミンK溶解にも用いる界面活性剤を薬剤溶解のため用いる。特異的毒性として、この溶解剤による顔面紅潮、血圧低下、ショックが稀に生じ、現在まで数例の死亡例が報告されている。特に第1回投与開始後しばらくはベッドサイドで観察するなどの注意が必要である。

3 6-メルカプトプリン(6-MP)

a 作用機序

本剤は生体内に存在するプリン体であるヒポキサンチンと類似の構造を有する。ヒポキサンチンは代謝され、イノシン酸一リン酸(IMP)を経て、アデニン、グアニン・ヌクレオチドとなり、リン酸化を受ける。一部は最終的にはRNA、DNAに転入する。6-MPは、代謝の各段階で働く各酵素により自らも代謝されつつ、各々の段階で対応する生理的中間代謝物質を連続的に阻害する。中でもIMPデヒドロゲナーゼの阻害が最も重要である。

b 毒性

①骨髄抑制、②消化器症状、③肝障害：胆汁うっ滞型の黄疸、が主。白血病細胞の多い初回治療開始時の高尿酸血症予防のためアロプリノールを併用するときは、6-MPの効果が増強されるので投与量を1/2に減量する。

4 フルダラビン(F-ara-A)

a 作用機序

フルダラビン(F-ara-A)はアデノシンのリボースがアラビノースに置換され、さらにフッ素を導入することによりアデノシンデアミネースに抵抗性となった薬剤である。難容性であり、臨床的には、F-ara-AMPの形で投与される。

本剤は肝で速やかにF-ara-Aに代謝され、長時間血中に留まる。F-ara-Aは腫瘍細胞内に転入後、Ara-Cと共通の活性化酵素デオキシシチジンキナーゼなどによりリン酸化される。本代謝物はATPと競合的にDNAポリメラーゼを阻害する。一部はDNAに転入し、DNAの伸長を阻害する。F-ara-ATPはribonucleotide diphosphate reductaseを阻害し、デオキシヌクレオチド・プールを減少

b 毒性

①骨髄抑制、②神経毒性：末梢神経障害が稀にある。投与量、投与期間を増すと、中枢神経障害が稀に生じ、死に至ることもある。

③消化器症状：著明ではない。

④間質性肺炎：稀に起こる。

5 メトトレキサート（MTX）

a 作用機序

本剤は主に急性リンパ性白血病（ALL）の治療に用いられる。メトトレキサート（MTX）は細胞内でフォリルポリグルタミン酸合成酵素（FPGS）によりグルタミン酸が連続的に付加されてポリグルタミン酸型となる。これは細胞内貯留型として、強い阻害効果を示す。MTXの重要な作用部位はジヒドロ葉酸還元酵素（DHFR）であり、ジヒドロ葉酸（DHF）からテトラヒドロ葉酸（THF）への反応が阻害される[3]。THFにはさらに炭素原子が結合し、それはdUMPからdTMPへの反応に必要な材料となるため、結果としてDNA合成が阻害される。FPGSは元来正常葉酸に対しても同様の作用を発揮するので、MTXは正常葉酸と競合し、後者のポリグルタミン酸化を減弱することによっても抗腫瘍効果を発揮する（図2）。

b ロイコボリン（LV）救援併用MTX大量療法

MTXは薬剤強度の増強や薬剤耐性の克服のために中等（100〜500 mg/m^2）、あるいは大量（500〜12,000 mg/m^2）の投与が可能である。しかし、正常細胞への障害も強力となるためロイコボリン（LV）による救援が必要である。LVはDHFRの作用を受けることなく直接THFに代謝され、還元型葉酸のプールを回復させる。

c 毒性

①骨髄抑制、②消化管・粘膜障害：嘔気、嘔吐、下痢、口内炎。

③腎障害：大量、中等量療法のとき注意が必要である。MTXは酸性領域で難溶性であるため、尿細管でMTX結晶が沈着し急性腎不全を起こす。十分な輸液と重炭酸ナトリウム、アセタゾラミド前投与による尿のアルカリ化が必要である。また、経時的に血中濃度のモニタリングを行い、LVの追加投与を考慮する。一般に、投与終了48時間後の濃度が$5×10^{-7}$ M以上のときはLVの追加投与を、MTX濃度が$5×10^{-8}$以下になるまで続ける必要がある。

④肝障害：長期投与時、重篤。

⑤肺炎：通常は可逆性。

図 2 ● MTX の作用機序

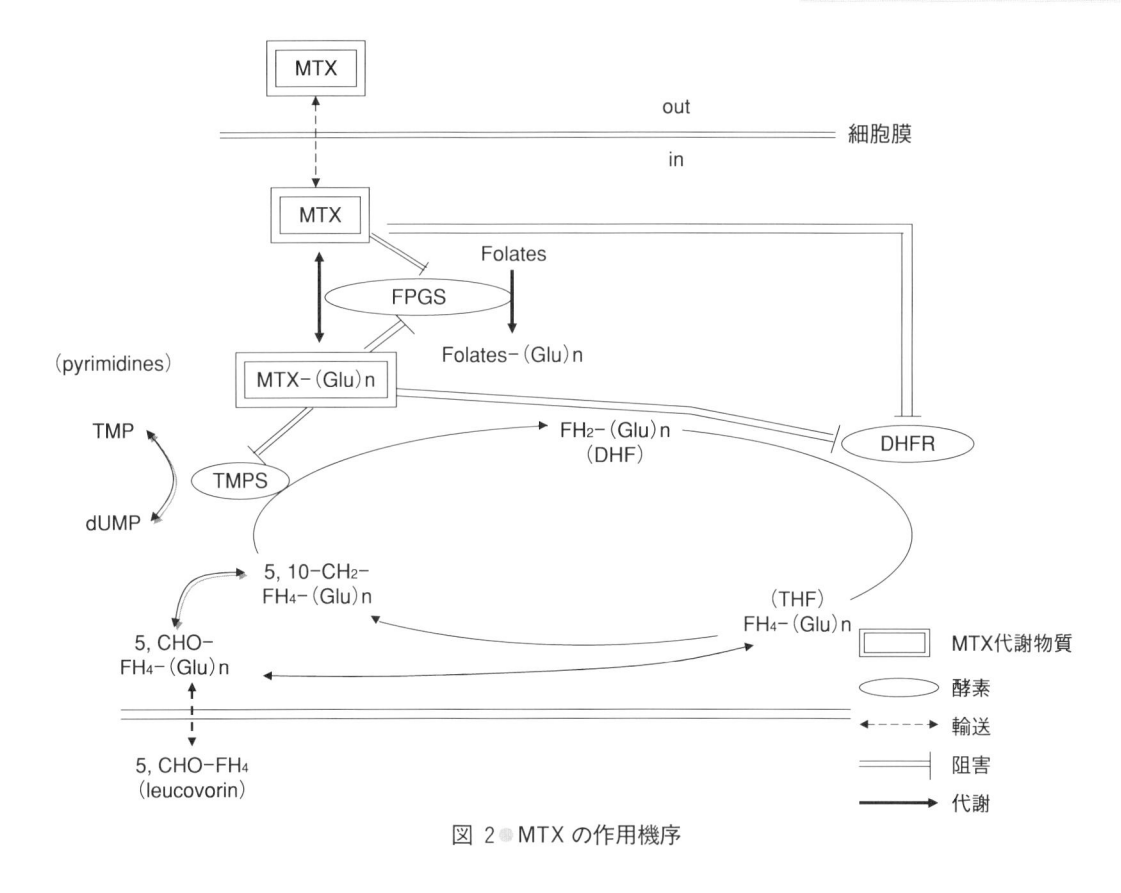

⑥中枢神経障害：MTX は水溶性で血液・脳関門を通過しにくいが、大量投与時には中枢神経障害を生じることがある。

3 アンソラサイクリン系薬剤

　ダウノルビシン（DNR）、ドキソルビシン（DOX）、イダルビシン（IDA）に代表される本系統の薬剤は、幅広い抗腫瘍活性をもつ。DNR は、特に急性骨髄性白血病（AML）の key drug である。

a 作用機序

　本剤は DNA の二本鎖間に間入し、DNA の解離を阻害する機序が従来から考えられてきた。近年では、これに加えてトポ II（メモ 4）の阻害作用をもつことが明らかとなり、これが主たる作用機序と考えられている[4)5)]。もう 1 つの重要な機序は、本剤の有するキノン構造の部位で活性酸素（メモ 5）が生じ、これが細胞障害性に働くものであり、心毒性にも密接に関係する。

> **MEMO** 【4．トポイソメラーゼ】
>
> DNAは二本鎖で形成され、超らせん構造をとる。細胞の増殖の際には、らせん構造を緩めるためDNA鎖を切断し、反応が終了すれば再結合するという過程が必要である。この反応を触媒する酵素がトポイソメラーゼであり、トポⅠ、トポⅡ、トポⅢなどがある。トポⅠは二本鎖の一方のみを切断し、トポⅡは双方を切断し、再結合する。

> **MEMO** 【5．活性酸素】
>
> 電子的に不安定なため他の物質と反応しやすい。その反応が生体物質、すなわち細胞を障害する。

b 毒性

①骨髄抑制、②粘膜障害、③脱毛、④血管外への漏れ：激しい組織障害をもたらす。

⑤心毒性：本薬剤に特異的である。通常は慢性の心筋症型であるが、稀に急性の不整脈・伝導障害が生じる。前者は、蓄積毒性であり、投与量に比例して頻度が増加する。先述した活性酸素が原因と推測されている。後者は、投与中あるいは投与後短期間のうちに生じ、総投与量とは無関係であり、時には致死的である。明らかな原因は不明である。

c イダルビシン（IDR）

近年市販された薬剤であり、急性白血病に優れた効果を示す。DNRと極めて類似した化学構造をもつが、DNRに比し、細胞内への転入、DNA結合能、DNA鎖切断作用はより強力である。本剤は効果が強力な分使用量が少なくて済み、その結果心毒性はDNRに比べ少ないが、消化器症状、血液毒性はやや強い。

4 アンソラキノン系薬剤

1 ミトキサントロン（MIT）

アンソラサイクリン系薬とほぼ同様の作用機序をもつが、DNRに比べDNA結合能、DNA切断活性は強力である。しかしDNRに比べ活性酸素を介する作用は弱く、心毒性は軽度である。

5 エピポドフィロトキシン

1 エトポシド(VP-16)

a ─ 作用機序

本剤もトポII阻害薬である。DNAにトポIIが作用する際、VP-16はトポIIおよび断裂したDNAと結合し、強固なcleavable complex(メモ6)を形成する。このため反応が停止し、DNA鎖の断裂が生じる(図3)[6]。

b ─ 毒性

①骨髄抑制、②消化器症状、③脱毛、④二次性白血病：長期投与後に特有の染色体異常をもつ白血病が比較的高頻度に起こる。長期投与の適応は慎重に選択する。

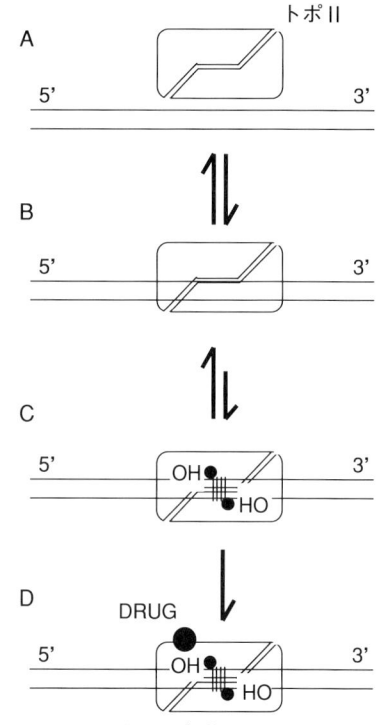

図 3 ● トポII阻害薬による cleavable complex の安定化
C はトポ II と DNA による cleavable complex を示しており、D はトポ II 阻害薬による cleavable complex の安定化および二本鎖 DNA 切断の生成を示している。

> **MEMO 【6. cleavable complex】**
> DNA鎖を切断するため、トポイソメラーゼとDNAが一時的に結合し、切断が終了すると解離する。切断複合体ともいわれる。

6 植物アルカロイド製剤

1 ビンカアルカロイド製剤

a 作用機序
　細胞内に転入後、チューブリン(メモ7)に結合し、微少管の生成を阻害し分裂毒として働く。VCR、VLB、VDSの3剤が代表的である。

b 毒性
　3剤は共通の作用機序を有するが、毒性は微妙に異なる。
　①神経毒性：VCRに多い。通常は知覚障害。重篤な運動障害が生じたら、休薬。
　②麻痺性イレウス：重症の便秘になれば治療を中止。
　③ADH分泌異常症(SIADH)：時に認める。

> **MEMO 【7．チューブリン】**
> 　細胞分裂の際、複製された核は紡錘糸に引かれて両端に移動するが、この紡錘糸を形成する蛋白がチューブリン、チューブリンが重合して管を形成したものが微小管である。

7 L-アスパラギナーゼ(L-asp)

a 作用機序
　本剤は急性リンパ性白血病(ALL)の治療薬として重要である。L-アスパラギンは非必須アミノ酸であり、通常ヒトでは合成可能である。しかしある種の特にリンパ系腫瘍ではこの合成系が欠損している。このような腫瘍にL-アスパラギナーゼ(L-asp)を投与すると、L-アスパラギンはアスパラギン酸とアンモニアに分解され、枯渇する。合成能をもつ正常細胞はさほど影響を受けないが、腫瘍細胞は蛋白合成障害のため細胞死に至る。静注、筋注のいずれも可能だが、筋注投与の方が抗原性を得にくいといわれる。

b 毒性
　正常細胞は影響を受けにくいため骨髄抑制を受けないという大きな利点はある

が、それ以外の毒性は多く、重篤なこともある。

①過敏症：異種蛋白感作によるアナフィラキシーショックがあり、時に死に至る。投与前の皮内テストの信頼度は高くない。いったん休薬後に再度使用するときは注意が必要である。

②蛋白合成阻害：低アルブミン血症、低フィブリノーゲン血症、凝固因子の欠乏、インスリン合成能低下による高血糖、膵炎。

③消化器症状：悪心、嘔吐。

④中枢神経障害：機序は不明。

8 分子標的薬剤

白血病を含む多くの腫瘍は遺伝子変異により異常な遺伝子産物が発現し、腫瘍の発生と増殖に密接に関係している。分子標的薬剤とは腫瘍細胞に特異的に発現する分子のみを阻害する薬剤である。標的分子の阻害により腫瘍細胞は増殖を抑制され死滅する。

1 レチノイン酸（ATRA）

a 作用機序

造血幹細胞は未熟な多能性幹細胞から成熟な細胞に分化する能力をもっている。急性白血病は芽球レベル以上の成熟段階への分化が障害されることによって発生する。したがって分化の停止を解除し芽球を成熟させることによる分化誘導療法によっても治療が可能と考えられる。レチノイン酸（ATRA）は急性前骨髄球性白血病（acute promyelocytic leukemia；APL、FAB分類M3）に対して優れた治療薬であることが臨床的経験から偶然発見された薬剤である。当初は白血病細胞の分化誘導を促す機序が注目され、画期的な分化誘導治療薬として評価された。その後APLに特異的な遺伝子異常に重要な役割を果たすことが明らかとなり、分子レベルでの作用が解明され分子標的治療薬と捉えられている。APLでは染色体転座により15番染色体上のPML遺伝子と17番染色体上のレチノイン酸受容体α鎖遺伝子（RARα）が結合し、PML-RARα融合蛋白が形成される。本蛋白は骨髄系の細胞の分化を前骨髄球の段階で抑制するが、ATRAはその抑制を解除し、白血病細胞を成熟段階に分化させ、最終的には死滅させる。

b 毒性

本薬剤はその機序から予想されるように骨髄抑制を示さない。

①レチノイン酸症候群：病的細胞がATRAに反応する過程で著明な白血球増加をきたすために発生する。最も重篤で稀にみられる。

②皮膚・粘膜の乾燥、③肝障害、④高トリグリセド血症

2 イマチニブ（STI 571）

a 作用機序

イマチニブは、ATRAと異なり最初から選択的分子標的薬を目指してゲノム創薬された。慢性骨髄性白血病（CML）では遺伝子転座により22番染色体上のBCR遺伝子と9番染色体上のABL遺伝子が結合し、BCR-ABL融合遺伝子が形成される。本蛋白はBCR-ABLチロシンキナーゼ酵素を異常に活性化しCMLを発症させる。イマチニブはBCR-ABLチロシンキナーゼのATP結合部位を特異的に塞ぐことにより本酵素活性を阻害し白血病細胞を死滅させる（図4）[7]。

b 毒性

選択的阻害薬であるため重大な副作用はほとんどみられない。
①発熱、②筋肉痛、③皮疹、などが報告されている。

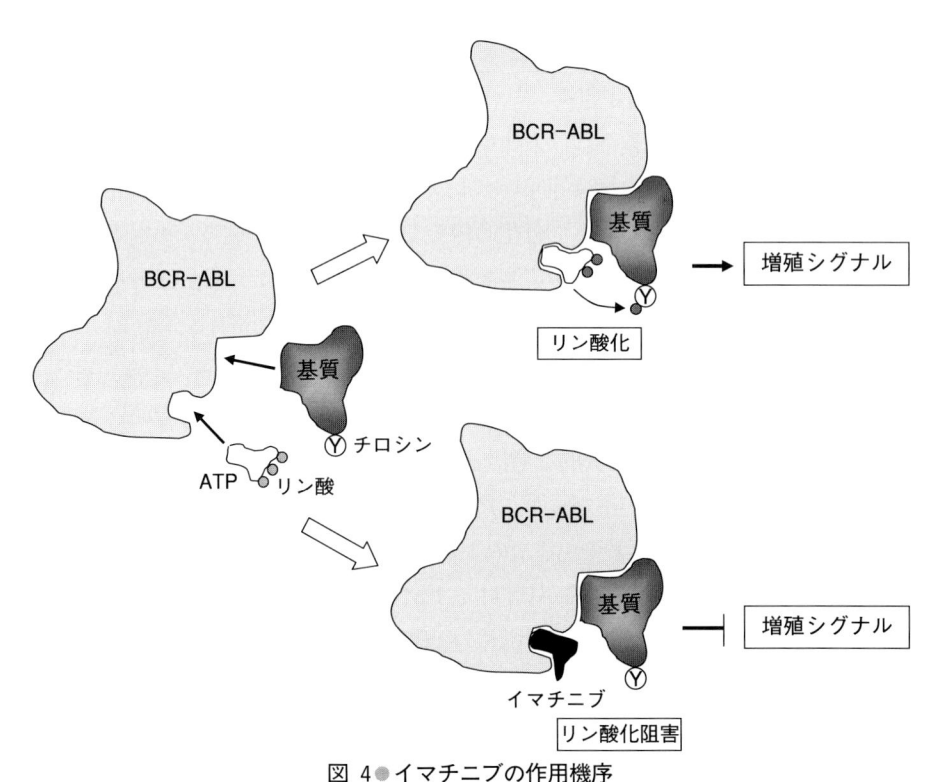

図 4 ● イマチニブの作用機序
イマチニブはATPの結合部位を塞ぐことにより、チロシンのリン酸化を阻害し、基質による増殖シグナルの伝達を抑制する。

3 亜ヒ酸（As_2O_3）

本剤は最近使用可能となった薬剤であり、再発・難治性の急性前骨髄球性白血病（APL）に高い有効性を示し、注目されている。作用機序はいまだ不明な点も多いが、APL細胞においてPML-RARα融合蛋白を速やかに消失させる。さらにアポトーシス誘導効果も強い。副作用として不整脈、嘔気、嘔吐、疲労感、頭痛などがある。

4 カリキアマイシン（gemtuzumab ozogamicin；GO）

本剤はいまだ本邦において認可されていないが、急性骨髄性白血病（AML）の新しい治療薬として注目されている。AMLの80％以上の患者の白血病細胞にCD 33という抗原が発現している。本剤はこの抗原に対する抗体とカリキアマイシン（GO）という抗腫瘍薬を結合させた薬剤であり、CD 33発現細胞を標的として障害する。正常骨髄細胞にもCD 33は発現しているため障害を受け、強い骨髄抑制を受けるが、多能性造血幹細胞には発現していないため骨髄抑制は回復可能である。

（武村晴行、上田孝典）

■ 文献 ■

1) 上田孝典, 津谷 寛：癌化学療法剤の種類と作用機序. 血液・腫瘍科 35(Suppl. 2)：1-9, 1997.
2) Kufe DW, Major PP, Egan EM, et al：Correlation of cytotoxicity with incorporation of ara-C into DNA. J Biol Chem 255：8997-9000, 1980.
3) Bertino JR, Boothe BA, Cashmore A, et al：Studies of the inhibition of dehydrofolate reductase by the folate antagonists. J Biol Chem 239：479-485, 1964.
4) 吉田 明, 上田孝典：化学療法と主な薬剤の特徴. みんなに役立つ白血病の基礎と臨床, pp 179-191, 医薬ジャーナル社, 東京, 2004.
5) Ross WE, Bradley MO：DNA double-strand breaks in mammalian cells after exposure to intercalating agents. Biochim Biophys Acta 654：129-134, 1081.
6) 吉田 明, 浦崎芳正, 上田孝典：5. トポイソメラーゼ阻害剤. 造血期腫瘍における薬剤の使い方；合理的投与法と展望, 上田孝典（編）, pp 27-37, 医薬ジャーナル社, 東京, 1998.
7) Goldman JM, Melo JV：Targeting the BCR-ABL tyrosine kinase in chronic myeloid leukemia. N Engl J Med 344：1084-1086, 2001.

6 急性骨髄性白血病の治療

● はじめに

　悪性腫瘍に対する治療としては、手術、抗がん薬の投与、放射線療法が一般的である。急性骨髄性白血病（acute myeloid leukemia；AML）は、胃癌や肺癌など手術で取り除けるがんと異なり、骨髄で発症し、症状が現れ診断されるときには、白血病細胞は既に全身の諸臓器に広がってしまっている。そのため、AMLの治療は全身的に効果が現れる抗がん薬の投与を中心とした薬物療法によって行われる。AMLはかつては不治の病と考えられていたが、近年新たな白血病治療薬が開発され、血小板の補充、抗生剤や抗真菌薬の開発などの支持療法の向上もあって、その治療成績は著しく向上している。現在では約80％の患者で完全寛解（血液検査所見が正常となり症状も消失した状態）が得られ、その約35％の患者が長期に生存、治癒が期待できるようになった[1)-6)]。しかし、残る約65％の患者は再発を免がれることはできない。このAMLの治療成績をさらに向上させようと、1987年に設立された日本成人白血病治療研究グループ（JALSG）を中心に多施設共同研究が実施されている。ここでは、AMLの薬物療法における治療理念を示し、現在、本邦で広く実施されているAMLに対するJALSGの治療プロトコールを紹介し、最新の治療成績を示す。さらには、再発・難治のAMLに対する治療戦略についても解説する。

1 薬物療法の基本的な考え方

　AMLと診断されたときには、体内には既に約10^{12}個（数kg）の白血病細胞が存在している。白血病の治療は、すべての白血病細胞を根絶しない限り治癒は得られないとする、Skipperらの動物実験から得られた"total cell kill"の理念に基づいて行われる。AMLの治療は図1のように寛解導入療法、地固め療法、そして維持強化療法の順に実施される。最初に実施される複数の薬剤による寛解導入療法により、約10^{12}個に達していた白血病細胞が、通常の顕微鏡検査では検出されない程度：約10^9個（＝10億個、数g）まで減少すると、骨髄における正常の造血機能が回復し、白血病による臨床症状は消失し完全寛解となる。しかし、この段階で治療を終了すると図1のBのように残存している白血病細胞（微小残存病変）が増殖し再発してしまう。そこで、寛解導入療法に引き続いて地固め療法を行い、白血病細胞をさら

図 1 ● 白血病細胞数と治療の経過

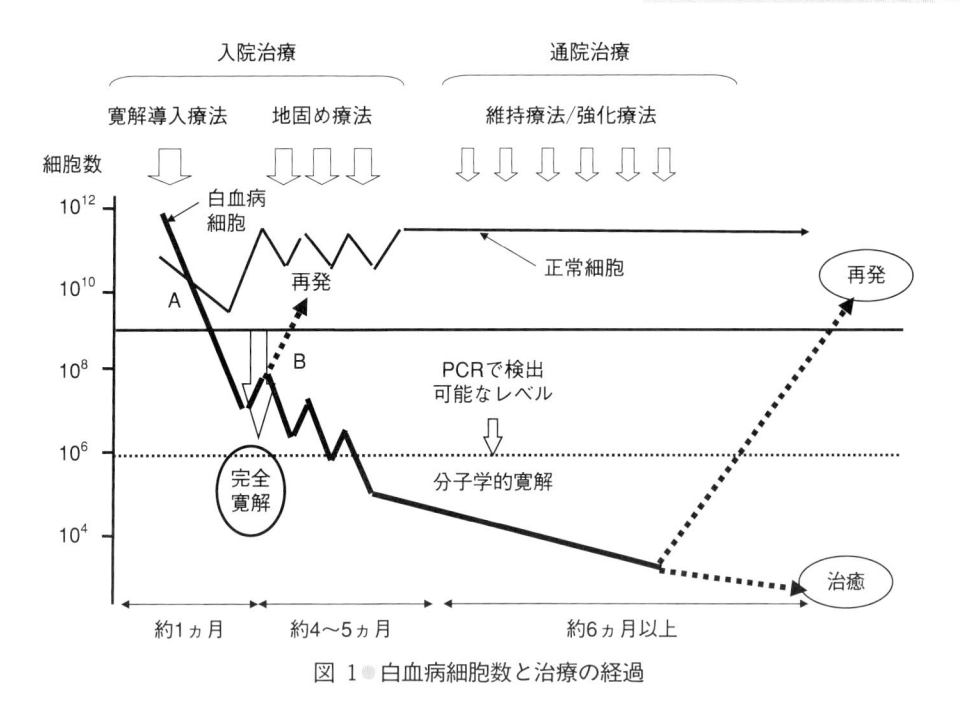

に減少させなければならない。白血病細胞が約 10^6 個（数 mg）以下に減少すると顕微鏡よりさらに微量の白血病細胞の検出が可能な PCR によっても検出されなくなる。この状態は、分子的寛解といわれている。その後、これまでの治療ほどは強力ではない維持強化療法が外来で行われる。これらの治療においては、相乗効果や耐性化の阻止、さらには薬剤の副作用の分散化を考え、複数の薬剤が併用される。治療に要する期間は、寛解導入療法が約 1 ヵ月、地固め療法が 4～5 ヵ月である。一方、治療のために投与される薬剤は白血病細胞のみならず、正常の細胞にも作用する。例えば口腔の粘膜細胞が壊されてしまうと口内炎が発症し、消化管の粘膜細胞が壊されると下痢などの症状が出現する。また、正常造血が障害されることにより正常

● 重 要 事 項 【1．Total cell kill】

　1 個の白血病細胞が残存しても死がもたらされる。治癒を得るためにはすべての白血病細胞を死滅させるまで治療をしなければならないというマウスの実験白血病から得られた治療理念で、1964 年 Skipper が唱えた。ヒトの白血病治療もこの理念に基づいて行われている。

● 重 要 事 項 【2．微小残存病変（minimal residual disease）】

　光学顕微鏡で検出されない程度にまで減少したが、それでも残存しているわずかな白血病細胞のことである。治癒のためにはこれをできるだけ少なくする必要がある。

白血球は減少し細菌や真菌に対する抵抗力が弱まり、粘膜障害と相俟って、これら病原体が容易に体内に侵入し重篤な感染症である敗血症が引き起こされてしまう。また、血小板数も減少し出血症状が顕著となる。治療後は、ほとんどの患者がこのような状態となるため、AMLの治療においては、白血病細胞に対する治療のみならず、治療による副作用に対する支持療法も重要である。このようなことから、AMLの治療は血液専門医が常勤し、無菌看護が可能な専門施設で実施されなければならない。事実、イダルビシン(IDR)やシタラビン(Ara-C)大量療法に際しては無菌室やこれに準じた環境での治療が義務づけられている。

MEMO 【1．支持療法(supportive therapy)】

白血病治療薬が投与されると、正常な細胞にも影響が及び患者に不都合なことが起こる。これを副作用という。この副作用に対して行われる治療が支持療法で、吐き気や嘔吐に対する治療や感染症に対する抗生剤の投与、正常造血機能が低下したために出現する、貧血や血小板減少に対しての輸血や血小板輸注などがその代表的な例である。

MEMO 【2．完全寛解(complete remission；CR)】

完全寛解は治癒と同じではない。完全寛解とは光学顕微鏡による観察では発見できない程度(10^9個以下)にまで白血病細胞が減少し、血液所見も正常化し、白血病による症状が消失した状態である。このときの骨髄検査では幼若な細胞は5%未満で、末梢血液中には、幼若な細胞はなく、好中球数は$1,000/\mu l$、血小板数は10万$/\mu l$以上であるとされている。

● 重要事項 【3．分子学的寛解(molecular remission)】

PCRなどの微量の白血病細胞を検出できる検査によっても、白血病細胞が検出されない程度にまで白血病細胞が減少した状態で、概ね白血病細胞は10^6個(数mg)以下となっていると考えられる。

注意点 【1．ポリメラーゼ連鎖反応(polymerase chain reaction；PCR)】

熱耐性のDNA合成酵素を利用してある特定の遺伝子配列を試験管内で反応を繰り返すことにより増幅する方法。これによって微量の白血病細胞も検出可能となり、その検出感度は高く、概ね10^4～10^5個の細胞の中の1個の異常細胞をみつけることができるほどである。

2 初発 AML 症例に対する薬物療法

1 治療法

a 寛解導入療法(induction therapy)

最初に実施される治療がこの寛解導入療法で、呼び名のとおり、寛解状態を目指して実施される治療である。一般的にアントラサイクリン系の薬剤と Ara-C の併用が行われる。薬剤の投与方法は、欧米では決められた薬剤量を規定の日数だけ投与するセット療法が実施され、ダウノルビシン(DNR)＋Ara-C で約 50〜60％の寛解率が報告されていた。一方、わが国では、治療の過程で頻回に骨髄の検査を行い薬剤への反応状態を確認しながら骨髄中の白血病細胞が 15％以下になるまで薬剤を投与する response-oriented individualized(個別化)治療が行われ、同様の DNR＋Ara-C でも 70％以上の寛解率が得られていた。1986 年、アントラサイクリン系薬剤の IDR が登場し、この IDR を用いることで IDR＋Ara-C のセット療法によっても優れた寛解率が得られると報告された。そこで、この IDR を用いたセット療法と個別化治療との比較試験が 1995〜1997 年に実施された。その結果、両治療法に差がみられなかったため、以来、わが国では寛解導入療法は IDR 12 mg/m^2(30 分かけて点滴静注：1〜3 日目まで)と Ara-C 100 mg/m^2(24 時間かけて持続点滴静注：1〜7 日目まで)のセット療法が広く実施されるようになった。しかし、IDR が優れていると報告した欧米での比較試験における DNR と IDR の投与量の設定が適切でなかったとの指摘があったため、現在、JALSG において IDR 12 mg/m^2 3 日間投与と DNR 50 mg/m^2 5 日投与の比較試験(AML 201)が行われている(図 1 の A のように、この寛解導入療法が開始されると、白血病細胞は減少するが、正常の白血球や血小板、そして幼若な赤血球である網状赤血球も減少する)。白血病細胞が十分に減少し 10^9 個以下となれば、正常造血が回復し、およそ治療開始 1 ヵ月後に完全寛解(CR)となる。

b 地固め療法(consolidation therapy)

完全寛解が得られた後に行われる治療で、治療の強さは寛解導入療法とほぼ同程度であるが、最近ではより強力な治療が行われることもある。この地固め療法が実施されなければ図 1 の B の如く、残存した白血病細胞が再増殖し再発する。したがって地固め療法は、再発防止のための治療といえる。この地固め療法として、欧米では通常量の十倍以上の 3 g/m^2 の Ara-C を用いる Ara-C 大量療法が以前より広く行われてた。しかし、わが国では 2000 年までは Ara-C 大量療法は許可され

図 2 ● AML 97[5]の概略

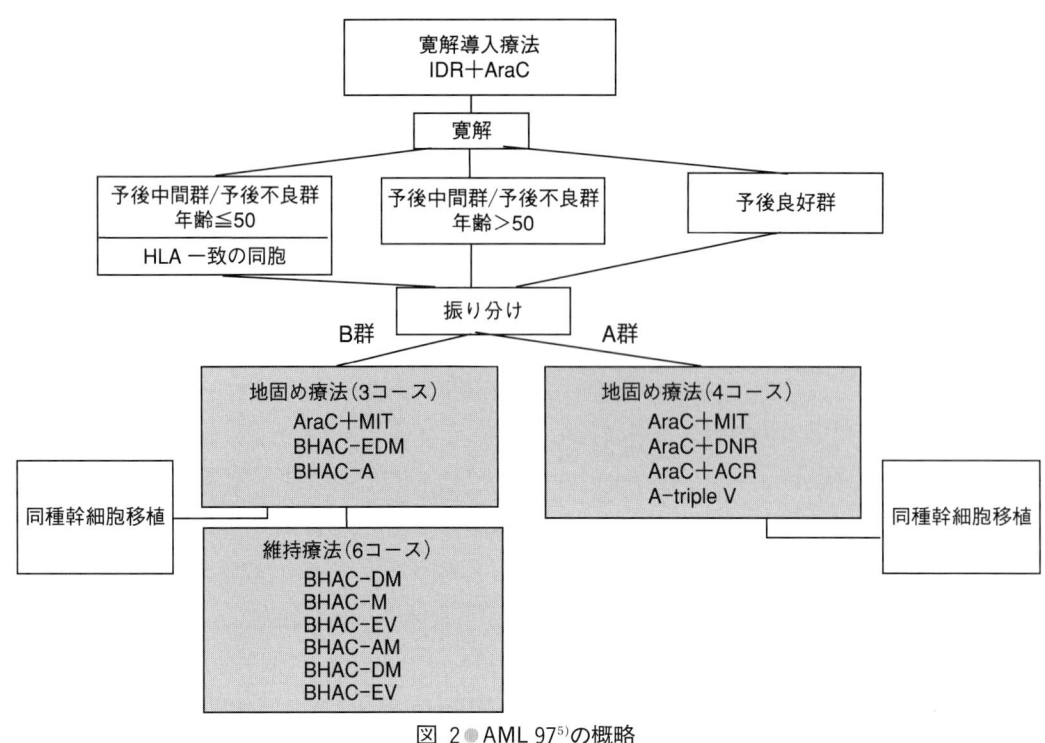

BHAC-EDM：BHAC＋DNR＋6 MP　　BHAC-A：BHAC＋ACR
A-TripleV：Ara-C＋ETP＋VCR＋VDS　　BHAC-DM：BHAC＋DNR＋6 MP
BHAC-M：BHAC＋MIT　　BHAC-EV：BHAC＋ETP＋VDS
BHAC-AM：BHAC＋ACR＋6 MP

ていなかったため DNR と交差耐性のないミトキサントロン（MIT）やエトポシド（ETP）と Ara-C 200 mg/m^2 を組み合わせた地固め療法[1-5]が行われてきた。また、この地固め療法は一般的に 3 回行われ、1 回の地固め療法には約 1.5 ヵ月を要するため、地固め療法の全コースを終了するには、4〜5 ヵ月が必要である。地固め療法として Ara-C 大量療法や幹細胞移植が実施されると再発率が低下し、良好な成績が得られることから、地固め療法は強力なものがよいと考えられている。1997〜2001 年にかけて実施された JALSG の AML 97（図 2）においては、従来の 3 回の地固め療法に 1 回治療を追加し地固め療法を強化した治療と従来の 3 回の地固め療法と 6 回の維持強化療法を実施する治療との比較試験が実施された（結果は治療成績の項で示す）。また、JALSG ではこれまでの臨床研究の治療結果を分析し、治療成績に影響を与える要因（予後因子）を選び出し、それを点数化して**表 1** のように患者を予測される予後別にグループに分けて（層別化）いる。AML 97 では予後良好と判断されなかった患者を対象にし、HLA の一致した同胞がいれば幹細胞移植を行うこととして、化学療法と同種幹細胞移植の比較が行われた。最近では、このように症例を層別化して地固め療法を行うようになっている。欧米では染色体分析の結果が最も重要な予後を予測する因子（予後因子）と考えられ、それによって患者は層別化されている。染色体異常の中で t(8；21)または inv(16)を示す患者の予後は

表 1 ● 予後予測のスコアリングシステム

1．寛解後で染色体の結果がある場合		
芽球の MPO 陽性率	>50%	+2
年齢	≦50 yrs	+2
入院時の白血球数	≦20,000/μl	+2
FAB 分類	non M 0、M 6、M 7	+1
performance status	0、1、2	+1
寛解導入に要した治療回数	1	+1
染色体が t(8；21) または inv(16)	1	+1
合計点数		
予後良好群		8〜10
予後中間群		5〜7
予後不良群		0〜4
2．入院時に予後を判断する場合		
芽球の MPO 陽性率	>50%	+2
年齢	≦50 yrs	+2
入院時の白血球数	≦20,000/μl	+2
FAB 分類	non M 0、M 6、M 7	+1
performance status	0、1、2	+1
合計点数		
予後良好群		7〜8
予後中間群		4〜6
予後不良群		0〜3

極めて良好で、Ara-C大量療法を3回以上実施することでその70%以上が長期に生存すると報告されている。2001年より開始されたAML 201では地固め療法として3回のAra-C大量療法を採用しているので、わが国でも同様の結果が得られるかどうかが2005年の末には明らかになるものと思われる。

MEMO 【3．予後因子（prognostic factor）】

予後とは病気の経過の見通しを意味し、病気が治りやすい場合は予後がいいという。この予後を予測する要因が予後因子である。例えば、ある治療を行ったとき、若い人の成績は良好であったが高齢では治った症例が少なかった場合、年齢が予後因子となる。言い換えれば、予後因子とは治療の結果に影響を与える要因といえる。

注意点 【2．層別化（stratification）】

白血病は成因や種類が多彩で、疾患の進行の程度も症例により異なる。さらに、年齢や合併症などもさまざまである。これらの要因の違いにより白血病の治療成績は異なる。そこで、治療を実施したり、治療の結果を解釈したりするときにはそれらの要因により患者をグループ分けすることが必要である。このように患者を要因によりグループに分けることを層別化という。

― c ―維持強化療法（maintenance/intensification therapy）

地固め療法の後に行われる治療で、通院で治療が行われるので、投与薬剤量は少なく、治療期間は短くされて、治療の強さは地固め療法より弱くなっている。1987

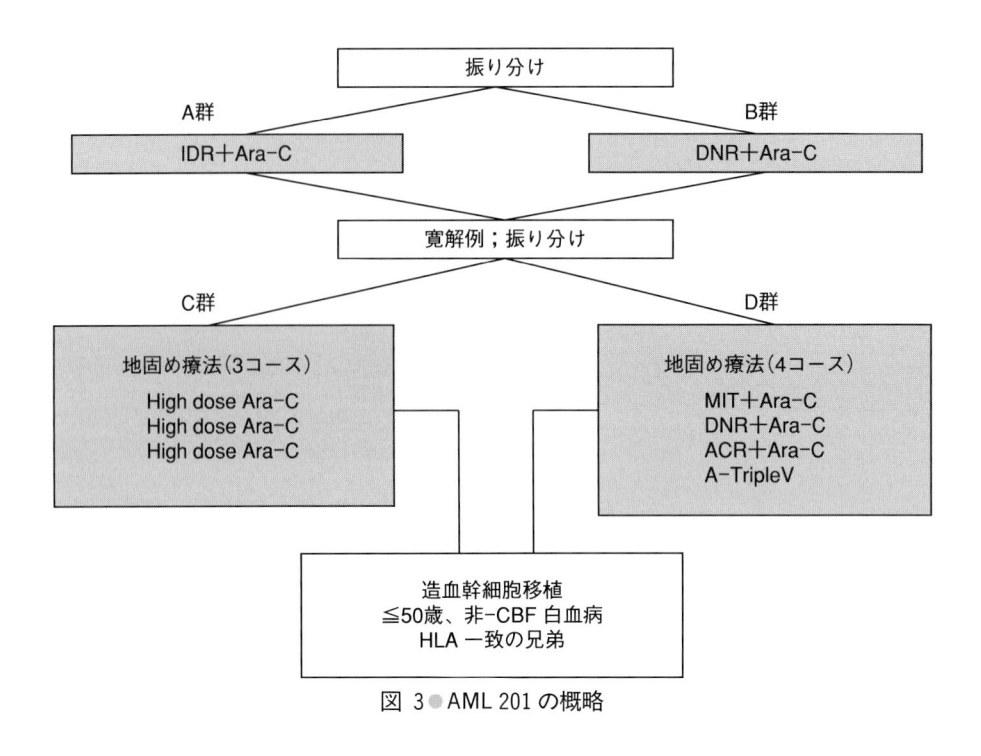

```
                    振り分け
        A群    ┌──────┐    B群
   IDR＋Ara-C               DNR＋Ara-C
              寛解例；振り分け
        C群    ┌──────┐    D群
   地固め療法(3コース)         地固め療法(4コース)
   High dose Ara-C           MIT＋Ara-C
   High dose Ara-C           DNR＋Ara-C
   High dose Ara-C           ACR＋Ara-C
                             A-TripleV

              造血幹細胞移植
              ≦50歳、非-CBF 白血病
              HLA 一致の兄弟
```

図 3 ● AML 201 の概略

～1989年にかけて実施された AML 87[1]では12回と4回の維持強化療法が比較され、長期間の維持強化療法の成績が良好と結論された。そこで、以後 QOL を考慮して6回の維持強化療法が実施されるようになった。しかし、最近では、この維持強化療法は地固め療法を強化することにより省略できるのではないかと考えられている。そこで、JALSG では前項で述べたように地固め療法を4回実施し維持強化療法を行わない群と地固め療法を3回実施し6回の維持強化療法を行う群との比較試験を実施した(結果は治療成績の項で示す)。

2 治療プロトコール

図2は1997～2001年にかけて実施された AML 97 プロトコール[5]の概略である。この臨床試験の目的は、予後良好と予測されない完全寛解患者において幹細胞移植と化学療法とを比較することと、地固め療法を強化することにより維持強化療法を省略できるかを明らかにすることであった。図3は現在実施されている AML 201 のプロトコールの概略であるが、この試験の目的は寛解導入療法で IDR と投与量を増量した DNR とを比較することと、AML 97 で実施された4回の地固め療法と3回の Ara-C 大量療法とを比較することである。この AML 201 では、寛解導入療法は**表2**、また地固め療法は**表3**のように実施されている。

表 2 ● 寛解導入療法

A 群			
IDR	12 mg/m²	30 分 div	day 1 to 3
Ara-C	100 mg/m²	持続 div	day 1 to 7
B 群			
DNR	50 mg/m²	30 分 div	day 1 to 5
Ara-C	100 mg/m²	持続 div	day 1 to 7

1 コースで寛解に入らない場合は再度同じ治療を行う。

表 3 ● 地固め療法

C 群(Ara-C 大量療法)3 コース実施			
Ara-C	2000 mg/m²	3 時間 div 12 時間ごと	day 1 to 5
D 群(AML 97 強化地固め強化群)			
D-1. 地固め第一コース(MA)			
Ara-C	200 mg/m²	24 時間持 div	day 1 to 5
MIT	7 mg/m²	30 分 div	day 1 to 3
D-2. 地固め第二コース(DA)			
Ara-C	200 mg/m²	24 時間持 div	day 1 to 5
DNR	50 mg/m²	30 分 div	day 1 to 3
D-3. 地固め第三コース(AA)			
Ara-C	200 mg/m²	24 時間持 div	day 1 to 5
ACR	20 mg/m²	30 分 div	day 1 to 3
D-4. 地固め第四コース(AtripleV)			
Ara-C	200 mg/m²	24 時間持 div	day 1 to 5
ETP	100 mg/m²	1 時間 div	day 1 to 5
VCR	0.8 mg/m²	iv	day 8
VDS	2 mg/m²	iv	day 10

注意点 【3．プロトコール(protocol)】

治療の計画書のことで、治療の対象になる患者の条件や投与薬剤の種類や量、さらには投与方法などが記載されている。また、治療結果の評価基準、また副作用の出現頻度や出現した場合の対処方法も書かれている。わかりやすい文章で書かれた患者に対する説明文も添えられている。

3 治療成績(AML 97)

化学療法の治療成績は、一般に寛解率、生存期間または生存率、そして無病生存期間または無病生存率で示される。AML 97 の治療成績[5)6)]は、2004 年暮れ公表された。この臨床試験では、寛解導入療法は IDR＋Ara-C のセット療法で行われた。表 4 に FAB 分類別、年齢別の寛解率を示す。全体での寛解率は 78.7％であった。FAB 分類別では M 0、M 6、M 7 の寛解率がやや不良であったが、年齢別では大き

表 4 ● FAB、年齢別の寛解率(AML 97)

	患者数	寛解率(%)
FAB 分類		
M 0	35	65.7
M 1	164	77.4
M 2	318	82.7
M 4	149	80.5
M 5	100	75.0
M 6	19	57.9
M 7	4	50.0
年齢		
15～24	101	77.2
25～34	121	76.9
35～44	154	81.8
45～54	213	80.3
55～64	200	76.5
全体	789	78.7

図 4 ● AML 97 での全生存曲線

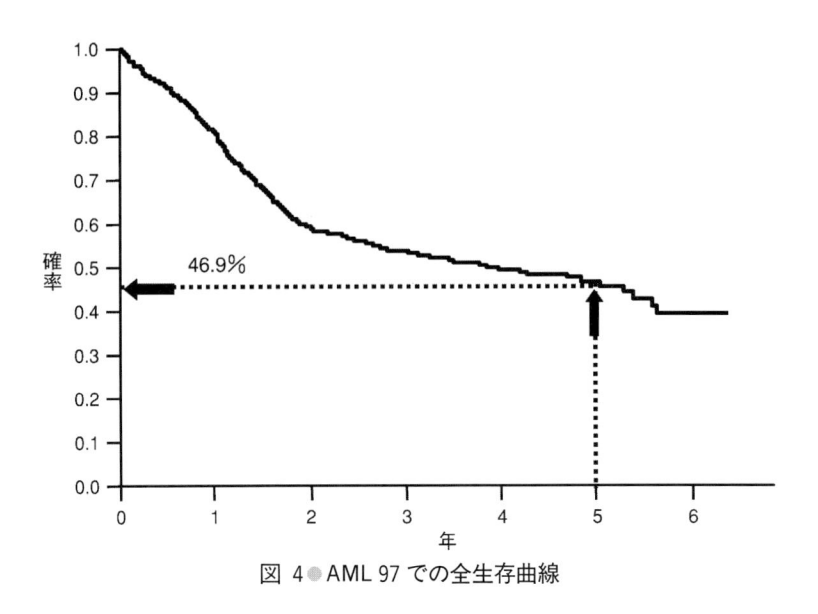

な差は認められなかった。図4は全例での生存曲線である。5年の時点での予測生存率は 46.9% であった。図5は無病生存曲線で、寛解になった患者が再発せずに寛解を維持し、生存している割合を示している。5年の時点での無病生存率は 32.9% であった。図6は地固め療法別の無病生存曲線である。地固め療法を強化し維持療法

> **MEMO** 【4. FAB 分類】
>
> 1976年にフランス、アメリカ、イギリスの血液学者によって提唱され、改訂されてきた分類で、その国の頭文字をとって FAB 分類と呼ばれている。この分類では白血病細胞の形態をもとに病型が決定され、急性骨髄性白血病は8種類に分類される。この分類には特殊な検査が不要であることから、世界で広く採用され標準的な国際分類となっている。しかし、最近、白血病の原因や病態の研究が遺伝子レベルで進み、遺伝子異常が治療成績や予後に強く関連していることが明らかにされてきている。そこで、染色体検査の結果を組み込んだ WHO 分類が発表された。現在は、FAB 分類からこの WHO 分類への移行時期ということができる。

> **MEMO** 【5. 寛解率(CR rate)】
>
> 治療を受けた患者の中で完全寛解となった患者の割合である。

> **MEMO** 【6. 寛解期間(remission duration)】
>
> 完全寛解に到達した日から再発と診断された日までの期間のことである。

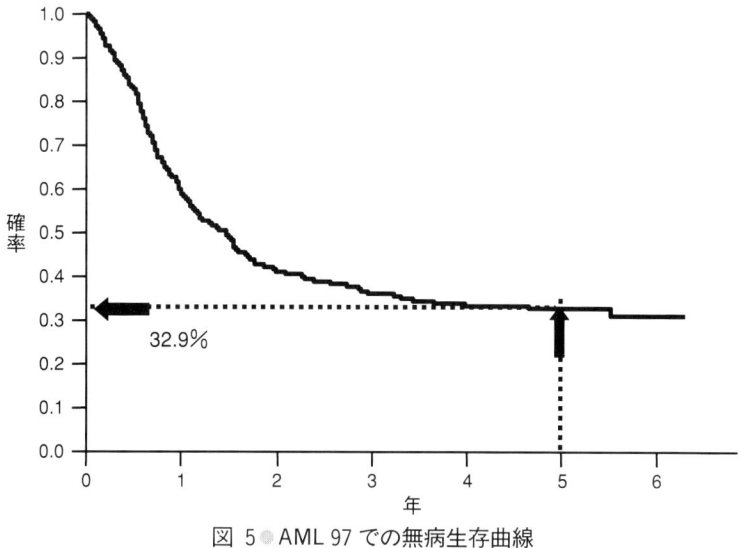

図 5 ● AML 97 での無病生存曲線

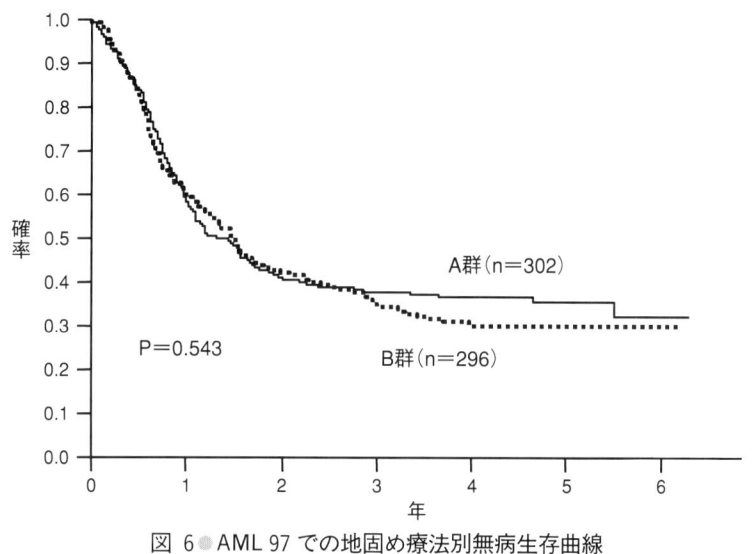

図 6 ● AML 97 での地固め療法別無病生存曲線

を行わない A 群の 5 年の時点での無病生存率は 35.8％で、従来の地固め療法を 3 回実施し維持療法を 6 回行う B 群の無病生存率は 30.4％と両群に差はなかった。このことは地固め療法を強化することにより維持強化療法は省略できるということを意味している。したがって、今後わが国では維持強化療法は行われなくなると思われる。

MEMO 【7. 生存率(survival rate)】

　任意の時点で生存している患者の割合で、再発しているかどうかは問わない。観察の開始は治療の開始日からで、ある時点での生存率は図 4 で示したように生存曲線から読み取ることができる。

> **MEMO** 【8. 生存期間(overall survival；OS)】
>
> 治療開始日より死亡日までの期間である。

> **MEMO** 【9. 無病生存率(disease free survival rate)】
>
> 再発することなく生存している患者の割合で、分母は寛解となった患者の数で、観察の起点は寛解となった日からである。最近ではこの無病生存率を無再発生存率(relapse free survival rate；RFS rate)と呼ぶようになっている。図6のようにある時点での無病生存率は無病生存曲線から読み取ることができる。

> **MEMO** 【10. 無病生存期間(disease free survival；DFS)】
>
> 完全寛解が得られた患者が1回も再発することなく生存している期間で、起点は完全寛解が得られた日である。最近ではこの無病生存期間を無再発生存期間(relapse free survival；RFS)と呼ぶようになっている。

3 再発難治AMLに対する薬物療法

1 治療法

a 寛解導入療法(induction therapy)

初発のAMLで、長期に寛解を維持する患者の割合は約35%で、その多くが再発する。この再発した患者の予後は不良で、とりわけ再発後の寛解導入療法で寛解が得られない場合には薬物療法で長期に生存できる可能性はない[7)8)]。また、初回の寛解導入療法で寛解が得られない場合や再発を繰り返す患者の予後も極めて不良で、難治AMLと呼ばれている。これら再発・難治の患者においても初発の患者と同様に寛解となることは長期生存にとって必須であり、この寛解導入療法は、極めて重要である。再発・難治AMLに対する寛解導入療法を考える場合、表5に示したようないろいろな方策が考えられ、表6[9)]に示すような治療法が試みられている。これまでに使用されなかった薬剤を組み込んだ治療やAra-C大量療法[10)]のように投与薬剤を増量した治療、さらには投与スケジュールを変えた治療などいろいろな治療法が考案されている。また、ほとんどのAML細胞に発現している蛋白のCD 33に対する抗体に、強力な白血病治療薬のカリケアマイシンを結合させた薬剤が2005

表 5 ● 再発難反応症例に対する治療方法

1. 組み合わせ(未使用、非交差耐性)の変更
2. 投与量の変更
3. 投与スケジュールの変更
4. 修飾剤の併用(フルダラビン、G-CSF)
5. 耐性克服剤*(PSC 833、MS 209、CsA、Qunine)
6. 新しい薬剤(抗体療法)
7. 幹細胞移植

*現在わが国で使用できる薬剤はない

表 6 ● 再発・難反応症例に対する治療法

治療法	使用薬薬	寛解率	症例数	報告者
Ara-C 少量				
CAG	Ara-C、ACR、G-CSF	83%	18 例	斉藤健治
Ara-C 中等量				
MEC	MIT、ETP、Ara-C	66%	32 例	AmadoriS
EMA	ETP、MIT、Ara-C	61%	72 例	Archimbaund E
MECA	MIT、ETP、CBDCA、Ara-C	32.3%	31 例	Ferra C
Ara-C 大量				
HAM	MIT、Ara-C	53%	40 例	Hiddemann W
S-HAM	MIT、Ara-C	61%	18 例	Kern W
HDAC＋E	Ara-C、ETP	42%	60 例	Vogler WR
その他				
A-Triple-V	Ara-C、ETP、VCR、VBL	73%	15 例	Sauter C
B-Triple-V	Ara-C、ETP、VCR、VBL	50%	8 例	宮脇修一
MEC 変法	MIT、ETP、Ara-C	93%	14 例	宮脇修一

年9月に発売されその効果が期待される。現在、再発・難治の患者に対する確立された治療法はなく、治療の選択は困難だが、再発患者の治療反応性は、初回の寛解期間とよく相関することが明らかにされている[7,8]。そこで、この初回の寛解期間により治療法を選択することが可能である。初回寛解期間が12ヵ月以上の患者は比較的容易に寛解に導入される。一方、その期間が1年未満の場合は寛解となりにくく治療に抵抗性である。また、初回の治療に抵抗性の患者や、再発を繰り返す患者も難治性で通常の薬物療法で寛解とすることは極めて困難である。そこで初回の寛解期間が12ヵ月未満の再発例や難治の患者に対しては、現在の化学療法の中で最も強

注意点　【4．難治(refractory)と再発(relapse)】

難治性AMLは非常に治りにくい白血病で、初回不応例、早期再発症例、再発不応例、二次性AMLなどさまざまなAMLが含まれる。一方、再発例の予後はさまざまで、その予後は初回の寛解期間に依存している。早期再発症例で通常の化学療法により長期に生存する患者は少ないが、晩期再発例では初発のAMLと同様に長期生存する患者も少なくない。Estey[8]は2回の寛解導入療法にも反応しない症例、初回の寛解期間が1年以内の症例、2回以上再発した症例や再寛解導入療法に反応しなかった症例を難治性(refractory)AMLと定義している。

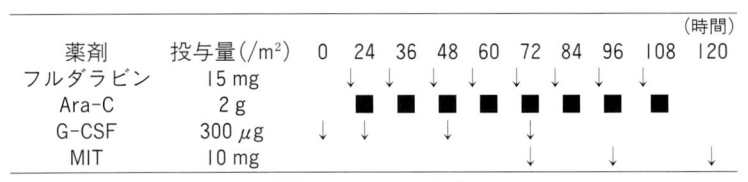

薬剤	投与量(/m²)	0 24 36 48 60 72 84 96 108 120 (時間)
フルダラビン	15 mg	↓ ↓ ↓ ↓ ↓ ↓
Ara-C	2 g	■ ■ ■ ■ ■ ■
G-CSF	300 μg	↓ ↓ ↓ ↓
MIT	10 mg	↓ ↓ ↓

図 7●FLAGM 療法

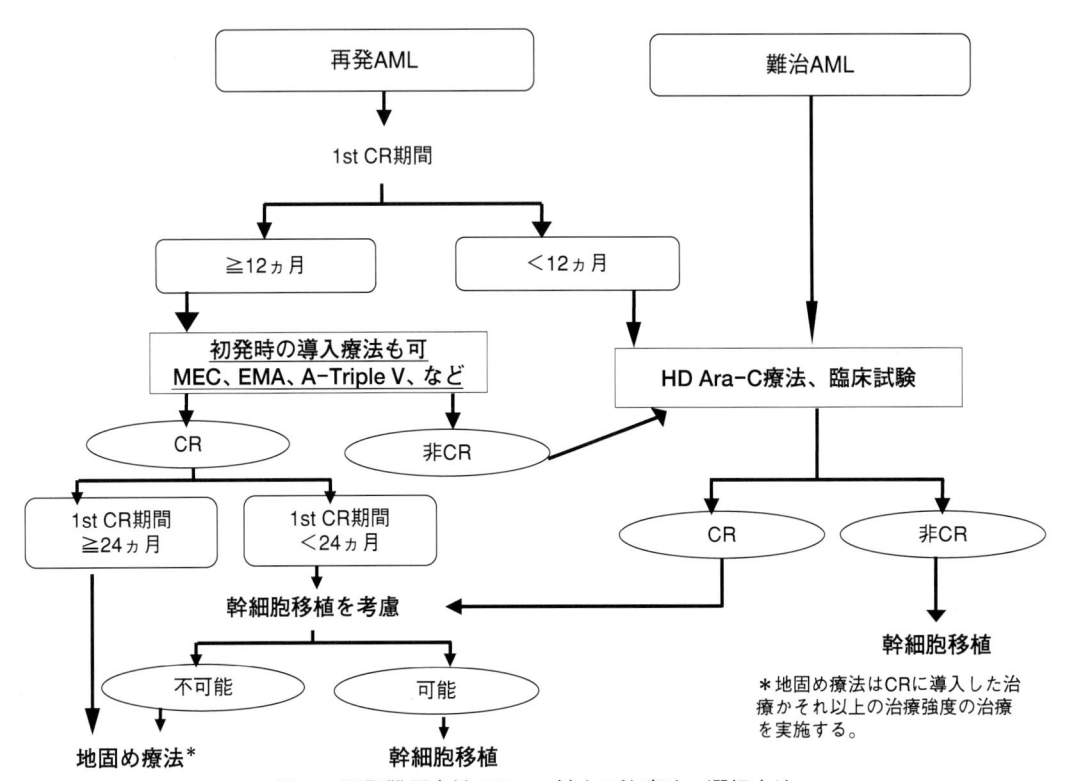

図 8●再発難反応性 AML に対する治療法の選択方法

*地固め療法はCRに導入した治療かそれ以上の治療強度の治療を実施する。

力な治療法である Ara-C 大量療法が行われる。欧米では、Ara-C 大量療法は再発・難治の患者に対する標準的治療法と考えられている。わが国でも同様の考え方が広く受け入れられているが、この治療法が臨床に導入されたのは 2000 年になってからであり、どのような薬剤と組み合わせたらよいのか、またどのような投与方法がよいのかは明確にされていない。Ara-C 大量療法における Ara-C の投与量は 3 g/m² で、投与回数も 1 日 2 回、6 日間(総量 36 g/m²)の投与が標準であったが、中枢神経の副作用の発現頻度が高いことなどから、最近では、1 回の投与量は少なくなり 2 g/m² 投与が実施されることが多くなっている。また、わが国での認可量も 2 g/m² である。このほか、フルダラビンと Ara-C を併用すると白血病細胞内の Ara-C の活性物質である Ara-CTP 濃度が上昇することや G-CSF の白血病細胞増殖作用を利用し、さらには Ara-C の投与量も大量とした FLAGM 療法(図 7)が JALSG と厚生労働省との共同研究の臨床試験が実施され、その効果が期待さ

れている。再発・難治 AML に対する治療法の選択手順を図 8 に示す。再発患者の治療成績は、前に述べたように初回の寛解期間により異なるので、選択される寛解導入療法も異なってくる。初回寛解期間が 12ヵ月未満の場合や難治の患者には、Ara-C 大量療法や臨床試験が、一方、初回寛解期間が 12ヵ月以上の場合は MEC、EMA、A-Triple V などが選択される。また、これら後期再発の症例には初回の導入療法で用いられた治療法も有効である。このような再寛解導入療法によっても寛解が得られない場合は、薬物療法での長期生存の可能性は少ないため、血縁、非血縁を問わず、臍帯血移植を含めた造血幹細胞移植を積極的に実施する必要がある。

> **注意点** 【5. 臨床試験(clinical trial)】
>
> 白血病に対する治療法は、まだ完全には確立していない。そこで、さらに有効な治療方法の開発が望まれている。そのためにはヒトを対象とした質の高い医学研究が行われなければならない。このようなヒトを対象とした治療研究が臨床試験である。白血病は人口 10 万人に対して 4〜5 人と他の疾患と比較してその発症頻度が少なく、1 つの医療機関で経験する症例数には限りがある。治療効果の証明(エビデンス)が得られるような多数例による臨床試験を行うには多数の医療機関による共同研究が必須である。通常臨床試験はきちんと検討され、科学的・倫理的に問題がないと評価された計画書に従って行われる。
>
> 臨床試験または治験というと、実験・モルモット代わりと考えて、一般的に嫌われる傾向にある。しかし、臨床試験では、従来の標準的治療とよりよいと予測される新しい治療が比較されることから、標準的治療以上の治療を受けることができる可能性が高い。また、小児の白血病では、独自の治療を行っている医療機関より、臨床試験を行っている医療機関の治療成績の方が優れていたとの報告もある。

b 地固め療法

再発・難治 AML で再寛解が得られた場合は、地固め療法として造血幹細胞移植療法が実施される。しかし、適切なドナーが存在しない場合は、薬物療法による地固め療法を行わざるを得ない。一方、初回の寛解期間が 2 年以上の再発症例では、薬物療法のみで長期に生存する可能性も少なくない[11]ことから、この場合は薬物療法による地固め療法を選択してもよいと思われる。その際、地固め療法の治療強度は再寛解導入療法より、より強力なものが勧められる。

●おわりに

AML の薬物療法で、患者の 80% に寛解が得られるようにはなったが、長期に生存する症例は全体の約 1/3 に過ぎない。今後は分子標的療法や幹細胞移植を含め、層別化されたそれぞれのグループに最適な治療法を開発していく必要がある。そのためにはより大規模な臨床研究が必須である。

(宮脇修一)

■ 文　献 ■

1) Ohno R, Kobayashi T, Tanimoto M, et al : Randomized study of individualized induction therapy with or without vincristine, and of maintenance-intensification therapy between 4 or 12 courses in adult acute myeloid leukemia. Cancer 71 : 3888-3895, 1993.
2) Kobayashi T, Miyawakai S, Tanimoto M, et al : Randomized trials between behenoyl cytarabine and cytarabine in combination induction and consolidation therapy, and with or without ubenimex after maintenance/intensification therapy in adult acute myeloid leukemia. J Clin Oncol 14 : 204-213, 1996.
3) Miyawaki S, Tanimoto M, Kobayashi T, et al : No Beneficial Effect of Etoposide added to Daunorubicin, Cytarabine and 6-Mercaptopurine in Individualized Induction Therapy of Adult Acute Myeloid Leukemia ; The JALSG-AML 92 Study. In J Hemtol 70 : 97-104, 1999.
4) Ohtake S, Miyawaki S, Tanimoto M, et al : Randomized clinical trial of response-oriented individualized versus fixed schedule induction chemotherapy in adult acute myeloid leukemia ; the JALSG AML 95 study. Blood 94 : 298 a, 1999.
5) Miyawaki S, Sakamaki H, Ohtake S, et al : A randomized comparison of four courses of standard dose consolidation therapy without maintenance therapy with three courses of standard dose consolidation with maintenance therapy the in adult acute myeloid leukemia (AML) ; the JALSG AML 97 study. cancer in press.
6) Sakamaki H, Miyawaki S, Ohtake S, et al : Postremission treatment with chemotherapy or allogeneic stem cell transplantation (Allo-SCT) in adults with acute myelogenous leukemia (AML) -JALSG AML-97 trial. Blood 104 : 632 a, 2004.
7) Keeting MJ, Kantarjian H, Smith TL, et al : Response to salvage therapy and survival after relapse in acute myeloid leukemia. J Clin. Oncol 7 : 1071-1080, 1989.
8) Estey E : Treatmant of refractory AML. Leukemia 10 : 932-936, 1996.
9) 宮脇修一：成人 AML とその再発難治例．みんなに役立つ白血病の基礎と臨床，初版，宮脇修一，大野竜三(編)，pp 380-388，医薬ジャーナル社，大阪，2004．
10) 宮脇修一，ほか：Cytarabine (NS-075) 大量療法による再発難治性急性白血病に対する臨床第 II 相試験．癌と化学療法 25：2229-2242，1998．
11) 佐倉　徹，ほか：初回再発成人急性骨髄性白血病に対する治療成績の検討．臨床血液投稿中

7 急性前骨髄球性白血病の薬物療法

● はじめに

　急性前骨髄球性白血病(acute promyelocytic leukemia；APL)は、特徴的な細胞形態を示し、French-American-British(FAB)分類ではM3に分類される。線溶亢進を伴う播種性血管内凝固症候群(disseminated intravascular coagulation；DIC)による強い出血傾向を特徴とする。化学療法後の細胞崩壊に伴うDIC増強の結果、脳出血による早期死亡が多い病型であった。1988年、全トランス型レチノイン酸(all-*trans* retinoic acid；ATRA)による分化誘導療法が報告され、APLの治療は一変した[1]。ATRA療法は化学療法のみの治療と比較し、DICも軽く、高い寛解率が得られる。しかし、白血球増多やレチノイン酸(retinoic acid；RA)症候群といった特異な副作用がある。また、ATRAのみの治療では耐性獲得、再発の可能性が高い。したがって、ATRAと化学療法の併用がAPL治療の基本となる。2004年12月には本邦でも亜ヒ酸が認可され、再発、難治例に対する治療選択肢も広がった。本稿では、APLの臨床病態および薬物療法について概説する。

1 APLの臨床病態

1 APLの染色体転座

　92％に特異的な染色体転座t(15；17)を認め、15番染色体上の *promyelocytic leukemia*(*PML*)と17番のRA受容体α鎖(*retinoic acid receptor α；RARα*)の融合遺伝子が形成される(図1)。98％はPML-RARα陽性。稀な染色体転座が4種類あり、いずれもRARαを含む異常である(図2)[2]。PML-RARαは正常RARαおよびPMLの機能を阻害する。その結果、前骨髄球の段階で分化の停止と腫瘍性の増殖をきたす(図1)。

2 ATRA(トレチノイン：ベサノイド® カプセル)によるAPL細胞の分化

　薬理的濃度のATRAはPML-RARαに結合し、抑制されていた標的遺伝子の

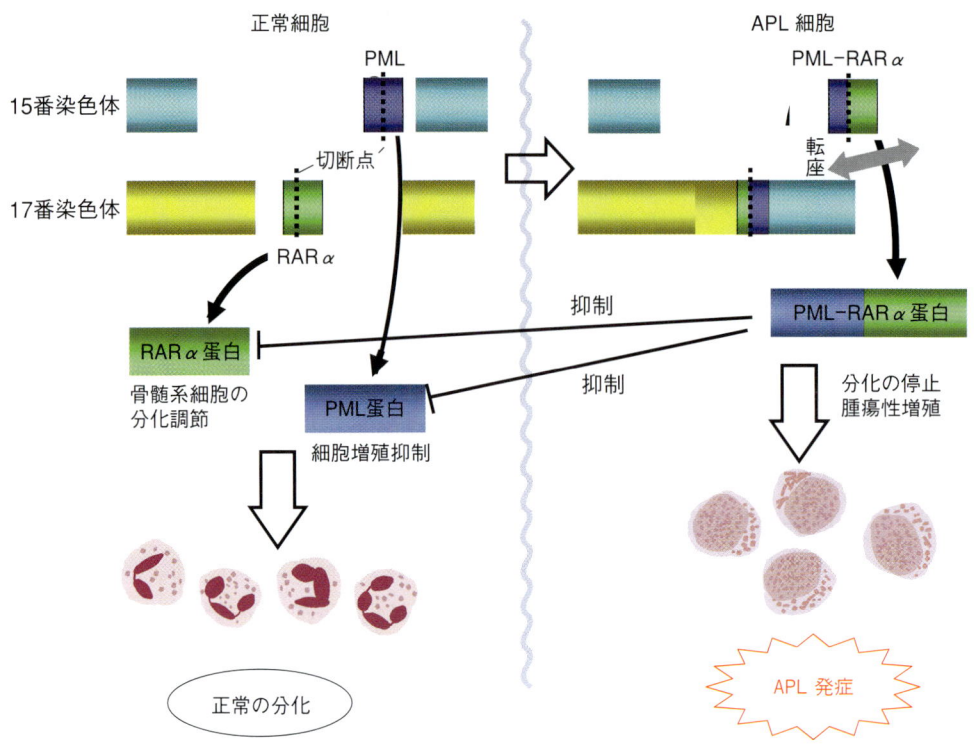

図1 ● APLにおけるPML-RARα融合蛋白

*PML*遺伝子および*RARα*遺伝子の内部を切断点としてt(15;17)の転座が起こり、*PML-RARα*融合遺伝子が形成される。PML-RARα蛋白はPMLおよびRARα蛋白の正常作用を抑制して白血病発症に重要な役割を果たす。

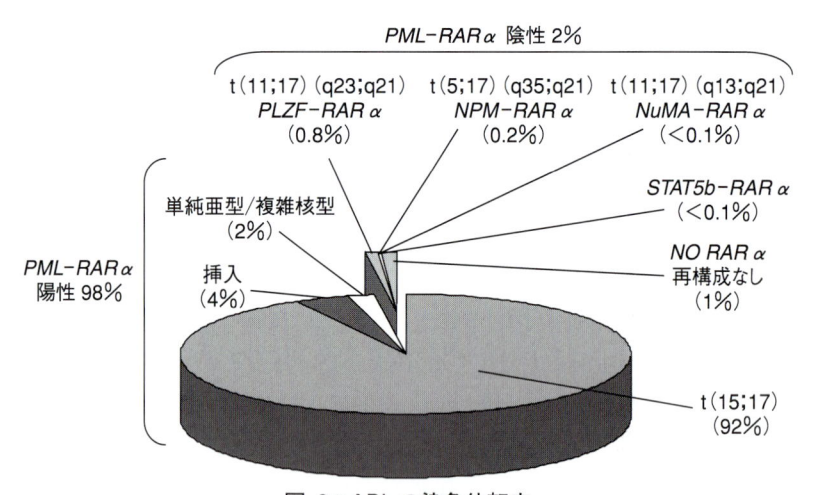

図2 ● APLの染色体転座

European Working PartyにおいてAPLと診断された611例の染色体転座と遺伝子異常の解析結果

(Grimwade D, Lo Coco F : Acute promyelocytic leukemia ; a model for the role of molecular diagnosis and residual disease monitoring in directing treatment approach in acute myeloid leukemia. Leukemia 16 : 1959-1973, 2002 より改変)

表 1 ● t(15；17)陽性 APL の臨床像(熊本大学第二内科症例)

症例数	42
年齢	50(17-71)[a]
M 3/M 3 v	41/1
主症状　出血	28(67%)
発熱	23(55%)
倦怠感	15(36%)
口腔症状	9(21%)
ヘモグラム異常	9(21%)
ヘモグロビン(g/dl)	8.3(4.8〜13.5)
血小板(×10^4/μl)	3.3(0.4〜16)
白血球(/μl)	2,150(200〜107,400)
付加的染色体異常	14/35(40%)
フィブリノゲン(mg/dl)	187(60〜590)
アンチトロンビンⅢ(%)	102(67〜147)
α2プラスミンインヒビター(%)	49(20〜98)
FDP(μg/ml)	93.6(5〜1,023)

a：中央値(範囲)

転写を活性化する。さらに、ATRA は PML-RARα 融合蛋白を変性させ、抑制されていた正常 RARα および PML の機能が回復する(図1)。その結果、APL 細胞は分化成熟し、細胞死に至る[3)4)]。

3　APL の臨床病態

年齢中央値は他の病型よりやや若年である(表1)。線溶亢進優位の DIC をきたし、強い出血傾向を伴う。頭蓋内出血は致命的であり、皮膚、口腔内の出血を起こしやすい。抜歯後の止血困難や過多月経により受診する場合も少なくない。白血球数は中央値約 2,000/μl と減少し、汎血球減少例が多い。FDP の増加、フィブリノゲン、α2プラスミンインヒビター(α2 PI)の低下を認める(表1)。

4　診断

典型例では汎血球減少を認めるので、直ちに血液専門医に相談して骨髄検査を行う。骨髄では核異形成が強くアズール顆粒を豊富にもつ前骨髄球や Auer 小体が充満した Faggot 細胞を認める。ミエロペルオキシダーゼ染色は陽性で、細胞表面マーカー検査では通常 CD 13、CD 33 が陽性、CD 34、HLA-DR が陰性となる。大半に t(15；17)を認め、RT-PCR 法により *PML-RAR*α 融合遺伝子が検出される。*PML-RAR*α は経過中の微小残存病変の検出にも有用である。10%弱に細胞質の顆粒に乏しい microgranular variant(M 3 v)があり、M 3 同様 t(15；17)を認める。M 3 v では白血球高値例が多く、DIC も強いので、その診断は極めて重要である。

2 未治療APLの治療

1 寛解導入療法

　化学療法のみの治療と比べ、ATRA療法では高い寛解率と生存率が得られる[5]。DICの増強があまりなく(**注意点**)、化学療法と交叉耐性がないのが優れた点である。ATRA療法の問題点に白血球増多やRA症候群(**メモ1**)などの副作用(**表2**)と、耐性獲得、再発がある。

　未治療APLの白血球低値例ではATRA単独による寛解導入が可能である。逆に白血球高値例ではATRA単独では白血球数のコントロールが困難で、RA症候群も併発しやすいので化学療法の併用が必須である。通常アントラサイクリン系薬剤とシタラビン(Ara-C、キロサイド®)が用いられる。日本成人白血病研究グループ(Japan Adult Leukemia Study Group；JALSG) APL 97プロトコール(**図3**)では約60%の症例がATRA単独で治療を開始し、その約半数に白血球増多による化学療法の追加を要した。

注意点 【APLにおける出血予防】

　ATRAと化学療法による未治療APLの寛解導入療法では治療抵抗例はほとんどない。ATRAの導入により減少したとはいえ、早期死亡の大半は脳、肺、消化管などの臓器出血による。寛解導入ではAPL特有のDICによる出血をいかに予防するかが大きなポイントとなる。DICの改善まで毎日ヘモグラムと凝固の検査を行う必要がある。APLでは線溶亢進によるフィブリノゲンおよびα2PIの低下を認める。出血予防の基本はフィブリノゲンと血小板の補充にある。フィブリノゲンが150 mg/dl以上となるように凍結血漿4〜6単位を連日輸注する。この際、Naオーバーとなって心不全を併発しないように注意する。また、血小板は30,000、できれば50,000/μl以上を保つように輸血する。抗凝固剤としてヘパリン、低分子ヘパリン、FOY、ダナパロイドナトリウム(オルガラン®)などが使われる。抗線溶剤トラネキサム酸(トランサミン®)の使用には注意を要する。α2PIが50%を超えて使用すると血栓形成による肺塞栓、脳梗塞、腎不全などをきたして不幸な転帰をとる。α2PIが40%以下の強い線溶亢進時のみ、抗凝固剤とともに24時間点滴でトラネキサム酸を使用する。α2PIが上昇すれば直ちに中止しなければならない。一方、白血球数低値例でのATRA療法単独では、DICもほとんど認めない。その際にもフィブリノゲンと血小板の補充に注意を払う。白血球の増加により化学療法の追加が必要な場合は十分に補充しながら化学療法を行う。

表 2 ● ATRA と亜ヒ酸の副作用

ATRA	レチノイン酸(RA)症候群 白血球増多 口腔乾燥・口内炎 皮膚炎・皮膚落屑 骨痛・筋痛・関節痛 頭痛 高コレステロール血症 高トリグリセライド血症 発熱	亜ヒ酸	QT 延長症候群 RA 症候群 白血球増多 肝機能異常 高血糖 催奇形性 電解質異常 神経障害 骨痛・筋痛・関節痛 悪心・嘔吐・下痢 めまい・頭痛 浮腫 皮膚炎

> **MEMO 【1. RA 症候群】**
>
> RA 症候群は ATRA 療法中に、発熱、呼吸困難などで発症する最も重要な副作用である。間質性肺炎様の胸部 X 線像を呈し、急性呼吸促迫症候群(acute respiratory distress syndrome；ARDS)に類似する。分化誘導により急増した白血球の組織への浸潤、炎症性サイトカインの放出が原因と考えられる。心不全、腎不全へ進展して不幸な転帰をとる重篤な病態で、出血とともに寛解導入の成否を左右する。白血球増加時に併発しやすいが、白血球低値時にも起こりうる。ヨーロッパグループは他の原因がなく、発熱、呼吸困難、間質性肺炎、体重増加、胸水ないしは心囊液貯留、低血圧および腎不全の 7 項目中 3 つ以上あれば RA 症候群と診断している。RA 症候群の治療は ATRA の中止と副腎皮質ホルモンの投与である。メチルプレドニゾロン(ソル・メドロール®) 1 g のパルス療法 3 日間が推奨される。早期発見により十分に治療を行い、RA 症候群の終息を待って ATRA 療法を再開する。診断に迷って ATRA を継続し RA 症候群を進行させてはならない。迷えば直ちに ATRA を中止して RA 症候群の治療を行う方がよい。亜ヒ酸も APL 細胞の分化を誘導するため RA 症候群を起こす。白血球増加時には IDR などの治療追加を要する。治療は亜ヒ酸の中止と副腎皮質ホルモンの投与である。なお、亜ヒ酸投与時には APL 分化症候群といわれている。

2 地固め療法

　寛解後も ATRA 単独の治療を続けた場合、APL 細胞は ATRA への耐性を獲得し、多くの症例が再発する。治癒を得るためには化学療法による地固め療法が不可欠である。通常、アントラサイクリン系薬剤と Ara-C の併用が数コース施行される。APL の地固め療法では骨髄抑制が遷延しやすく、感染症による死亡が比較的多い。感染予防を徹底する必要がある。

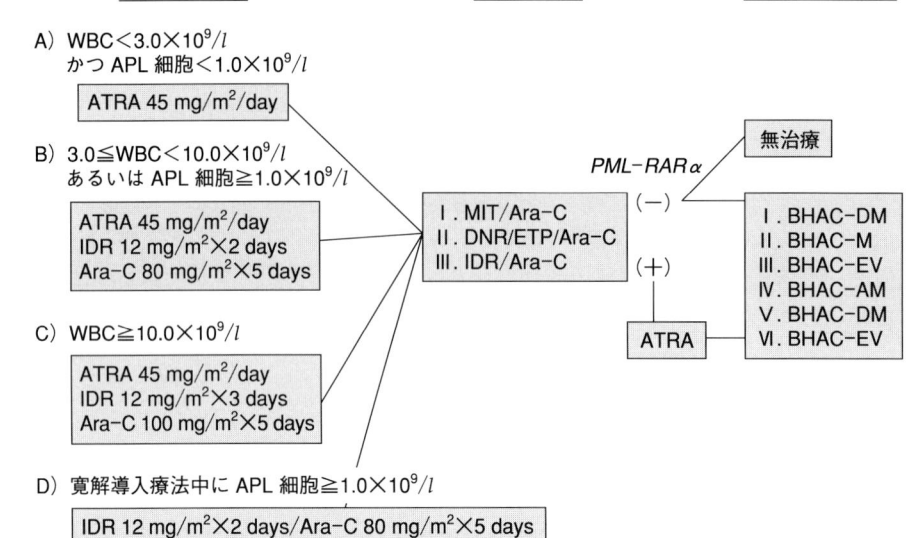

図 3 ● JALSG APL 97 治療プロトコール

寛解導入療法は白血球数と APL 細胞数で層別化される。ATRA は地固め療法開始直前まで連日投与。地固め療法 3 コース後の骨髄 PML-RARα 陰性例を対象に、維持・強化療法の有無による無作為比較試験が行われた。
IDR：塩酸イダルビシン、Ara-C：シタラビン、MIT/M：ミトキサントロン
DNR/D：塩酸ダウノルビシン、ETP/E：エトポシド、BHAC：エノシタビン、M：メルカプトプリン
A：塩酸アクラルビシン、V：硫酸ビンデシン

3 維持療法

　APL に対する維持・強化療法の有用性は確立していない。米国やヨーロッパの比較試験では ATRA や少量化学療法による維持療法が無病生存率(disease free survival；DFS)を改善した。一方、イタリアのグループでは ATRA 投与により DFS に差はなかった。APL 97 研究では化学療法による維持・強化療法の無作為比較試験が行われている(図 3)。

3 JALSG における未治療 APL の治療成績

　JALSG の APL に対する治療成績は、化学療法のみの AML 87、AML 89 研究の無イベント生存率(event free survival；EFS)が 32％であった(表 3)(図 4)[6]。ATRA 療法が導入された APL 92 では 90％に寛解が得られ、6 年 EFS 52％と治療成績が向上した[6,7]。治療前白血球数高値例で EFS が有意に低かった。

　APL 97 では、寛解導入時に塩酸イダルビシン(IDR、イダマイシン®)と Ara-C

表 3 ● JALSG における APL の治療成績

	症例数	寛解(%)	%DFS	%EFS	%OS
AML 87	45	36(80)	40	32	—
AML 89	64	45(70)	45	32	—
APL 92	369	333(90)	62	52	65
APL 97	294	278(95)	69	65	81

%DFS：寛解例の無病生存率、%EFS：全例の無イベント生存率、
%OS：全生存率

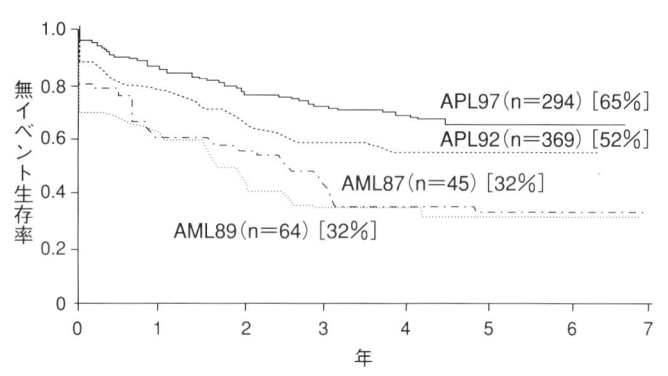

図 4 ● JALSG APL 研究における無イベント生存率
AML 87 と AML 89 は化学療法のみによる治療。APL 92 と APL 97 は ATRA と化学療法の併用。

を用いて治療が強化された(図3)。2004年4月の中間解析では、出血などによる早期死亡例以外はほぼ全例に寛解が得られ(表3)[8]、EFS は 65% であった(図4)。RA症候群は 21% と比較的多い。

4 再発・難治例の治療

1 亜ヒ酸(三酸化ヒ素：As_2O_3、トリセノックス®)

1997年、上海第二医科大学より ATRA 療法後の再発 APL 15 例中 14 例で亜ヒ酸により再寛解が得られたと報告された[9]。以降、再発 APL に対し、亜ヒ酸により 80〜90% の寛解率が報告されている。亜ヒ酸も APL 細胞の分化をきたすが、ATRA と作用機序が異なるため ATRA 耐性例にも有効である。現時点では ATRA 治療後の再発 APL に対する第一選択薬となる。亜ヒ酸には QT 延長症候群(メモ2)による致死的な心室性不整脈のほか、白血球増多や RA 症候群などの副作用がある(表2)。

最近、未治療 APL に対し ATRA と亜ヒ酸の併用療法の方が、どちらかの単剤投

与群より有意に DFS がよかったと報告された[10]。初発 APL 例に対する亜ヒ酸の効果は今後の検討課題である。

> **MEMO 【2．QT 延長症候群】**
>
> 心電図上 QT 延長を特徴とする。二次性のものは低カリウム血症、低マグネシウム血症などの電解質異常、薬剤などが原因となる。torsade de pointes と呼ばれる特徴的な多形性の心室頻拍を繰り返し、時に突然死の原因となるため注意を要する。亜ヒ酸投与に際しては、12 誘導心電図検査を開始前、および最低週 2 回は行う。血清電解質もカリウム 4 mEq/l 以上、マグネシウム 1.8 mg/dl 以上に保つ。QTc が 500 msec 以上の場合は亜ヒ酸の中止を考慮する。失神、めまい、頻脈、不整脈を認めた場合亜ヒ酸は中止する。QTc 460 msec 以下となり、電解質異常の改善を確認して亜ヒ酸を再開する。

2 レチノイン酸

ATRA 療法後の再発例のうち ATRA で再寛解を得るのは約 20%とされる。PML-RARα の RA 結合部の点突然変異による耐性例には無効である。ATRA の最終投与から半年〜1 年以上経過している場合、ATRA あるいは liposomal ATRA に反応する場合が比較的多い。新規レチノイン酸 Am 80 は ATRA 療法後再発例の 60%前後に有効である。Am 80 は 2005 年 6 月に発売された。

3 CD 33 抗体

Gemtuzumab ozogamicin(Mylotarg)は CD 33 と抗腫瘍抗生剤カリキアマイシンの合剤である。汎骨髄性抗原 CD 33 陽性の未治療 APL 19 例では良好な結果が報告された[5]。白血球高値例などの予後を改善する薬剤と期待される。

4 造血幹細胞移植

European Group for Bone Marrow Transplantation(EBMT)の APL に対する移植成績は、第一寛解期の自家および同種移植の DFS が共に 70%、第二寛解期ではそれぞれ 45%と 57%であった。初発 APL の 70%以上が ATRA 療法により治癒可能となったため、第一寛解期での造血幹細胞移植は推奨されない。2 回目以降の再寛解例は一般に同種造血幹細胞移植の適応である。APL の再寛解例では自家移植の成績も良好であり、多数例での検討が必要である。

● おわりに

　ATRAによるAPLの分化誘導療法は振り返ってみるとがん治療において最初に成功した分子標的治療であった。ATRAと化学療法の併用によるAPLの治療反応性は良好であり、臓器出血とRA症候群を十分に予防すれば高い寛解率とEFSが期待される。しかし、一定の再発例がある。白血球数高値例の再発率が高いので亜ヒ酸の導入が必要かも知れない。

　APLのATRA療法は分子標的治療の先駆けとして、その他の腫瘍のモデルと成りうる。多くの悪性腫瘍において分子標的治療薬が開発される日を期待したい。

（河北敏郎、麻生範雄）

■ 文　献 ■

1) Huang ME, et al：Use of all-trans retinoic acid in the treatment of acute promyelocytic leukemia. Blood 72：567-572, 1988.

2) Grimwade D, Lo Coco F：Acute promyelocytic leukemia；a model for the role of molecular diagnosis and residual disease monitoring in directing treatment approach in acute myeloid leukemia. Leukemia 16：1959-1973, 2002.

3) Mistry AR, et al：The molecular pathogenesis of acute promyelocytic leukemia；implications for the clinical management of the disease. Blood Rev 17：71-97, 2003.

4) Grignani F, et al：Fusion proteins of the retinoic acid receptor-alpha recruit histone deacetylase in promyelocytic leukaemia. Nature 391：815-818, 1998.

5) Ohno R, et al：Treatment of acute promyelocytic leukemia；strategy toward further increase of cure rate. Leukemia 17：1454-1463, 2003.

6) Kanamaru A, et al：All-trans retinoic acid for the treatment of newly diagnosed acute promyelocytic leukemia. Blood 85：1202-1206, 1995.

7) Asou N, et al：Analysis of prognostic factors in newly diagnosed patients with acute promyelocytic leukemia；the APL 92 study of the Japan Adult Leukemia Study Group(JALSG). Cancer Chemother Pharmacol 48：S 65-S 71, 2002.

8) 麻生範雄：All-trans retinoic acidによる分化誘導療法；JALSGにおける急性前骨髄球性白血病の臨床研究．臨床血液 45：115-124，2004．

9) Shen ZX, et al：Use of arsenic trioxide(As 2 O 3)in the treatment of acute promyelocytic leukemia (APL)；II, Clinical efficacy and phamacokinetics in relapsed patients. Blood 89：3354-3360, 1997.

10) Shen ZX, et al：All-trans retinoic acid/As_2O_3 combination yields a high quality remission and survival in newly diagnosed acute promyelocytic leukemia. PNAS 101：5328-5335, 2004.

8 成人急性リンパ性白血病の薬物療法

● はじめに

　急性リンパ性白血病(acute lymphoblastic leukemia；ALL)の治療法には薬物療法、放射線療法、それに造血細胞移植療法(hemopoietic cell transplantation；HCT)がある。治療の基本は薬物療法である。造血幹細胞移植療法は、薬物療法を施行後に薬物療法では治癒が困難と考えられる患者に行われる。また、放射線療法は中枢神経白血病の予防・治療および移植療法の前処置に用いられる。

　薬物療法の進歩により小児ALLの約80％の症例が長期生存を得るようになった。しかし、成人ALLの長期生存率はいまだ20〜40％である(表1)。その理由は後述するが、現時点では成人ALLで満足できる標準的治療法はいまだ確立されていない。

　本稿では、成人ALLの治療で特に薬物療法を中心に現状と問題点を解説し、さらに現在それを解決するために、どのようなことが取り組まれているかについて述べる。

1 病型分類

　診断は増殖している芽球がリンパ系前駆細胞であることを証明することによる。モノクローナル抗体による免疫学的形質の検査と染色体・遺伝子検査は必須である。ALLの免疫学的表現型による病型分類、および主な染色体・遺伝子異常をそれぞれ表2、3に示す。免疫学的表現型および染色体・遺伝子異常は治療反応性と関係し、治療法の選択や予後の推定に重要である(表4)。

表 1 ● 成人ALLの多施設共同治療研究の成績

プロトコール	文献	登録期間	症例数	年齢(中央値)	寛解率	生存率
MRC-UKL XA	9	85〜92	618	≧15	82%	34%(5年)
GIMEMA ALL 0288	5	88〜96	778	13〜59(27.5)	82%	27%(9年)
JALSG ALL 93	10	93〜97	263	15〜59(31)	78%	33%(6年)
HYPER-CVAD	11	92〜98	204	16〜79(39.5)	91%	39%(5年)

表 2 ● 急性リンパ性白血病の免疫学的表現型による分類

B 細胞系	HLA-DR	CyCD 79 a	CD 19	CD 10	CD 20	Cyμ	SmIg	TdT
Early precursor-B ALL	+	+	+	−	−	−	−	+
Common ALL	+	+	+	+	−/+	−	−	+
Pre-B-ALL	+	+	+	+	+	+	−	+
Burkitt-ALL	+	+	+	+	+	−	+	−

T 細胞系	CD 2	CD 7	CD 1 a	CyCD 3	SmCD 3	CD 5	CD 4	CD 8	TdT
Immature T-ALL									
prothymocytic	+	+	−	+	−	−	−	−	+
immature thymocytic	+	+	−	+	−	+	−	−	+
Common thymocyticT-ALL									
SmCD 3 −	+	+	+	+	−	+	+	+	+
SmCD 3 +	+	+	+	+	+	+	+	+	+
Mature T-ALL	+	+	−	+	+	+	+/−	−/+	+

Cy：cytoplasmic 細胞内　Sm：surface membrane 細胞表面　TdT：terminal deoxynucleotidyltransferase
Mature T-ALL では CD 4、CD 8 のどちらか一方のみが陽性。

表 3 ● 急性リンパ性白血病にみられる主な染色体異常とその関連遺伝子

染色体異常	関連遺伝子	病型
数異常・欠失		
hyperdiploid＞50		B 前駆細胞 ALL
hyperdiploid 47-50		B 前駆細胞 ALL
del(6q)		B 前駆細胞 ALL、T 前駆細胞 ALL
del(9)(p21)	p16(CDKN2)、p15(CDKN2B)	B 細胞系 ALL、T 前駆細胞 ALL
転座による B 細胞系 ALL		
t(9；22)(q34；q11)	ABL、BCR	B 前駆細胞 ALL
t(12；21)(p13；q22)	TEL、AML1	B 前駆細胞 ALL
t(1；19)(q23；p13)	PBX1、E2A	B 前駆細胞 ALL
t(17；19)(q22；p13)	HLF、E2A	B 前駆細胞 ALL
t(8；14)(q24；q32)	MYC、IgH	B-cell ALL(Burkitt's)/L 3
t(2；8)(p12；q24)	Igκ、MYC	B-cell ALL(Burkitt's)/L 3
t(8；22)(q24；q11)	MYC、Igλ	B-cell ALL(Burkitt's)/L 3
MLL 遺伝子関連転座		
t(1；11)(p32；q23)	AF1p、MLL	B 前駆細胞 ALL、Mixed AL
t(4；11)(q21；q23)	AF4、MLL	B 前駆細胞 ALL、Mixed AL
t(11；17)(q23；q21)	MLL、AF17	B 前駆細胞 ALL、Mixed AL
t(11；19)(q23；p13)	MLL、ENL	B 前駆細胞 ALL、Mixed AL
転座による T 細胞系 ALL		
t(1；7)(p32；q34)	TAL1、TCRβ	T 前駆細胞 ALL
t(1；7)(p34；q34)	LCK、TCRβ	T 前駆細胞 ALL
t(1；14)(p32；q11)	TAL1、TCRα/δ	T 前駆細胞 ALL
t(7；11)(q35；p13)	TCRβ、RBTN2	T 前駆細胞 ALL
t(7；14)(q35；p13)	TCRβ、LYL1	T 前駆細胞 ALL
t(8；14)(q24；q11)	MYC、TCRα/δ	T 前駆細胞 ALL
t(10；14)(q24；q11)	HOX11、TCRα/δ	T 前駆細胞 ALL
t(11；14)(p13；q11)	RBTN2、TCRα/δ	T 前駆細胞 ALL
t(11；14)(p15；q11)	RBTB1、TCRα/δ	T 前駆細胞 ALL

表 4 ● 急性リンパ性白血病の病型頻度と治療成績―成人と小児の比較

病型	頻度(%) 成人	頻度(%) 小児	無病生存率(%) 成人	無病生存率(%) 小児
B-ALL(*MYC* 再構成)	2〜5	1〜3	50〜55(4年)	75〜85(5年)
B 前駆細胞 ALL				
Hyperdiploidy＞50	4〜9	14〜27	30〜50(3年)	80〜90(5年)
TEL-AML1	＜3	20	不明	85〜90(5年)
E2A-PBX1	＜5	5〜6	20〜40(3年)	70〜80(5年)
BCR-ABL	20〜30	＜5	＜10(3年)	20〜40(5年)
MLL-AF4	3〜6	2〜7	10〜20(3年)	10〜35(5年)
Hypodiploidy＜45	4	1	10(3年)	25〜40(3年)
T-ALL	25	12〜15	50(3年)	65〜75(5年)

2 成人 ALL と小児 ALL の違い

　成人 ALL の治療成績が小児 ALL より劣る理由は患者の治療トレランスの違いと白血病細胞の生物学的特性の違いに分類される。

　患者の治療トレランスの違いとしては、①成人では骨髄抑制が強く現れ、重篤な感染症を合併しやすい、②肝臓、心臓の毒性が強く現れる、③ステロイド糖尿病になりやすい、④ビンクリスチン(VCR)、メトトレキサート(MTX)、L-アスパラギナーゼ(L-ASP)などの薬剤が小児量ほど投与できない、⑤薬剤のコンプライアンスが悪い、などである。

　一方、白血病細胞の生物学的特性の差、特に白血病の染色体・遺伝子異常が詳細に解析されるようになり、それらと患者年齢や治療成績との関係が明らかになってきた。予後不良のフィラデルフィア染色体(Ph)陽性 ALL は成人に多く、一方、予後良好といわれる TEL-AML1 遺伝子や高二倍性(染色体数＞50)の異常は圧倒的に小児 ALL に多い(表 4)。つまり小児と成人の治療成績の差は白血病細胞の生物学的特性の違いが関係していることになる。また、同じ病型でも成人と小児の間には依然として差が存在し、それは患者トレランスの違いなどの要因が関係していると思われる。

3 思春期・若年成人 ALL の治療

　小児と成人の境界にある 15〜20 歳ぐらいまで思春期・若年成人の ALL 患者の白血病細胞の生物学的特徴は、T-ALL が約 30％とその他の年齢層よりも多く、染色体では予後良好群、予後不良群ともに小児と成人の中間にある。通常、この年齢層の患者は内科で成人 ALL の治療プロトコールが行われるが、小児プロトコールで行えばもっと成績がよくなるのではないかという意見がしばしば聞かれる。

表 5 ● フランスでの思春期 ALL に対する小児プロトコールと成人プロトコールの成績

	Total	小児プロトコール	成人プロトコール	
症例数	177	77	100	
白血球数（中央値）	16200	17900	15800	
T-ALL	51(29%)	23(30%)	28(28%)	
染色体（症例数）				
Ph	4	1	3	
TEL-AML1	NA	3	NA	
高二倍体	22	6	16	
観察期間中央値	3.7 年	3.5 年	3.8 年	
寛解率	88%	94%	83%	$P=0.04$
5 年生存率	59%	78%	45%	$P<0.0001$
同種移植施行症例数	20	9	11	

（文献 4)による）

　最近、フランスの研究[1]で、この年齢層の ALL 患者を小児プロトコールで治療された成績と成人プロトコールで治療された成績を比較したところ、小児プロトコールで治療された方が有意に成績はよかったと報告された（表5）。両プロトコールの違いは、全体的に小児の方が薬剤投与量は多い傾向にあり、特にプレドニゾロン（PSL）と L-ASP の投与量が圧倒的に小児の方が多い。

4 病型別治療

　先に述べたように ALL の治療成績は病型に関係することが明らかになり、病型別に異なる治療法を行うという流れが出てきた。その最初の成功例は、細胞表面免疫グロブリンが陽性の B-ALL（いわゆる Burkitt leukemia、FAB 分類 L3）である[2]。また、Ph 陽性 ALL は従来の薬物療法ではどうにもならないということがわかったものの、これまで具体的に使用できる薬剤がなかった。しかし、BCR-ABL チロシンキナーゼ阻害剤が登場し[3]、それを用いた治療プロトコールが検討されるようになった。したがって現在では、上記の 2 つの病型はいわゆる通常の ALL の治療研究プロトコールからは除外されるようになっている。

1 成人 ALL（非 B、非 Ph）の治療

　治療は寛解導入療法と寛解後療法の二相に分けられる。寛解後療法はさらに地固め（強化）療法、中枢神経白血病予防治療、維持療法よりなる。

a 寛解導入療法

　寛解導入療法で使用される薬剤は、VCR と PSL の VP 療法にアントラサイクリン系のダウノルビシン（DNR）もしくはアドリアマイシン（ADM）の 3 剤が基本

表 6 ● JALSG ALL プロトコールの寛解導入療法

	JAL ALL 87	JAL ALL 90	JAL ALL 93	JAL ALL 97
	5 W	4 W	7 W	4 W
VCR	1.3 mg/m²×5	1.4 mg/m²×3+(1)	1.3 mg/m²×4	1.3 mg/m²×4
PRED	40 mg/m²×29	60-40 mg/m²×14+α	40 mg/m²×10+α	60 mg/m²×14+α
ADM	20 mg/m²×4+(1)	25 mg/m²×1+(2)	30 mg/m²×4+(2)	
MIT		6 mg/m²×1+(2)		
DNR				45 mg/m²×3
ASP	6,000 U/m²×10	5,000 U/m²×(2)	6,000 U/m²×7	3,000 U/m²×6
CPM	600 mg/m²×1+(2)	600 mg/m²×1+(1)	600 mg/m²×1	1,200 mg/m²×1

VCR：ビンクリスチン、PRED：プレドニゾロン、ADM：アドリアマイシン、MIT：ミトキサントロン、DNR：ダウノルビシン
ASP：アスパラギナーゼ、CPM：シクロホスファミド

となっている。これらに L-ASP のみ、またはさらにシクロホスファミド（CPA）も加えた 4 ないし 5 剤併用が現時点で最も一般的な寛解導入療法であり、寛解率は 70〜90％である。

表 6 にこれまでの JALSG の ALL 治療プロトコールの寛解導入の治療薬を示すが、いずれもほぼそのようになっている。VCR は週 1 回の静注を 1 ヵ月間、PSL も 3〜4 週間投与される。

アントラサイクリン系としては通常、DNR もしくは ADM のどちらかが使用されるが、明らかな差はない。最近、イダルビシン（IDA）と DNR の比較試験の結果がフランスの研究グループ[4]より報告されたが、IDA と DNR の治療群の間に寛解率の差はみられていない。

L-ASP は小児 ALL ではキーになる薬剤とされているが、成人では有害事象（**注意点 1**）により十分に使えていないという問題がある。また、成人 ALL における L-ASP の至適投与法、有効性について十分に証明されているとはいえず、今後も有害事象の面と併せて検討していく必要がある。CPA についてはイタリアの研究グループからは比較試験の結果、寛解率および予後に影響しないとの報告もされている。

治療開始から寛解到達までの期間が 1 ヵ月を超えると予後危険因子となる解析結果がいくつもの研究で報告されている。

小児では白血病細胞の PSL に対する反応性が予後に関係することが明らかになっており、多剤併用を開始する前の 1 週間の PSL 投与の反応性をリスク分類に用いている。成人でも最初の PSL の反応性が予後と関係することがイタリアのグループより報告されているが、それに基づき治療法を変更するという研究はまだない。

注意点　【1．L-アスパラギナーゼの有害事象】

L-ASP の有害事象では、高度の黄疸を伴う肝機能障害がしばしばみられる。また、膵炎は頻度はそれほどではないが、重篤になることが多い。また、凝固因子の低下も必発であり注意が必要である。

b 地固め療法

 寛解が得られた段階では、患者の体内にはまだ多くの白血病細胞が残存しており、さらにその根絶を目指し地固め療法が行われる。寛解導入療法で使用した薬剤にシトシンアラビノシド(Ara-C)やMTXなどの代謝拮抗薬を組み合わせ、数ヵ月間施行する。地固め療法も寛解導入療法同様により強力に行う試みがなされているが、その成果はあがっていない。

c 維持療法

 維持療法は少量のMTXと6-メルカプトプリン(6-MP)のみ、もしくはそれに適宜VCR、PSLを加え約2年間治療するタイプが最も一般的である。小児の場合はその有効性が検討されているが、成人では比較試験の結果はない。但し、維持療法を行わないプロトコールの成績は不良である。逆にイタリア研究[6]では維持療法を強力にしても、軽い維持療法群と予後に差がないことを報告している。

d 中枢神経白血病の予防

 中枢神経系白血病の予防はALLでは必須と考えられ、抗白血病薬(MTX、Ara-C、ステロイドの単独もしくは併用)の髄注、抗白血病薬の経静脈大量療法(MTX、Ara-C)、および頭蓋の放射線療法が用いられている。頭蓋照射に関しては、対象症例が全例、一部、まったく行わないなどとプロトコールによりさまざまである。現時点では抗がん薬の髄注は全例に、経静脈大量療法は強化療法の一環として、頭蓋照射は中枢神経再発の高リスク群に施行してはと考えられる。高リスク群の基準は初診時の白血球数高値、LDH高値が妥当と思われる。

e JALSG ALL 202での取り組み

 世界的にALLに対しては治療法を強化する傾向にある。先に述べたように、15歳から20代前半の患者は主に内科のプロトコールで治療されているが、その治療プロトコールはもっと年齢の高い患者でも耐えられるものである。したがって、若い患者は小児と同様のプロトールで行えば治療成績の改善が得られる可能性がある。本邦では現在、JALSGが25歳未満のALLを対象に小児白血病研究会(JACLS)と共通プロトコールを用いた研究を行っているところである。

 また、25歳以上でも治療強化の方向は同じである。寛解導入療法におけるアントラサイクリン系の薬剤の増量、そして地固め療法では大量療法の導入である。

 JALSGではALL 202プロトコールでは治療が強化されている。その概略を述べると、寛解導入療法ではALL 97をベースにして、DNRの1回量を従来の45 mg/m²を3回から60 mg/m²を3回への増量とし、地固め療法では大量Ara-Cのコースが加わっている。また、小児ではMTXの投与量の比較試験が行われており、高用量で治療成績の向上が報告されているが、成人ALLでの研究はない。そこで

MTX投与量による比較試験が組まれている。

　大量Ara-C療法(注意点2)は既に認可を受けているが、JALSGでプロトコールではまだ取り入れられていなかった。海外の大量Ara-Cの評価はまだはっきりしたものではない。白血病に対する効果が高い分、有害事象の出現も高く、効果は相殺され、評価が難しい。しかし、未熟なB細胞系のPro-B ALLなど、一部の病型については有効との報告がある。支持療法を十分に行えば、治療成績の向上につながるものと期待される。

> **注意点　【2. Ara-C大量療法の投与量】**
>
> 　欧米のプロトコールではAra-C大量療法の1回投与量は3 g/m²のものがよくみられる。代表的なプロトコールであるHyper-CVADも3 g/m²である。しかし、本邦で認可されている投与量は2 g/m²までである。

2　Ph陽性ALLに対する治療

　Ph陽性ALLをいかにして治すか、これが成人ALLの治療の現在、最大のポイントである。同じくPh陽性である慢性骨髄性白血病(CML)では、ABLチロシンキナーゼ阻害剤のメシル酸イマチニブ(IM)がインターフェロンαとの比較試験により、第一選択薬の位置を確立した。しかし、Ph陽性ALLに対するこの薬剤の評価はまだ定まっていない。

　再発例を対象とした臨床研究では、従来の薬剤に比較して極めて優れた治療効果が得られている。しかし、問題はその効果が一時的で、ほとんどの例で薬剤耐性が出現してくることである。試験管内での実験では、IMは他の多くの抗白血病薬と優れた併用効果がみられているので、臨床的にも多剤との併用に期待される。

　初回治療のPh陽性ALLに対しては、IMと従来の抗がん薬を併用したプロトコールが種々の研究グループで施行中である。JALSG ALL 202プロトコールでは全例にBCR-ABL検査を施行し、陽性である場合は寛解導入開始2週目よりIMを併用している。24例の中間解析ではあるが寛解率96％、半数以上の症例でPCRによるBCR-ABLのmRNA測定が検出限度以下になり、63％が同種HCTを施行できたという優れた結果を得ている[7]。IMと化学療法の併用療法の長期効果については本プロトコールで移植ができなかった症例の経過よりその結論が得られることになろう。それまでは可能な限りallo-HSCTを施行すべきと思われる。現時点では、ALLに対するIMは未承認である。一刻も早く認可されることが望まれる。

3　成人B-ALLの化学療法

　細胞表面に免疫グロブリンを有するB-ALLはALLの2～4％と占める割合は

少ないながら従来、予後不良 ALL の代表であった。しかし、MTX 大量と CPM 分割投与の短期強力療法、維持療法なしという治療法により 50％を超える長期寛解維持の好成績が報告された[2]。

5 造血細胞移植療法

　成人 ALL に対する同種 HCT の最も重要な問題は第一寛解期に行うことにより治療成績が向上するかということである。HCT 療法については別に詳しく述べてあるので、ここでは簡単に触れるに留めるが、フランスで行われた比較研究[4]からみると、化学療法の高リスク群(メモ 1)に対しては明らかに同種 HCT の方が成績がよいと思われる。一方、標準リスク群については、少なくも HCT の方が成績は悪いということはないが、逆に化学療法が同種 HCT よりも大きく成績が下回ることもないので、再発時に allo-HSCT を検討するという方針も誤りではないと思われる。

> **MEMO 【1. 高リスク ALL】**
>
> 　高リスク群には、予後不良染色体異常(Ph 陽性、MLL 遺伝子異常)、初診時白血球数高値(B 細胞系は 30,000/μl 以上、T 細胞系は 100,000/μl 以上の基準がよく用いられる)、寛解導入治療の反応不良(寛解に到達するのが 4 週以上、プレドニンの反応性不良)などが該当する。

6 サルベージ療法

　再発および初回難治性の ALL の予後は不良であり、薬物療法では長期生存を期待することはできない。したがって薬物療法による再寛解導入療法後に、同種 HCT が可能な場合は早期に同種 HCT を行う。薬物療法は通常の寛解導入に使用する薬剤、もしくは大量 Ara-C を含んだものが行われる。
　非第一寛解期の同種 HCT の成績は第一寛解期の場合と比べて当然低下するが、日本造血細胞移植学会の報告では、適合同胞ドナーからの第二寛解期の長期生存率は 25.9％である[8]。また非血縁ドナー移植の成績はそれよりもよいが、非血縁移植は移植までに長い期間を要するので、条件のいい例が選択された結果であることを認識しておく必要がある。再寛解導入に成功しても多くの場合、寛解期間は長くないので、実際に寛解期に同種 HCT が行えるのは一部である。最近、臍帯血移植が

成人でも行われるようになり、今後は同胞ドナーが得られない場合は、臍帯血移植が行われる機会が増えるものと思われる。

●おわりに

　成人ALLの治療成績は改善ためには、新規の治療薬剤、そして治療法の開発が不可欠である。ABLチロシンキナーゼ阻害剤の出現により、Ph陽性ALLに対して新たな治療法の展開が始まった。この薬剤がどの程度の効果をもたらせるのかはまだ不明であるが、白血病細胞の異常分子を標的とした薬剤で治療を行うということは画期的なことである。一方、治療後の微小残存病変（メモ2）の結果に基づいて治療法をいかに決定もしくは変更したらよいかという治療研究が必要となってきた。

　今後、ALLの治療はますます多様化し、個々の病型さらには個別の患者に対して最良の治療が行われる方向に進むであろう。

> **MEMO 【2. 微小残存病変】**
>
> 　微小残存病変(minimal residual disease；MRD)治療後の患者に残存する微量の白血病細胞(微小残存病変)を、症例の白血病細胞に特異的な免疫グロブリンやT細胞受容体遺伝子の再構成部位、または白血病特異的融合遺伝子を定量的にPCR法で検索する方法で、測定することが可能になった。小児ALLでは治療後のMRDにより予後因子になることが証明されており、それを指標にした治療プロトコールが検討されている。

(陣内逸郎)

■ 文　献 ■

1) Boissel N, Auclerc MF, Lheritier V, et al：Should adolescents with acute lymphoblastic leukemia be treated as old children or young adults? Comparison of the French FRALLE-93 and LALA-94 trials. J Clin Oncol 21：774, 2003.
2) Hoelzer D, Ludwig WD, Thiel E, et al：Improved outcome in adult B-cell acute lymphoblastic leukemia. Blood 87：495-508, 1996.
3) Druker BJ, Sawyers CL, Kantarjian H, et al：Activity of a specific inhibitor of the BCR-ABL tyrosine kinase in the blast crisis of chronic myeloid leukemia and acute lymphoblastic leukemia with the Philadelphia chromosome. N Engl J Med 344：1038-1042, 2001.
4) Thomas X, Boiron JM, Huguet F, et al：Outcome of treatment in adults with acute lymphoblastic leukemia；analysis of the LALA-94 trial. J Clin Oncol 22：4075-4086, 2004.
5) Annino L, Vegna ML, Camera A, et al：Treatment of adult acute lymphoblastic leukemia(ALL)；long-term follow-up of the GIMEMA ALL 0288 randomized study. Blood 99：863-871, 2002.
6) Mandelli F, Annino L, Rotoli B：The GIMEMA ALL 0183 trial；analysis of 10-year follow-up (GIMEMA Cooperative Group, Italy). Br J Haematol 92：665-672, 1996.
7) Towatari M, Yanada M, Usui N, et al：Combination of intensive chemotherapy and imatinib can rapidly induce high-quality complete remission for a majority of patients with newly diagnosed BCR-ABL-positive acute lymphoblastic leukemia. Blood 104：3507-3512, 2004.
8) 日本造血細胞移植学会：平成13年度全国調査報告書．名古屋大学消費生活協同組合，名古屋，2001．

9) Durrant IJ, Prentice HG, Richards SM : Intensification of treatment for adults with acute lymphoblastic leukaemia ; results of U.K. Medical Research Council randomized trial UKALL XA, Medical Research Council Working Party on Leukaemia in Adults. Br J Haematol 99 : 84, 1997.
10) Takeuchi J, Kyo T, Naito K, et al : Induction therapy by frequent administration of doxorubicin with four other drugs, followed by intensive consolidation and maintenance therapy for adult acute lymphoblastic leukemia ; the JALSG-ALL 93 study. Leukemia 16 : 1259, 2002.
11) Kantarjian HM, O'Brien S, Smith TL, et al : Results of treatment with hyper-CVAD, a dose-intensive regimen, in adult acute lymphocytic leukemia. J Clin Oncol 18 : 547, 2000.

9 小児急性リンパ性白血病の治療

● はじめに

　小児の急性リンパ性白血病(acute lymphoblastic leukemia；ALL)は、小児白血病の 3/4 を占め、化学療法に高い感受性を示す代表的な小児腫瘍性疾患である。1970 年代に中枢神経系(CNS)白血病に対する予防治療が確立したことで、治癒可能となり、その後、治療の選別と強化が進み、今では 5 年無病生存率が 80％に達しようとしている[1]。今後は、より精度の高いリスク分類で的確な予後判定を行い、治癒可能な症例には過剰治療を避けるとともに難治例を抽出して新たな治療法を開発していくことが求められている。そのため、初発時 ALL 患者に対して最初にすべきことは、全身状態の改善を図るための対症療法(初期治療)と、治療法選別に必要な臨床情報の収集や検査を実施することである。また、小児 ALL の治療は、よりよい治療法の開発を目的に全国的な研究開発が行われており、患者には標準治療か研究治療かの選択の機会が提供されることが望まれる。

> **MEMO 【1. 日本小児白血病リンパ腫研究グループ(JPLSG)】**
>
> 　小児 ALL の治療研究は、小児癌白血病研究グループ(CCLSG)、小児白血病研究会(JACLS)、九州山口小児がん研究グループ(KYCCSG)、東京小児がん研究グループ(TCCSG)により独自に行われている。近年、これらのグループの共同研究組織として JPLSG が設立され、現在、乳児 ALL、Ph$^+$ ALL など難治性白血病の共同治療研究が行われている。

● 重要事項 【トータルケア】

　治療にあたっては、本人を含めて十分な説明を行い、理解を得る努力が必要である。また、身体的、精神的および社会的成長発達を支援できる体制をもって治療にあたることが大切である。それ故に、小児白血病の治療はトータルケアが可能な専門施設で行われるのが望ましい。

1 治療開始前にすべきこと

　以下の点を考慮して患者および両親(または親権者)に説明し同意を受ける。

1 初期治療

　化学療法を開始する前に、合併症をチェックし、可能な限り全身状態の改善を図る。高度な貧血、血小板減少を認める場合は、成分輸血により Hb 8.0 g/d*l* 以上、血小板数 50,000/μl 以上を保つように努める。浮腫を伴う低蛋白血症にはアルブミン製剤と利尿薬を投与して改善を図る。電解質異常がある場合は補正し、また、高尿酸血症の予防治療としてアロプリノール(10 mg/kg/日)を投与し、補液、炭酸水素ナトリウムを投与して尿を弱アルカリ性に保つ。ALL 細胞からリンが放出されるので高リン血症にも注意する。

　炎症反応を伴う発熱に対しては広域スペクトラムの抗生剤を静注投与してコントロールする。また、化学療法開始にあたっては、ST 合剤(surfamethoxazole trimethoprim、バクタ®、0.1 g/kg/日、分 2 経口、週 3 日投与)によるニューモチスティス肺炎予防とアンホテリシン B(30〜50 mg/kg/日)またはフルコナゾールの経口投与による真菌感染予防、硫酸ポリミキシン B(5〜10 万単位/kg/日)の経口投与によるグラム陰性桿菌増殖抑制を目的とした消化管滅菌を施す。

2 ALL の治療法選択に必要な情報

　治療の層別化に使われる基準は、研究グループによりまちまちであるが、年齢、初診時白血球数、細胞起源(免疫学的診断)、遺伝子型(染色体・遺伝子診断)、髄外病変の有無、基礎疾患の有無に関する情報、さらに、初期治療に対する反応性が用いられる。以下、その要点を述べる。

a 患者臨床情報

　基礎疾患：ダウン症の有無、染色体脆弱性を呈する疾患の有無、腫瘍性疾患既往の有無、抗腫瘍薬や免疫抑制薬使用歴の有無、薬剤や疾患感受性に関する遺伝情報。

　臨床所見：年齢、初診時白血球数(WBC)、性、髄外病変(肝、脾腫、リンパ節腫

> **MEMO**　【2. 薬剤や疾患に関する遺伝情報】
>
> 　治療の効果と安全性には、宿主の薬剤感受性が大きく影響する。治療薬の代謝酵素や解毒酵素においては人種間や個体間で遺伝子多型が認められ、それにより酵素の活性度に差異を生じる。6-mercaptopurine(6 MP)の不活性化の酵素である Thiopurine S-methyltransferase(TPMT)や、解毒酵素である glutathione S-trasnferases や cytochrome P 450(CYP)酵素群では、その遺伝子多型が治療効果や毒性を左右することが知られている。まだ研究段階であり、臨床応用も研究に限られている。

大、縦隔腫瘍、神経学的所見など)の有無。

> **MEMO**
>
> 【3. NCI 基準】[2]
>
> 年齢と初診時白血球数は、小児 ALL の古典的予後因子である。米国 NCI 基準、すなわち、1 歳以上 10 歳未満かつ初診時白血球数 5 万未満を標準危険(SR)群とし、それ以外を高危険(HR)群、を基本形として治療成績の研究間比較に用いられる。90 年代後半の治療研究では、SR 群で 85% 以上、HR 群で 65% 以上の 5 年無病生存率が達成されている。

b 白血病細胞に関する情報(診断)

ALL の診断には、形態診断、細胞系統診断、遺伝学的診断がある。

①形態診断は、塗抹標本を染色して顕微鏡で観察し、白血病細胞の形態を FAB 分類で L1、L2、L3 に分類する。特に L3 かどうかの鑑別が重要である。L3 はバーキット型の白血病リンパ腫細胞で、成熟 B 細胞性リンパ腫と同様に通常の ALL とは異なる治療法を行う。また、第一選択薬剤が異なる急性骨髄性白血病(AML)との鑑別も重要である。ペルオキシダーゼ陰性で L1、L2 の形態を示す小児白血病のうち約 5% は混合型または分類不能型と考えられるため、鑑別には免疫学的な細胞系統診断が必須である。

②細胞系統診断は、主に免疫学的マーカー検査で行われ、T 細胞性、成熟 B 細胞性、前駆 B 細胞性に分類される(表1)。

③分子・細胞遺伝学的診断では、白血病細胞の染色体分析や FISH 法や RT-PCR 法などの遺伝子解析で白血病に特異的な遺伝子異常の検出を行う。小児 ALL にみられる主な染色体異常とそれに相当する遺伝子異常を表2に示す。これらのうち t(9;22)、t(4;11)、t(1;19) は予後因子として治療選択基準に組み入れられる

表 1 ● 小児 ALL の免疫学的分類

名称	定義
成熟 B 細胞性(B-)ALL	表面免疫グロブリン陽性
前駆 B 細胞性(B-precursor)ALL	表面免疫グロブリン陰性かつ CD 19 陽性かつ HLA-DR 陽性
Pre-B ALL	細胞質 IgM 陽性
Common ALL	CD 10 陽性
Pro-B ALL	CD 10 陰性、細胞質 IgM 陰性
T 細胞性(T-)ALL	CD 2、CD 3、CD 5、CD 7、CD 8 の 2 つ以上陽性
混合型白血病(Mixed lineage leukemia)	1. T-ALL の基準を満たし、かつ CD 13、CD 14、CD 33 の 2 つ以上が陽性 2. T-ALL の基準を満たし、かつ CD 13、CD 14、CD 33 の 1 つ以上と CD 19、CD 20、CD 22 の 1 つ以上が陽性 3. B-precursor ALL の基準を満たし、かつ CD 13、CD 14、CD 33 の 1 つ以上と CD 2、CD 3、CD 5、CD 7、CD 8 の 1 つ以上が陽性
分類不能型白血病(Acute unclassified leukemia)	上記のどれにも当てはまらないもの

混合型白血病や分類不能型白血病は、厳密には ALL には含まれないが、JACLS では ALL 治療研究で取り扱われている。
(小児白血病研究会(JACLS)の定義を一部改変)

ため早期診断が必要である。予後良好因子とされる高2倍体(染色体数≧51)やTEL-AML1融合遺伝子をもつ ALL が低危険群として治療軽減ができるかどうかはまだ明らかでない。また、キメラ遺伝子は後述の微小残存病変の検出にも用いられる。

> **MEMO 【4. 微小残存病変】**
>
> 通常、血液学的寛解の評価は、骨髄の塗抹標本を顕微鏡で観察して白血病細胞が5%未満であれば、寛解と判断される。それ以下に残存している白血病細胞を微小残存病変(MRD)と呼び、これを高感度の検出する方法としてマルチカラーのフローサイトメトリー(FCM)法や特異的遺伝子を増幅する Polymerase chain reaction(PCR)法がある(図1)。小児 ALL では、寛解期 MRD と予後との間に強い相関が認められ、治療選択の指標として期待されている。治療開始5週後の骨髄 MRD は、10^{-4} 未満の例で有意に予後良好である一方、10^{-2} 以上の場合は寛解導入不能例に匹敵して予後不良である。
>
> 図1 微小残存病変と再発パターン

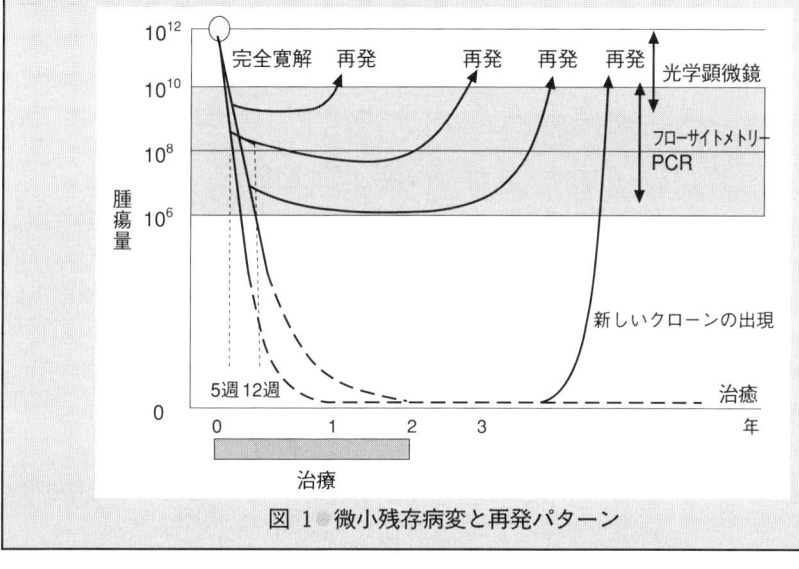

表 2 小児 ALL の遺伝学的分類と予後

細胞系統	染色体異常	遺伝子型	頻度(%)	予測5年 EFS(%)
成熟 B 細胞性	t(8;14)	MYC 再構成	2	75-85
前駆 B 細胞性	高2倍体(染色体数51本以上)		25	80-90
	t(12;21)(q13;p22)	TEL-AML1	22	85-90
	t(1;19)(q23;p13)	E2A-PBX1	5	75-85
	t(9;22)(q34;p11)	BCR-ABL	3	20-40
	t(4;11)(q21;p23)	MLL-AF4	2	20-35
	低2倍体(染色体数44本以下)		1	25-40
	11q23 異常	MLL 再構成	5	30-50
T 細胞性	t(11;19)(q23;p13)	MLL-ENL	0.5	85-95
		HOX11 過剰発現	3	80-90
		SIL-TAL1	6.5	

(文献3)による)

c 初期治療反応性と微小残存病変の評価

　治療によく反応するかどうかが予後を左右することは、寛解導入療法で寛解が得られない症例が極めて予後不良であることからも明らかである。初期ステロイド反応性(8日目末梢血芽球数)や14日目の骨髄の芽球比率などの早期の治療反応性評価指標は、強力な予後因子であることが知られており、治療の層別に用いられる。また、寛解期の微小残存病変(MRD)は、90年代に最も強力な独立した予後因子であることが明らかとなり、寛解導入開始4〜6週後と12週後の骨髄MRDを組み合わせた治療の層別が試みられている。

2 治療法選択の実際

　小児ALLの治療にあたっては、予後にかかわる情報をもとにリスク分類を行って治療戦略や治療の強度を決定する。

　通常、大まかに標準危険群、高危険群、超高危険群、特殊型に区別されるが、分け方は研究グループによって異なる。ここでは、小児白血病研究会(JACLS)のALL-02治療研究の治療選択基準を紹介する(図2)。

　特殊型には、乳児ALL、成熟B細胞性(バーキット型)ALL、フィラデルフィア染色体陽性ALL(Ph$^+$ ALL)があり、独自の治療研究が行われている(後述)。T-ALLは、高危険群として治療されることが多いが、JACLSでは独立させて治療研究が行われている。

　それ以外は、標準危険(SR)群、高危険(HR)群、超高危険(ER)群、超超高危険(F)群の4群に治療強度を分けて治療研究が行われている。

　SR群：治療開始1週後のプレドニゾロン(PSL)反応性が良好(PGR、8日目の末梢血芽球数が1,000/μl未満)かつWBC 1万未満で年齢1歳以上10歳未満の前駆B細胞性ALL症例が対象となる。

　HR群：治療開始1週後のPSL反応性が良好かつWBC 1万以上または年齢10歳以上の前駆B細胞性ALL症例が対象となる。11q23染色体異常やt(1；19)を認める例もPGRであればHR群として治療する。

　ER群：前駆B細胞性ALL症例で治療開始1週後のPSL反応性が不良(PPR、8日目の末梢血芽球数が1,000/μl以上)の場合または混合型や分類不能型の症例、低2倍体染色体異常(白血病細胞の染色体本数が44本以下)を認める症例が対象となる。

　F群：寛解導入療法で完全寛解に入らないすべての症例が対象となる。t(4；11)の染色体異常のある例もF群として治療する。

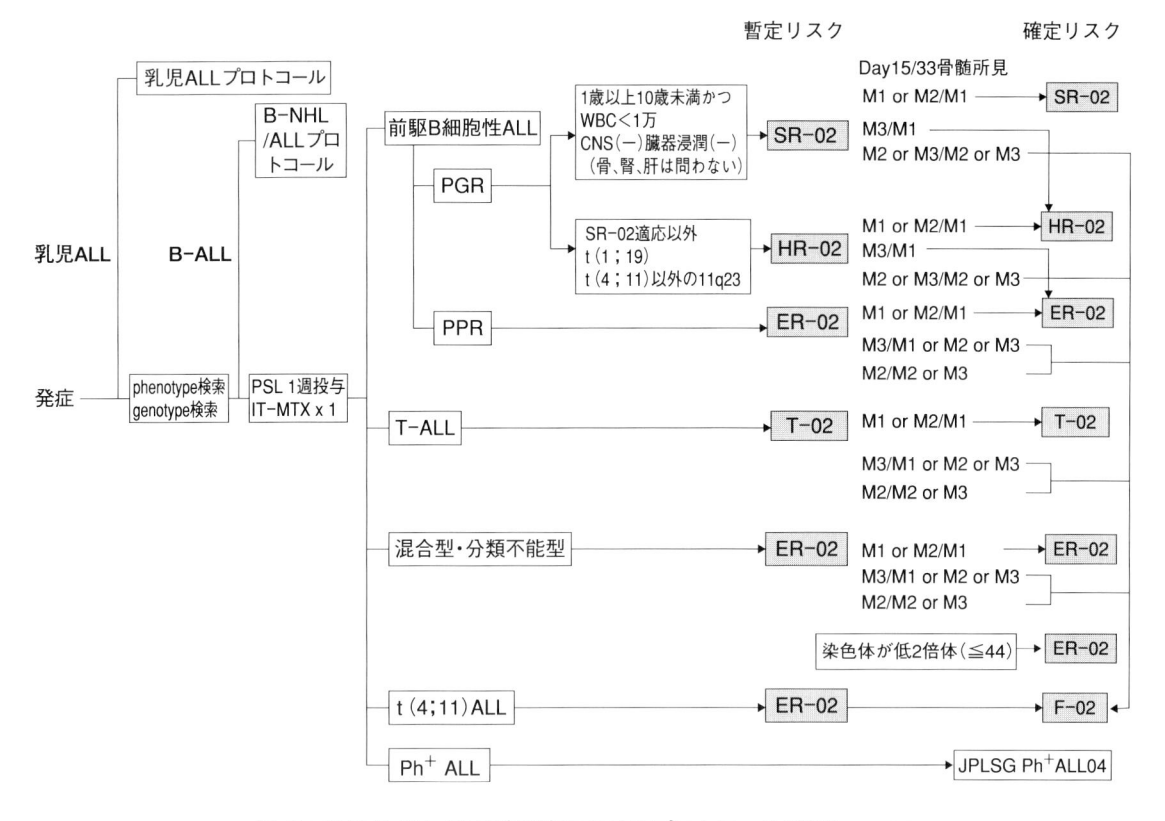

図 2 ● JACLS ALL-02 治療研究におけるプロトコール選択シェーマ

以上の分類をもとに、SR 群と HR 群は化学療法のみで治療する。ER 群は、HLA 適合ドナーがいる場合は造血幹細胞移植の適応がある対象群と考えられるが、現在では化学療法の成績も向上しており移植移植成績と遜色がない[4]。F 群は、化学療法だけでは極めて予後不良であるため早期に造血幹細胞移植を行う方が望ましい。また、治療開始 15 日目の骨髄芽球比率を評価し、M3 marrow の場合はより高いリスク群に変更して治療する。

MEMO 【5. 骨髄中の芽球比率による判定】

M1 marrow：芽球比率が 5％未満
M2 marrow：芽球比率が 5％以上 25％未満
M3 marrow：芽球比率が 25％以上

a ー T 細胞性 ALL

小児 ALL の約 15％を占める。一部の難治例を除いて前駆 B 細胞性 ALL の高危険群治療法で良好な成績が期待できる。T-ALL は、前駆 B 細胞性 ALL と異なり、予後が初診時白血球数に相関しないこと、メトトレキサート（MTX、メソトレキセート®）や L-アスパラギナーゼ（ASP、ロイナーゼ®）などの薬剤に対する感受

性が異なること、また、縦隔腫瘤、白血球数高値や CNS 浸潤を伴う例が多いことなど T-ALL 特有の生物学的特性が認められる。

b フィラデルフィア染色体陽性(t(9;22)、Ph⁺)ALL

小児 ALL の 2～5%を占める。多くは前駆 B 細胞性であり、染色体検査または遺伝子検査で診断される。極めて予後不良であるため化学療法で寛解を得た後、早期に造血幹細胞移植を行う。t(9;22)で生じるキメラ遺伝子 BCR-ABL のチロシンキナーゼ活性の阻害薬である imatinib mesylate(グリベック®)の効果が注目されている。

c 成熟 B 細胞性(バーキット型)ALL

小児 ALL の 1～2%を占める。成熟 B 細胞性リンパ腫進行例と同様の治療を行い、比較的良好な成績が期待できる。

d 乳児 ALL

乳児 ALL は、70%の症例で MLL 遺伝子再構成が陽性であり、極めて予後不良である。そのため、化学療法で寛解を得たのち速やかに同種 SCT を行う。しかし、MLL 遺伝子再構成を認めない例は、標準的化学療法で良好な予後が期待できる。

e 思春期 ALL

16～21 歳の思春期・若年成人 ALL は、成人プロトコールよりも小児プロトコールの方で良好な成績が期待できるとされ、小児高危険群 ALL に準じて治療する[5]。しかし、20～30%の症例が Ph⁺であり、早期の治療選別が重要である。

f 再発 ALL

治療法の選択には、再発時期、再発部位、前治療内容を考慮する必要があり、BFM のリスク分類が有用である(表3)。S1(晩期髄外単独再発例)と S2(non-T 晩期骨髄再発例)の MRD 陰性例は化学療法と局所療法で比較的良好な成績が期待できるが、その他の群は化学療法の成績は不良であり、SCT の適応がある。

g 造血幹細胞移植(SCT)の適応

日本造血細胞移植学会のガイドラインに基づいた小児 ALL の移植適応および該当する病型を表4に示す。小児 ALL 第一寛解期での移植成績は HLA 一致血縁同胞間移植、非血縁者間移植で5年生存率がそれぞれ73%、71%である[6]。また、第二寛解期においても、それぞれ、72%、65%と比較的良好な成績が得られている[6]。しかし、SCT では、大量のアルキル化剤や全身放射線照射が用いられるため成長障害や性腺・内分泌障害が高頻度にみられる。そのため、化学療法で治癒の可能性の

表 3 ● 再発 ALL BFM リスク分類

再発時期	病型と再発部位						
	non-T			T		
	髄外	骨髄＋髄外	骨髄	髄外	骨髄＋髄外	骨髄
超早期(0〜18ヵ月)	S2	S4	S4	S2	S4	S4
早期(19ヵ月〜治療終了6ヵ月)	S2	S2	S3	S2	S4	S4
晩期(治療終了7ヵ月〜)	S1	S2	S2	S1	S4	S4

(文献 7)による)

表 4 ● 小児 ALL の造血幹細胞移植の適応

病期	リスク	HLA 適合同胞	非血縁
初回寛解期	低リスク、標準リスク	NR	NR
	高リスク	D	R
第二寛解期	早期再発	D	R
	晩期再発	R	R
第三寛解期以降		D	R

D：definite, R：routine use for selected patients, NR：not recommended

移植適応と考えられる小児 ALL の病型
 高リスク ALL：Ph+ ALL
      t(4;11) ALL
      MLL 再構成陽性乳児 ALL
      5 週、12 週の MRD 陽性例
      高リスク群の初期治療反応不良例
 再発 ALL MRD 陽性 S2、S3、S4
 寛解導入不能例

ある症例においては SCT の適応には慎重な判断が求められる。

3 治療の実際

　小児 ALL の治療骨格は、一般的に寛解導入療法、地固め療法、中間維持療法［中枢神経系(CNS)予防強化療法］、再寛解導入療法、維持療法、CNS 予防療法から成る。具体的な薬剤の投与法や投与スケジュールは研究グループにより異なる。ここでは、JACLS ALL-97 の治療法を例示する(図 3〜6)。

1 寛解導入療法

　標準危険群と高危険群に対しては、ビンクリスチン(VCR、オンコビン®)1.5 mg/m²週1回静注4回、プレドニゾロン(PSL)40〜60 mg/m²経口投与28日間［JACLS ALL-97 では最初1週間をデキサメザゾン(DEX、デカドロン®)10 mg/m²点滴静注に置換］、ダウノルビシン(DNR、ダウノマイシン®)30 mg/m²または、ピラルビシン(THP、テラルビシン®・ピノルビン®)25 mg/m²点滴静注2

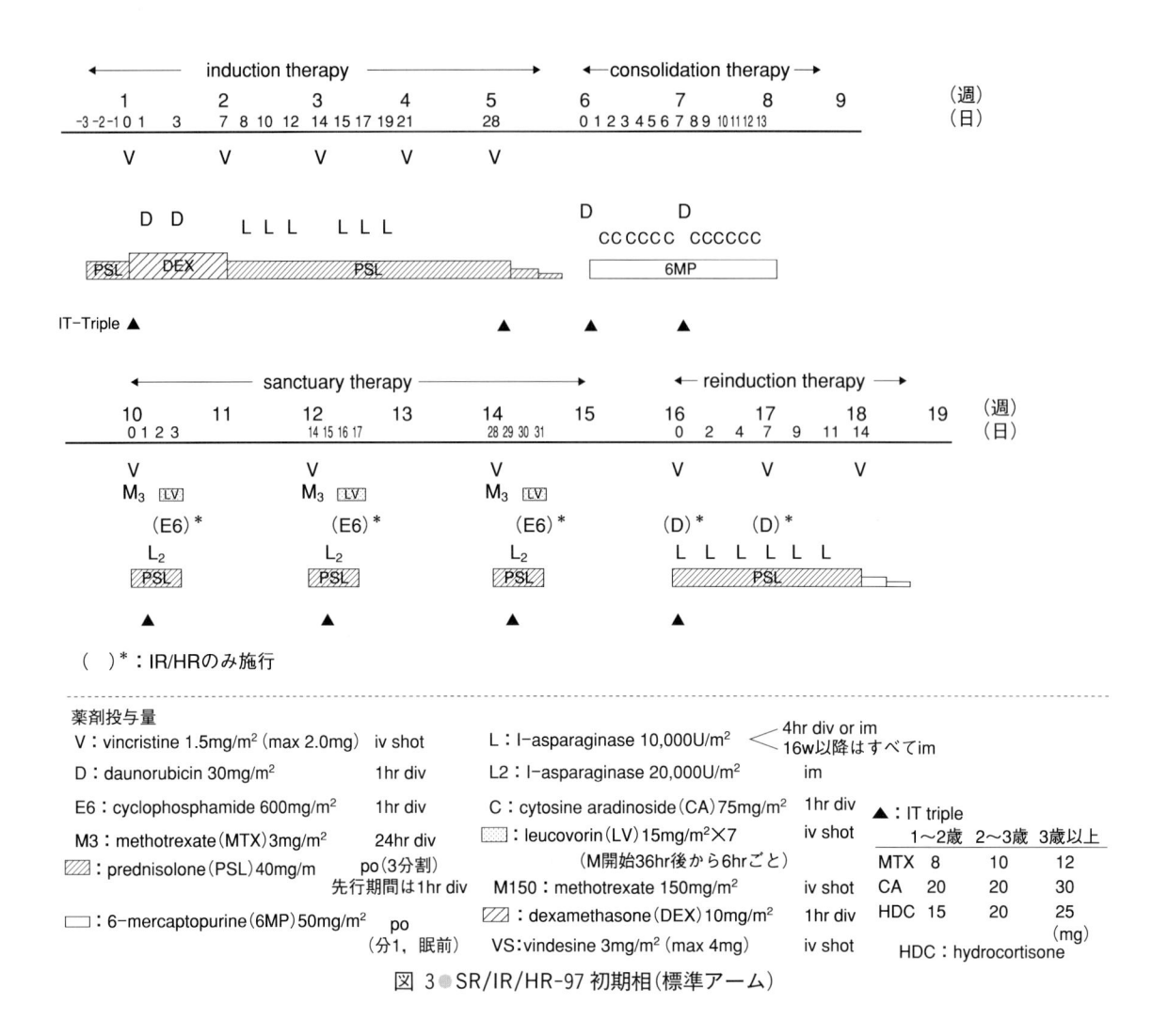

図 3 ● SR/IR/HR-97 初期相(標準アーム)

回、ASP 6,000単位/m²点滴静注または筋注週3回計6回を投与する(図3、4)。超高危険群では、シクロフォスファミド(CPA、エンドキサン®)1,200 mg/m²点滴静注を加える(図6)。アントラサイクリンは、DNRが一般的であるが、わが国では国産で低心毒性製剤とされるTHPが重用されている。しかし、DNRに比べて骨髄抑制が強いため注意を要する。

2 地固め療法

寛解後に行う強化治療で、シタラビン[CA(Ara-C)、キロサイド®]、6-メルカプトプリン(6 MP、ロイケリン®)、CPAまたはアントラサイクリンなど寛解導入療法と異なった薬剤で強化療法を行う。

図 4-1 ● SR-97 維持相

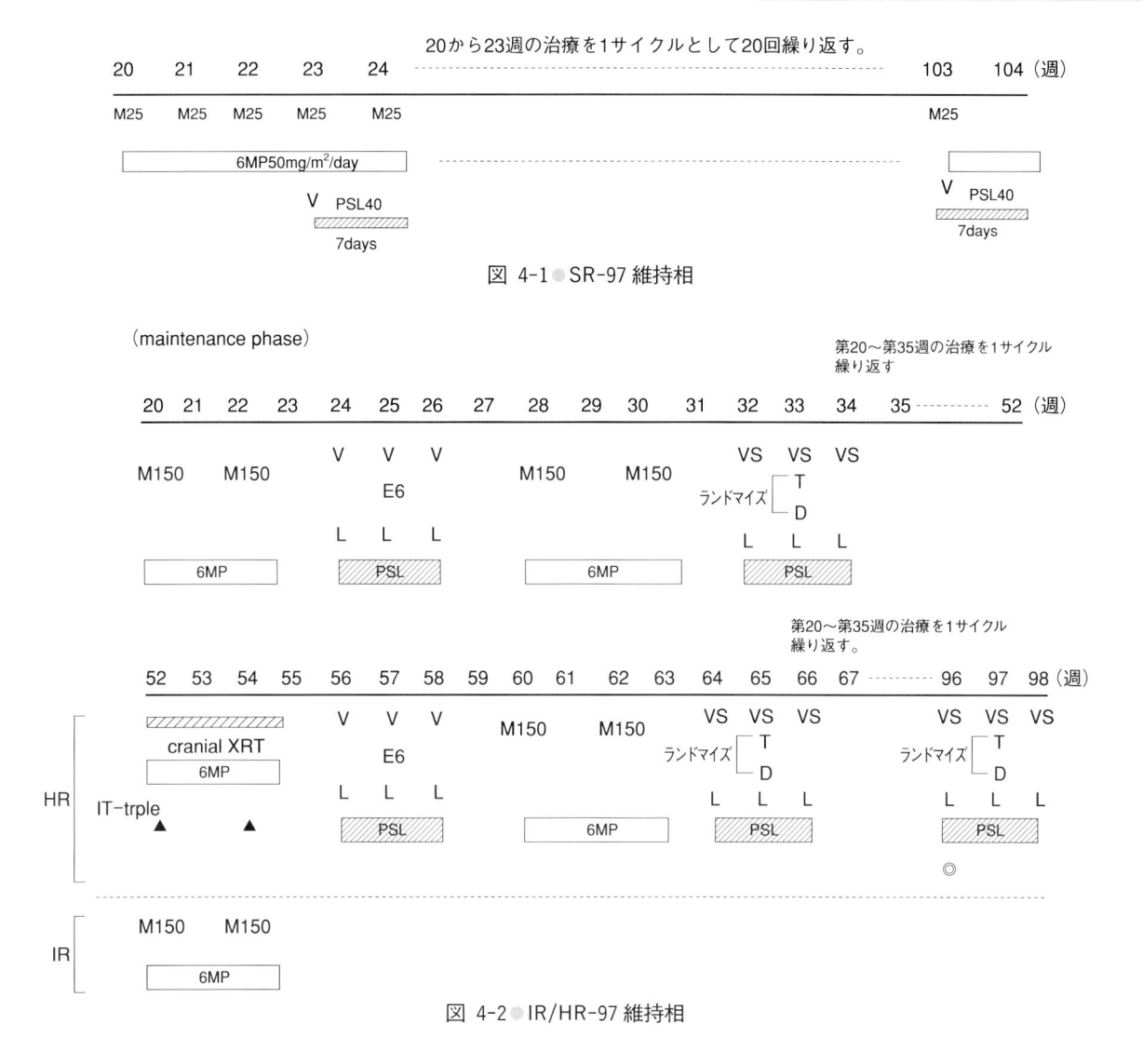

図 4-2 ● IR/HR-97 維持相

3 中間維持療法（CNS 予防強化療法）

再寛解導入療法までの維持療法期間であり、当初はMTXと6MPの投与が行われていた。この時期に髄注治療や頭蓋放射線照射によるCNS予防治療が強化され、1980年代からはMTXの大量投与が汎用されるようになった（聖域療法ともいう）。超高危険群では、多剤併用のブロック型強化療法が行われる。

4 再寛解導入療法（後期強化療法）

寛解導入約3ヵ月後に再度寛解導入療法と同じ薬剤の併用療法を行うことで成績の向上が期待できる。高危険群では、維持療法中に再度の再寛解導入療法を行うとより効果的であるとの報告もある[8]。

図 5-1 ● ER-97 初期相

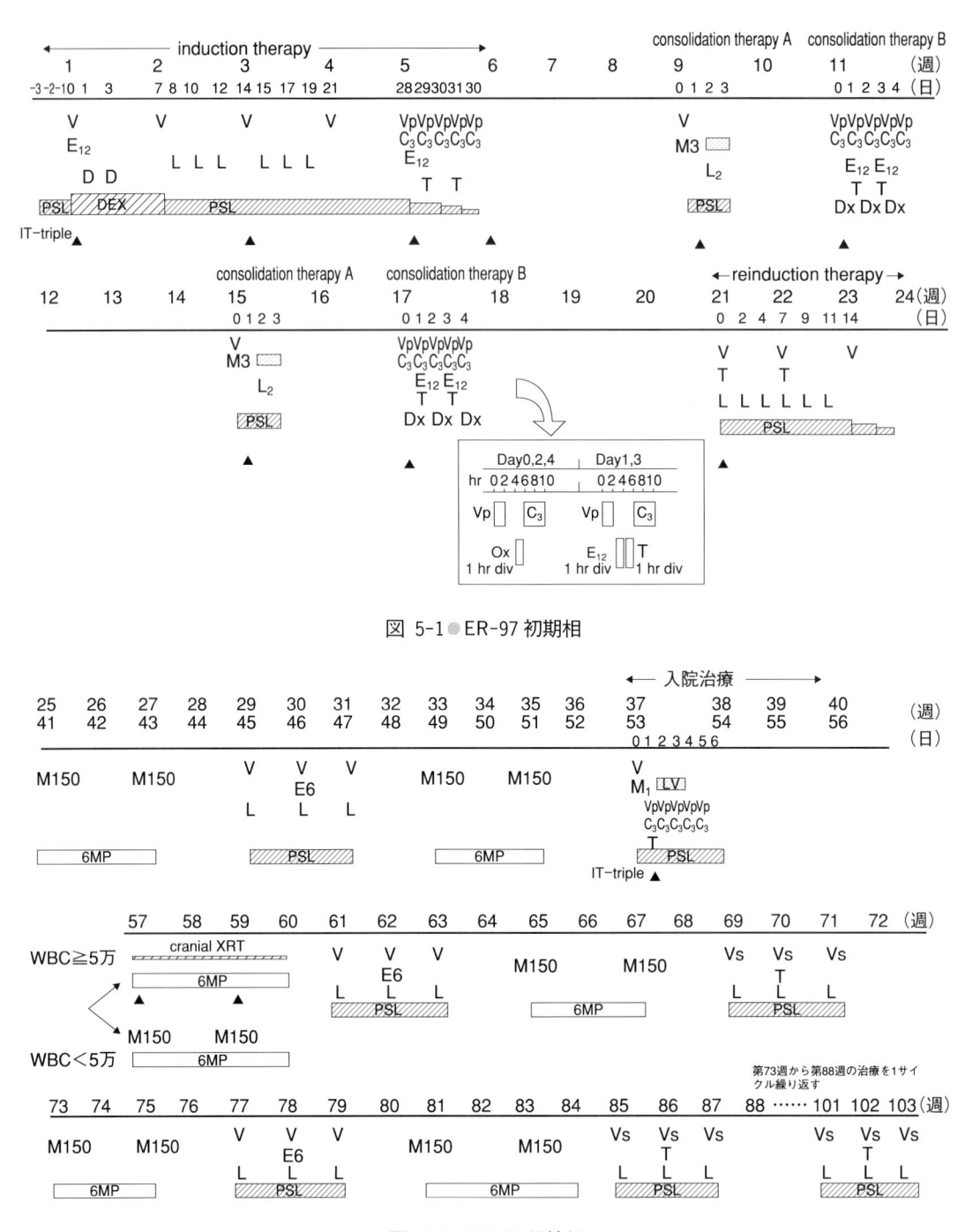

図 5-2 ● ER-97 維持相

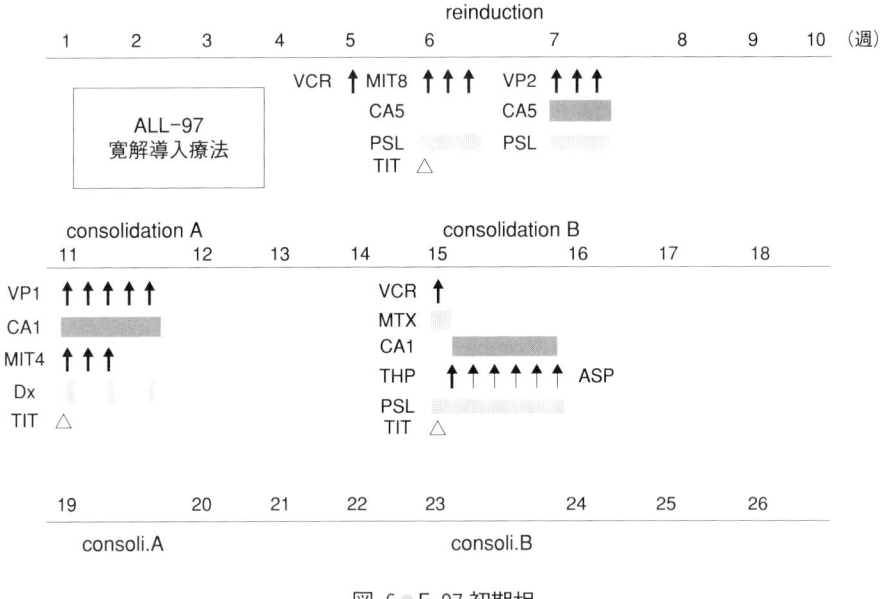

図 6 ● F-97 初期相

5 維持療法

　MTX（25 mg/m²、週1回経口投与）と6 MP（50 mg/m²、毎日就寝前1回経口投与）の併用療法が基本形である。JACLSではSR群にはVCRとPSLの4週ごとの強化療法を加え、HR群には多剤併用の交替化学療法が行われる。白血球数2,000〜3,000/μl目安に耐用最大薬剤量を投与する。治療期間は、治療開始後2年で全治療を終了する。3年間治療するグループもある。治療期間を1〜1.5年に短縮すると、再発率が高くなるとの報告がある[9]。

6 CNS予防療法

　CNS予防療法には、髄注療法、頭蓋放射線照射、MTX大量療法がある。髄注療法は、MTX、CA、ヒドロコルチゾンの3剤併用で行うことが多いが、MTX単独髄注との優劣は必ずしも明らかでない。髄注のみで予防治療を行う場合は、通常2年間にわたり20回以上の髄注を行うが、MTX大量療法を併用する場合は、治療初期の6〜12ヵ月間に10数回行うことで同等の予防効果が期待できる[10]。放射線照射は、近年、神経毒性、内分泌障害や二次がんのリスクがあるため回避されるようになってきた。JACLSでは、現在、白血球数10万以上のT-ALLに限って12 Gyの放射線照射（1回1.5 Gy×8回の分割照射）を行っている。

> **注意点** 【1．髄注時の対応】
>
> 髄注後は、2時間頭部を挙上させない。
> 水平臥床または腰部挙上位とする。

> **注意点** 【2．骨髄穿刺、腰椎穿刺時の鎮痛】
>
> 乳幼児の骨髄穿刺や腰椎穿刺の際は、モニター監視下で十分な鎮静鎮痛を図る。
> (前投薬：硫酸アトロピン 0.01 mg/kg 静注、ミダゾラム 0.1 mg/kg 静注、検査前に
> ケタミン 1 mg/kg 静注)

4 フォローアップのポイント

1 治療中のフォローアップ

　治療中は、薬剤の毒性を熟知して有害事象を予測して監視する。感染予防についてスタッフのみならず、患児、家族に十分説明しコンプライアンスを確保する。また、治療が長期に及ぶため患児の社会的精神的成長に配慮し、遊びや学習の機会を通じて同世代の児との交流を促すことも大切である。

> **注意点** 【3．薬剤の副作用に対する対策】
>
> 特に、ASP 投与時は、アナフィラキシー、凝固異常、膵炎に注意する。
> 抗がん薬の投与前には制吐剤(5-HT$_3$受容体拮抗薬)を投与する。
> 血管刺激性薬剤(VCR、THP、DNR、DXR、MIT、VP-16)の静脈注射の際は、血管外漏出に特に注意する。
> 強化療法中は中心静脈カテーテルの留置が望ましい。

> **注意点** 【4．感染予防対策】
>
> 院内院外の生活指導(手洗い、含嗽の励行、好中球減少時の生もの摂取禁止)のほか、治療期間中は ST 合剤を投与する(但し、MTX 大量投与時は MTX の排泄遅延が危惧されるため投与しない)。また、強化療法中は抗真菌薬投与、選択的消化管減菌を行う(「初期治療」参照)。

2 治療終了後のフォローアップ

　白血病再発の監視のみならず、治療による身体的・精神的・社会的成長発達への影響にも注視して定期的に観察する。

(堀部敬三)

■ 文献 ■

1) Schrappe M, Reiter A, Ludwig WD, et al : Improved outcome in childhood acute lymphoblastic leukemia despite reduced use of anthracyclines and cranial radiotherapy ; results of trial ALL-BFM 90, German-Austrian-Swiss ALL-BFM Study Group. Blood 95 : 3310-3322, 2000.
2) Smith M, Arthur D, Camitta B, et al : Uniform approach to risk classification and treatment assignment for children with acute lymphoblastic leukemia. J Clin Oncol 14 : 18-24, 1996.
3) Pui CH : Recent advances in childhood acute lymphoblastic leukaemia. Educational Book 2002 American Society of Clinical Oncology, pp 32-41, American Society of Clinical Oncology, Alexandria, VA, 2002.
4) 西村真一郎, 宇佐美郁哉, 小田　慈, ほか : JACLS ALL ER-97研究の治療成績. 日本小児血液学会雑誌 16 : 271, 2002.
5) Boissel N, Auclerc MF, Lheritier V, et al : Should adolescents with acute lymphoblastic leukemia be treated as old children or young adults? Comparison of the French FRALLE-93 and LALA-94 trials. J Clin Oncol 21 : 774-80, 2003.
6) 日本造血細胞移植学会 : 平成13年度全国調査報告書. pp 70-71, 名古屋大学消費生活協同組合, 名古屋, 2001.
7) Borgmann A, von Stackelberg A, Hartmann R, et al : Unrelated donor stem cell transplantation compared with chemotherapy for children with acute lymphoblastic leukemia in a second remission ; a matched-pair analysis. Blood 101 : 3835-3839, 2003.
8) Nachman JB, Sather HN, Sensel MG, et al : Augmented post-induction therapy for children with high-risk acute lymphoblastic leukemia and a slow response to initial therapy. N Engl J Med 338 : 1663-1671, 1998.
9) Toyoda Y, Manabe A, Tsuchida M, et al : Six months of maintenance chemotherapy after intensified treatment for acute lymphoblastic leukemia of childhood. J Clin Oncol 18 : 1508-1516, 2000.
10) Arico M, Baruchel A, Bertrand Y, et al : The seventh international childhood acute lymphoblastic leukemia workshop report ; Palermo, Italy, January 29-30, 2005. Leukemia 19 : 1145-1152, 2005.

10 慢性骨髄性白血病の薬物療法

1 慢性骨髄性白血病（CML）の定義

　慢性骨髄性白血病（chronic myelogenous leukemia；CML）は、血液細胞のもとになる造血幹細胞が BCR-ABL という異常な遺伝子によって腫瘍化したことによって生じた白血病である。特に白血球が未熟の段階から成熟した段階の細胞まで異常に増えるのが特徴である。この BCR-ABL という遺伝子はフィラデルフィア染色体という異常な染色体の上に位置する。年間の発生率は人口 10 万人に約 1 人で、全白血病の 15〜20％を占める。50 歳代前半に発生のピークがある比較的高齢者に多い白血病で、慢性期は白血球数が数万〜数十万と増加し、血小板も増加し、脾臓が腫大するが、この増加した細胞は正常に近い機能をもっているため自覚症状はほとんどない。しかし移行期、急性転化の時期になると脾腫による圧迫症状が出たり、発熱や貧血の進行がみられる。

2 CML の病因

　CML では、染色体の 9 番目と 22 番目の一部がそれぞれ入れ替わって、22 番にフィラデルフィア（Philadelphia；Ph）染色体と呼ばれる小さい異常な染色体ができる（図 1）。9 番染色体上には ABL という一種のがん遺伝子があり、それが 22 番染色体上にある BCR 遺伝子と融合して BCR-ABL という新しい異常な遺伝子が形成される。このことによりそれまで抑えられていた ABL のチロシンキナーゼの酵素活性が亢まる。その結果、白血球や血小板の増殖亢進、アポトーシスの抑制により白血病が生じる。CML は、3〜5 年の慢性に経過する時期（慢性期）の後、急に病勢が進行し、移行期という前兆となる時期を経て、急性白血病と同じような病態をとる急性転化が生じる。移行期はない場合もある。急性転化は、さらに別の遺伝子の異常が加わることによって起こると考えられている[1]。しかし、こうした遺伝子の異常がなぜ起こるかという点についてはまだわかっていない。

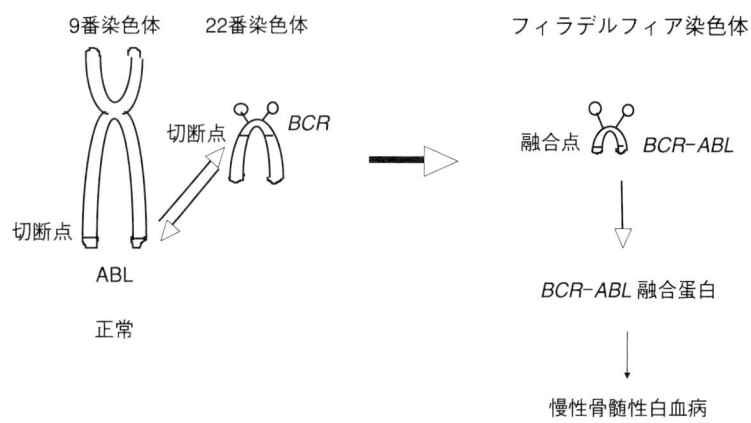

```
    9番染色体    22番染色体              フィラデルフィア染色体

              切断点  BCR              融合点  BCR-ABL

       切断点
         ABL                                    ↓
         正常                          BCR-ABL 融合蛋白
                                              ↓
                                        慢性骨髄性白血病
```

図 1 ● 慢性骨髄性白血病のフィラデルフィア染色体

3 CML の診断

　各成熟段階の白血球が著しく増えており、しかも Ph 染色体が検出されることが診断には必須である。Ph 染色体の代わりに BCR-ABL 融合遺伝子を確認してもよい。以前は Ph 染色体陰性の稀な CML も含まれたが、現在の WHO 分類では、それは別の疾患と捉えている。また、Ph 染色体は CML だけではなく急性リンパ性白血病（ALL）の約 20％にも検出される。

4 CML の治療法

　CML の治療法は、薬物療法としては、現在第一選択となっているメシル酸イマチニブ（グリベック®）のほか、ブスルファン、ハイドロキシウレア、インターフェロン α があり、一方には造血幹細胞移植（骨髄移植）がある。このうち確実に治癒を期待できる治療法は造血幹細胞移植のみである。しかし造血幹細胞移植は 50〜55 歳以下の若い患者が対象で、しかも HLA（ヒト組織適合性白血球抗原）の適合したドナーが必要となるため、造血幹細胞移植の適応となる患者は血縁者間、非血縁者間移植合わせて 30％程度である。また造血幹細胞移植は強力な治療法のため、ある程度の移植関連死を覚悟する必要がある（別項参照）。

　それ以外の患者には薬物療法を行うが、ブスルファン、ハイドロキシウレアは白血球数をコントロールすることはできるが、Ph 染色体をもつ白血病細胞の割合を減らすことはできない。インターフェロンは、Ph 染色体陽性細胞の割合を減らすことができる唯一の薬剤であったが、その効果は Ph 染色体完全消失（完全細胞遺伝学

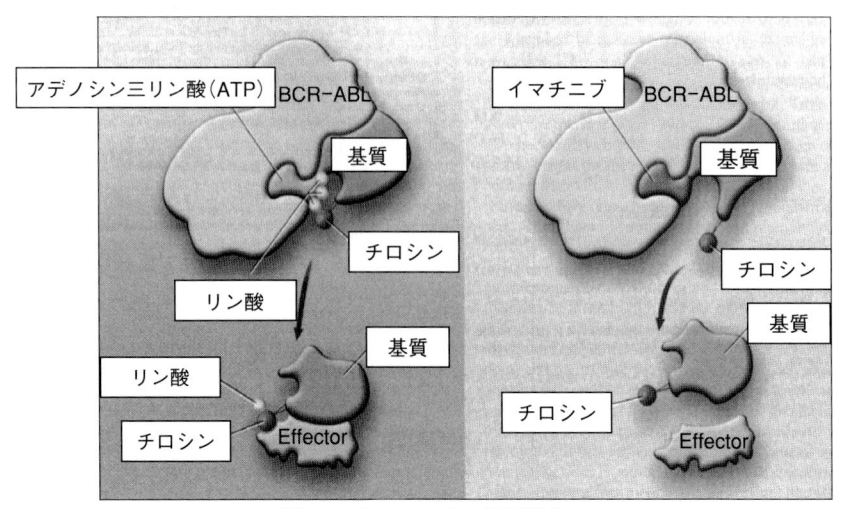

図 2 ● イマチニブの作用機序
(Goldman JM, Melo JV：Targeting the BCR-ABC tyrosine kinase in chronic myeloid leukemia. N Engl J Med 344：1084-1086, 2001 による)

的効果)は5〜30％の患者に、Ph染色体が1/3以下に減少(大細胞遺伝学的効果)は10〜40％程度に過ぎなかった(**注意点1**)。しかもこの効果を得るためには、皮下注射を9〜18ヵ月以上毎日打ち続けることが必要で、その効果を維持するためには、その後も注射し続けなければならない。また完全に治る人がいるかどうかもまだはっきりしていない。インターフェロンは注射をするとインフルエンザ様の症状(発熱、倦怠感など)が生じる。また長期間使用するとうつ症状により続けることが困難な場合も生ずる。

　新しく登場したメシル酸イマチニブ(以下イマチニブ)は、BCR-ABLチロシンキナーゼの選択的阻害薬である(**図2**)。従来の抗がん薬は、白血病細胞を殺すだけではなく、正常細胞も同時に障害するが、イマチニブはCMLの白血病細胞だけに作用するため副作用も大変軽い。イマチニブをCMLの白血病細胞に加えると、増殖が止まり、アポトーシスが誘導される[2]。インターフェロンと異なり、注射薬ではなく内服薬であること、重篤な副作用が少なく、効果はインターフェロンをはるかに上回り、しかも早期に現れる。イマチニブの効果は、未治療の慢性期CML患者に対し、大細胞遺伝学的効果が85％に認められる[3]。インターフェロン療法との比較試験では細胞遺伝学的効果、急性転化への進展阻止ともに有意にイマチニブが優ることが判明した。イマチニブはインターフェロンが無効な慢性期の症例にも有効で

注意点　【1．細胞遺伝学的効果判定基準】

完全細胞遺伝学的効果：Ph染色体陽性細胞　0％
部分細胞遺伝学的効果：Ph染色体陽性細胞　1〜35％
効果なし：Ph染色体陽性細胞　＞95％
大細胞遺伝学的効果＝完全＋部分細胞遺伝学的効果

表 1 ● イマチニブの血液学的・細胞遺伝学的効果

効果	最善の血液学的・細胞遺伝学的効果(%) 初期治療	
	イマチニブ n=553	インターフェロン+ara-C n=553
血液学的完全寛解	95.3*	55.5
大細胞遺伝学的効果	85.2*	22.1
完全細胞遺伝学的効果	73.8*	8.5
部分細胞遺伝学的効果	11.4	13.6

*$p<0.001$　　　　　　　　　　　　　　　　　　　　(文献5)による)

40%に完全細胞遺伝学的効果、60%に大細胞遺伝学的効果が得られる。また移行期、急性期にも有効で大細胞遺伝学的効果は24%、16%にそれぞれみられるが、有効期間は半年以内と短く、その間に他の治療を行う必要がある[4]。

以上から、現在ではインターフェロンに代わり、イマチニブが薬物療法の第一選択薬とされる。但し、イマチニブは海外でもまだ7年程度の使用経験しかなく、長期投与の有効性、安全性は今後の観察により確認される必要がある。以下、イマチニブの治療成績を詳しくみていく。

5 CMLに対するイマチニブの治療成績

イマチニブの未治療の慢性期CML症例に対する効果は、イマチニブと従来最善とされているインターフェロン+サイトシン・アラビノシド併用との比較試験により確認された。この試験では成人の慢性期CML症例を対象にし、イマチニブ群は400 mgの連日経口投与を行い、効果が不十分な場合は800 mgに増量された。また、一方の群で治療に不応・不耐容の場合は、他群への変更が可能と設定された。各群553例の治療成績は、観察期間中央値19ヵ月時点で中間解析が行われ、有効性、安全性、無増悪生存率においてイマチニブ群が大きな差を以て上回り(表1、図3)、その後観察期間中央値42ヵ月の成績でも効果が持続していることが確認された[5]。

初期治療の継続はイマチニブ群では79%であったが、IFNα群では7%に過ぎなかった。インターフェロン群の中止、変更理由は不耐容が大半であった。変更症例においてインターフェロンからイマチニブへ変更された症例では、イマチニブにより十分な効果があったのに対し、逆にイマチニブからインターフェロンへの変更では18ヵ月の観察期間では細胞遺伝学的効果は認められていない。初期治療において、イマチニブ群の観察期間中央値31ヵ月における予測30ヵ月の血液学的完全寛解は97%、大細胞遺伝学的効果は90%、完全細胞遺伝学的効果は82%と効果は維持されていた。

イマチニブ群の観察期間中央値31ヵ月における予測30ヵ月の無増悪生存率は、

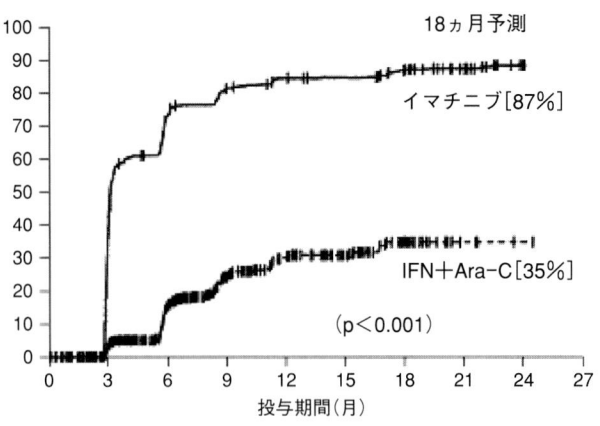

図 3 ● 未治療慢性期 CML に対する大細胞遺伝学的効果
―イマチニブ vs IFN＋ara-C―
(O'Brien SG, Guihot F, Larson R, et al：Imatinib compared with interferon and low-dose cytarabine for newly diagnosed chronic-phase chronic myeloid leukemia. N Engl J Med 348：994-1004, 2003 による)

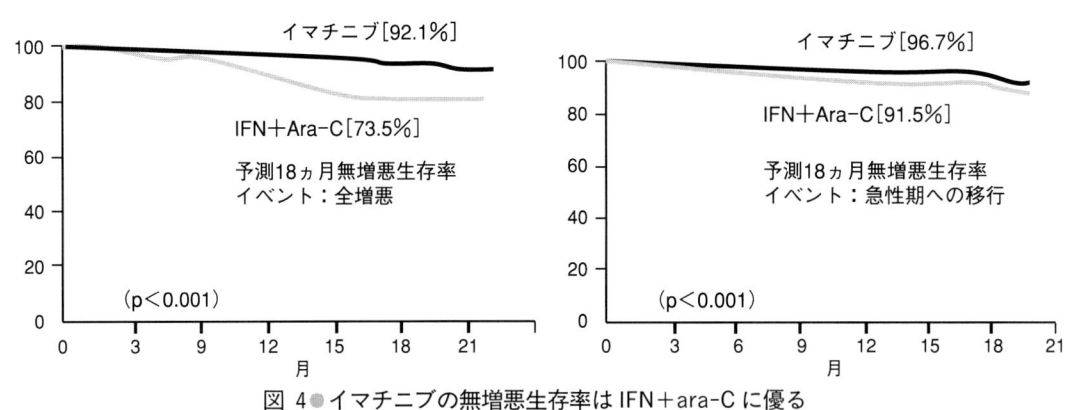

図 4 ● イマチニブの無増悪生存率は IFN＋ara-C に優る
(O'Brien SG, Guihot F, Larson R, et al：Imatinib compared with interferon and low-dose cytarabine for newly diagnosed chronic-phase chronic myeloid leukemia. N Engl J Med 348：994-1004, 2003 による)

　急性期への進展のみをイベントとした場合は 95％、その他のイベントを含めた場合は 88％であった (図 4)。

6　イマチニブの効果判定

　イマチニブの効果判定は通常染色体分析により行うが、BCR-ABL mRNA の定量的 PCR 法によりさらに高感度に行うことができる (図 5)[6]。この方法により 1 年時点で BCR-ABL/ABL 比率が治療前より 1/1,000 以上に減少した場合は、その後の再発が極めて少ないことが判明している。そのため今後はこうした分子モニタリングも重要な治療の指標になる。また治療前の芽球％、脾臓の大きさ、血小板数

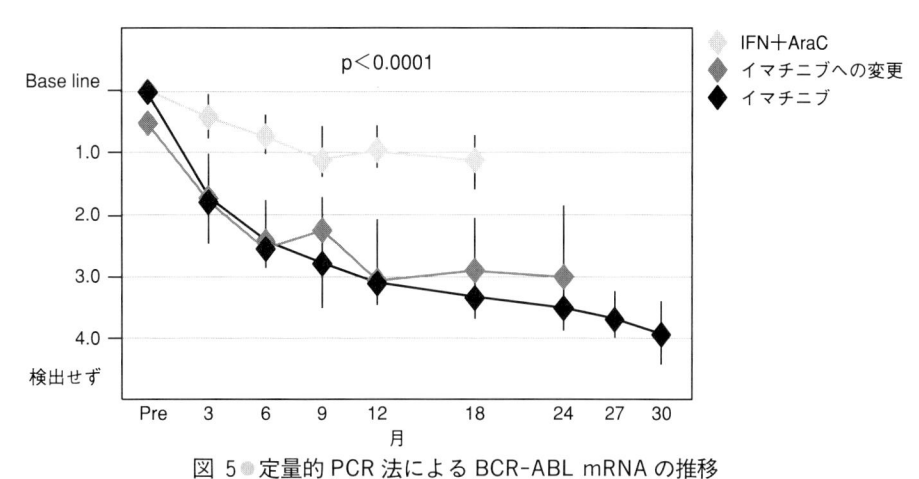

図 5 ● 定量的 PCR 法による BCR-ABL mRNA の推移
(Hughes TP, et al：Frequency of Major Molecular Responses to imatinib or Interferon Alfa plus Cytarabine in Newly Diagnosed Chronic Myeloid Leukemia. N Engl J Med 349：1423-1432, 2003 による)

および年齢による指数（ソカール指数）もイマチニブの効果予測に有効である。

7 イマチニブの副作用

　イマチニブの副作用には重篤なものは少ないが、さまざまな副作用がある。まず内服薬ということで嘔気が半分近くの人にみられる。そこで 200 m*l* 程度の多めの水と一緒に夕食後に飲むよう勧めている。また浮腫も 60％程度の人にみられ、眼の周囲や、手・足の浮腫が特徴である。必要に応じて利尿薬で対処することで徐々に治まってくる。時に胸水、腹水が溜まったり、うっ血性心不全をきたすことがあり、これには入院治療が必要である。日本人では発疹がよく現れるが、多くはステロイドホルモンの外用や短期の内服で改善する。しかし時に重症化することがあるので注意が必要である。また筋痙攣もみられるが程度は軽度である。重大な副作用としては汎血球減少がある。これは CML の発症から長期経った患者の投与時に起こることが多く、そうした患者では正常の造血クローンがほとんど残っていないためと考えられている。これは副作用というより、むしろ効果と捉えた方がよいかも知れない。しかし汎血球減少時には重篤な感染、出血を起こすことがあるので厳重な入院管理が必要である。イマチニブは、薬物代謝酵素チトクローム P 450（CYP 3 A 4）で代謝されるので、この酵素活性に影響を及ぼす薬や食物には注意が必要である。例えばグレープフルーツジュースはイマチニブの血中濃度を上昇させる可能性があるので投与中は大量には摂取をしないように指導する。

8 イマチニブ治療の問題点

　イマチニブの長期の有効性、有害事象はまだ未知である。治癒が得られるかどうかも今後の観察にかかっている。最近ラットの長期投与実験で 30〜60 mg/kg/day により泌尿生殖器に悪性腫瘍発生が報告された。

　イマチニブによる nested PCR レベルでの陰性化は 10% 以下で、これは微小残存病変が存在することを示している。また CML 前駆細胞はイマチニブに対し感受性が低いとされており、こうしたことからイマチニブは継続的に投与することが望ましいとされている。治癒が得られるかどうかとも関連して、この点も明らかにされる必要がある。

　CML の急性転化や Ph 陽性 ALL ではイマチニブに対する効果は一過性で耐性が容易に出現する。その大半は ABL キナーゼドメインの点突然変異が原因と考えられている。しかしこうした耐性細胞にも有効な新しい ABL キナーゼ阻害剤も開発され有望視されている。

　イマチニブの至適投与量についてはなお議論が続いている。高用量イマチニブについては、1日 800 mg 投与により観察期間中央値 18ヵ月で細胞遺伝学的効果が早期に高率に現れ、PCR 陰性化率は 18ヵ月で 35% の高率が報告されている。こうした問に応えるため欧米では通常量、高用量イマチニブと他の薬剤との併用との比較試験が進められている。

●おわりに

　イマチニブは分子標的薬の初めての成功例である。これは CML という疾患が BCR-ABL のほとんど単独の異常で生じていることによると考えられる。しかしこれで治癒が得られるどうかは明らかではない。そこで新たな他の分子標的治療薬の開発、ワクチン療法の治験も進行中である。また新規 ABL キナーゼ阻害薬の開発も精力的に行われており、薬物療法により CML を治すことも近い将来可能になるかも知れない。

（大西一功）

■文献■

1) Goldman JM, Melo JV：Chronic Myeloid Leukemia；Advances in Biology and New Approaches to Treatment. N Engl J Med 349：1451-1464, 2003.
2) Durker BJ, Tamura S, Buchdunger E, et al：Effects of a selective inhibitor of the Abl tyrosine kinase on the growth of Bcr-Abl positive cells. Nat Med 2：561-566, 1996.
3) Druker BJ, Talpaz M, Resta DJ, et al：Efficacy and safety of a specific inhibitor of the BCR-ABL tyrosine kinase in chronic myeloid leukemia. N Engl J Med 344：1031-1037, 2001.
4) Druker BJ, Sawyers CL, Kantarjian H, et al：Activity of a specific inhibitor of the BCR-ABL tyrosine kinase in the blast crisis of chronic myeloid leukemia and acute lymphobla STI 571 c leukemia with

the Philadelphia chromosome. N Engl J Med 344：1038-1042, 2001.
5) O'Brien SG, Guihot F, Larson R, et al：Imatinib compared with interferon and low-dose cytarabine for newly diagnosed chronic-phase chronic myeloid leukemia. N Engl J Med 348：994-1004, 2003.
6) Hughes TP, et al：Frequency of Major Molecular Responses to imatinib or Interferon Alfa plus Cytarabine in Newly Diagnosed Chronic Myeloid Leukemia. N Engl J Med 349：1423-1432, 2003.

11 慢性リンパ性白血病

● はじめに

　慢性リンパ性白血病(chronic lymphocytic leukemia；CLL)はわが国では欧米に比べて極めて少ない。そのため系統的な治療研究がほとんどなされていない。しかしながら欧米では近年、多くの進展が報告されている。本稿ではこの疾患の治療について述べる。

1 病期分類

　いくつかの病期分類があるが、いずれも症状、白血球の数、貧血の有無、リンパ節などの腫脹などが勘案されている。表1のRaiの病期分類が汎用される。表2のBinetの分類は主にヨーロッパで使用されており、これらを合わせた国際分類(International Workshop on CLL)[1]も提唱されている。CLLでは、対象により治療成績は異なるので、治療研究の差の解釈を困難にしている。最近の分子生物学

表 1 ● Rai 分類

0期	末梢血のリンパ球数増加のみを認め、身体の症状や異常はまったく認められない。肝臓、脾臓、リンパ節はまだ腫大なく、赤血球数、血小板数は正常。
I期	末梢血のリンパ球数が増加し、リンパ節腫大がある。肝臓、脾臓は腫大なく、赤血球数、血小板数も正常である。
II期	末梢血液中のリンパ球の数が増加し、肝臓、脾臓、リンパ節腫大がある。
III期	末梢血液中のリンパ球の数が増加し、貧血が出現している。肝臓、脾臓、リンパ節腫大がある。
IV期	末梢血液中のリンパ球の数が増加しており、血小板数が減少している。易出血性であり、貧血が生じる。肝臓、脾臓、リンパ節が腫大していることがある。

表 2 ● Binet 分類

A	リンパ球増多症＋3ヵ所未満のリンパ節領域#の腫大
B	リンパ球増多症＋3ヵ所以上のリンパ節領域の腫大
C	リンパ球増多症＋貧血(Hgb＜10 g/dl)血小板減少(＜100,000/mm³)の一方あるいは両方を認める、腫大リンパ節領域の数は関係しない

#リンパ節領域は以下の5ヵ所である。1. 頸部とWaldeyer輪、2. 腋窩部、3. 鼠径部、4. 脾臓、5. 肝臓。国際分類ではAを貧血なく血小板減少もないもの(A(0)、A(I)、A(II))Bを貧血なく血小板減少ないもの(B(I)、B(II))Cを貧血あるいは血小板減少の両方あるいは一方のあるもの(C(III)、C(IV))とする。

的研究成果による新たな予後因子が提唱されており、今後、変わっていく可能性があると考えられる。

2 治療の開始時期

現状では、たとえ CLL に対する標準的治療を行っていても、完全治癒に結びつくことは例外的である。そこで先述の病期分類を重視して治療を開始する。NCI の Working Group では、Rai の病期Ⅲ、Ⅳ期あるいは、症状のある場合になって初めて治療を開始することを推奨している(表3)。但し、この疾患は高齢者に多いため、他の悪性腫瘍など隠れた CLL 以外による症状を CLL の症状と捉えて治療開始しないよう留意する。

3 治療の現状

CLL の治療の主体は、アルキル化薬を主体とした化学療法であった。放射線療法や造血幹細胞移植による治療が行われることもあり、近年プリンアナログをはじめとする新たな薬剤が開発されたため、治療体系に組み入れられてきているが、最終的な治療効果の確認のためにはさらなる長期間の経過観察が必要なため、現状では定まった標準治療は唯一ではない。抗がん薬としては、クロラムブチル、シクロホスファミド、ビンクリスチン、フルダラビンなどである。低悪性度 B 細胞性リンパ腫の治療に承認されたモノクローナル抗体による治療も有効である。

1 アルキル化薬

伝統的に欧米ではクロラムブチルが用いられている。French Cooperative Group では、Binet の病期 A に対して、疾患が発見されたときに直ちに治療する群

表 3 ● 治療開始時期の基準

1) 自己免疫疾患によらない血球減少(Rai 分類のⅢ、Ⅳ期)
2) 進行性のリンパ節腫脹(10 cm 以上)あるいは肝脾腫(6 cm 以上)
3) CLL に関連した B 症状
4) 著しい末梢リンパ球増多(2ヵ月で 50%以上の増加、doubling time が 6ヵ月以内のとき)
5) ステロイドでコントロールできない自己免疫性血球減少

以上のいずれか 1 つが出現したときに治療を開始する。

と治療を控える群とに分けた無作為比較試験を行った[2)3)]。クロラムブチル群は当初は少量持続、途中からは間欠投与を行い、かつステロイドを併用した。単独群では45％の完全寛解を含め、86％の有効性を認め、ステロイド併用間欠投与群では28％の完全寛解を含め69％の有効性を認めた。さらにいずれの場合もBinetの病期B、Cへの進行を抑える効果が確認されたが、生存率では無治療群に比べて有意差は認められなかった。すなわち、前者では登録開始後11年の時点で、無治療群の32％に対して治療群の27％がCLLのために死亡した。但し、治療群では3％程度のがん死亡があった。ステロイド併用のクロラムブチル間欠治療ではがん死亡は増加しなかったが、感染症が増加しており、無治療群の22％に対して治療群では32％の死亡があり、早期に治療するメリットは得られなかった。CALGBでの結果[4)]もほぼ同様であり、間欠投与と無治療とを比較すると5年の時点で、前者では70％が活動性の病変を有しているのに比し、後者では55％であった。しかしながら、生存率での差は得られなかった。これらの臨床試験を含む計2,048例を対象とした6つの比較試験のメタアナリシス(meta-analysis)[5)]は、10年生存率で治療を行わない群の方の生存率が有意に高かった。以上の結果より、初期の場合には治療を行わないことが推奨されている。

　わが国ではクロラムブチルの代わりにシクロホスファミドが使用されるが、差異はほとんどないとされており、伝統的に併用療法中で用いられるときにはシクロホスファミドが使用されることが多い。French Cooperative GroupはBinetの病期Bをクロラムブチル単剤とCOP療法とを比較したが有効性、生存率ともに有意差は得られなかった[6)]。さらにこのグループはBinetの病期Cでアンスラサイクリンを加えた方が生存率で高かったと報告したが、2,035例の10の比較試験をまとめたメタアナリシスの結果はアンスラサイクリンを加えるメリットは得られなかった[5)]。

2 プリン誘導体

　近年開発された薬剤であり、フルダラビン、クラドリビン、ペントスタチンがその3剤である。これらの中ではフルダラビンの臨床開発が先行した。第三相比較試験も行われており、その最も大きなCALGB、SWOG、ECOG、NCI CanadaのIntergroup study[7)]では、フルダラビン、クロラムブチル、両者の併用の3群で比較された。このうち、併用療法は毒性の増加が認められ、早期に中止されている。フルダラビンは有効率で明らかにクロラムブチルに勝っており、奏功期間も長かった。しかしながら、cross-overデザインであったためか生存率の差は得られなかった。

　フランスからはアンスラサイクリンを含んだ併用療法と比較された結果が報告されている。Binetの病期B、Cをフルダラビン単剤群、減量CHOP(ChOP)群、CAP

（シクロホスファミド、アドリアマイシン、プレドニン）群の 3 群で比較した結果が報告され、フルダラビンの有効率が勝っていた。また、生存率も高い傾向を示したが、観察期間が短くて有意差は認められなかった[8]。

さらに引き続き、参加国を広げて行われ、有効性ではフルダラビンと ChOP がほぼ同じで CAP に勝っており、完全寛解、生存率ともにフルダラビンが勝っていた[9]。いずれも統計的な有意差は認めていないが、フルダラビンの耐用性が有意に優れていたことから、フルダラビンの使用が勧められた。

これらの結果は、以前中止されたシクロホスファミドとの併用療法を再度試みる動きにつながり、ECOG では併用療法が単剤治療と比較されている。併用療法では G-CSF を併用した。この結果は 2004 年の米国血液学会で報告されており、まだ、生存率の比較は行われていないが、寛解率では 74% 対 54%、無病悩期間でも 41 ヵ月に対して 17.7 ヵ月といずれでも有意に併用療法が勝っていた。感染症の発症頻度も差は認めなかった[10]。

フルダラビン以外のプリン誘導体は、効果が劣るようであり、2-CdA での規治療者の 55〜85% がこの薬剤に反応する[11]。また、ペントスタチンはあまりまとまった結果が報告されていない。

3 新規薬剤

CD 52 に対する抗体が欧米で使用されている。Campath-1 H は現在、欧・米にまたがった第三相試験が進行中であり、クロラムブチルとの比較がされている。T 細胞も抑えるため、CMV をはじめとするウイルス感染の管理が重要である。2004 年の米国血液学会では、毒性の比較結果のみが公表されており、両群とも管理可能であったと報告された[12]。

リツキシマブは単剤での効果は乏しく、また、そもそも infusion related syn-

表 4 ● CLL に対する開発中の薬剤

- 有効性が確認された薬剤
    - Flavopiridol
    - Anti-CD 3 and anti-CD 28 antibody activation of T cells
    - Rituximab+high-dose methylprenisolone
    - CD 40-ligand immunotherapy
- ある程度の有効性が確認された薬剤
    - Thalidomide+fludarabine
    - Anti-CD 23 mAb
    - Dipeptidyl peptidase inhibitors
- 新規抗体治療の標的
    - Anti-CD 37
    - Anti-CD 40
    - Anti-C 3 b/iC 3 b
    - Anti-HLA-DR mAb
    - Anti-CD 28
    - Anti-CD 47

drome が生じるため、使用しづらい。事実単剤での治療効果は限られており、1,500〜2,250 mg/m²まで使用したが完全寛解例は得られなかった[13]。しかし、再発難治性例に対して、併用療法として、上乗せ効果を考えた治療方法が試みられている。表4に現在検討されている新規薬剤を挙げる。

4 造血幹細胞移植療法

従来から同種移植の報告があり、若年者を主体に行われてきた。40%程度の長期生存者が同胞からの同種移植で得られている。しかしながら、半数は移植関連合併症で死亡する。近年開発された骨髄非破壊移植では、この合併症を減らすことが可能なことから、ことに高齢者が多いこの疾患では、今後明らかにされる再発率次第では適応を広げることができる[14]。

5 合併症の治療

感染に対しては抗生剤の投与などが行われる。自分の免疫の異常で起こる溶血性貧血に対しては、ステロイドホルモン剤が使われることがある。近年の薬剤は免疫抑制も強いため、カリニ肺炎予防、VZV 予防も同時に行っており、これら感染症の対策も重要である。

● おわりに

CLL の治療について述べた。類縁疾患との鑑別および治療と近年次々と明らかにされた分子生物学的な予後因子については割愛した。欧米では、この疾患は多いこともあり、新規薬剤の開発が続き、事実、プリン誘導体の導入により治療法の進展が認められる。わが国でもこれらの治療ができるための方策が必要である。

> **注意点**
>
> 慢性リンパ性白血病は本邦では極めて少ないため、まずは診断を疑うことが必要である。鑑別診断としては T 細胞性腫瘍、濾胞性リンパ腫、マントル細胞腫の白血病化が挙げられる。但し、一部の慢性白血病はマントル細胞腫と同様の染色体、遺伝子変化があり、今後整理される可能性がある。

(小林幸夫)

■ 文献 ■

1) Binet J-L, Catovsky D, Chandra P, et al : Chronic lymphocytic leukaemia ; Proposals for a revised prognostic staging system. Brit J Haematol 48 : 365-367, 1981.
2) French cooperative Group on CLL : Effects of chlorambucil and therapeutic decision in initial forms of chronic lymphocytic leukemia (stage A) ; results of a randomized clinical trial on 612 patients, The French Cooperative Group on Chronic Lymphocytic Leukemia. Blood 75 : 1414-1421, 1990.

3) Dighiero G, Maloum K, Desablens B, et al：Chlorambucil in indolent chronic lymphocytic leukemia；French Cooperative Group on Chronic Lymphocytic Leukemia. N Engl J Med 338：1506-1514, 1998.
4) Shustik C, Mick R, Silver R, et al：Treatment of early chronic lymphocytic leukemia；intermittent chlorambucil versus observation. Hemato Oncol 6：7-12, 1988.
5) CLL trialist's Collaborative Group：Chemotherapeutic options in chronic lymphocytic leukemia；a meta-analysis of the randomized trials. J Natl Cancer Inst 91：861-866, 1999.
6) French Cooperative Group on CLL：A randomized clinical trial of chlorambucil versus COP in stage B chronic lymphocytic leukemia. Blood 75：1422-1425, 1990.
7) Rai KR, Peterson BL, Appelbaum FR, et al：Fludarabine compared with chlorambucil as primary therapy for chronic lymphpcytic leukemia. N Engl J Med 343：1750-1757, 2000.
8) Johnson S, Smith AG, Loffler H, et al：Multicentre prospective randomised trial of fludarabine versus cyclophosphamide, doxorubicin, and prednisone(CAP)for treatment of advanced-stage chronic lymphocytic leukaemia；The French Cooperative Group on CLL. Lancet 347：1432-1438, 1996.
9) Leporrier M, Chevret B, Cazin B, et al：Randomized comparison of fludarabine, CAP, and ChOP, in 938 previously untreated stage B and C chronic lymphocytic leukemia. Blood 98：2319-2325, 2001.
10) Flinn IW, Kumm E, Grever MR, et al：Fludarabine and cyclophosphamide produces a higher complete response rate and more durabled remissions han fludarabine in patients with previously unreated CLL. Blood 104：139 a, 2004.
11) Robak T, Blonski JZ, Kasznicki M, et al：Cladribine with or without prednisone in the treatment of previously treated and untreated B-cell chronic lymphocytic leukaemia-updated results of the multicentre study of 378 patients. Brit J Haematol 108：357-368, 2000.
12) Hillmen P, Skotnicki B, Robak, T, et al：Preliminary safery and efficacy report of a randomized trial of Alemtuzumab vs chlorambucil as front-line therapy in 297 patients with progressive B-cell chronic lymphocytic leukemia. Blood 104：687 a, 2004.
13) O'Brien SM, Kantarjian H, Thomas DA, et al：Keating, M. J. Rituximab dose-escalation trial in chronic lymphocytic leukemia. J Clin Oncol 19：2165-2170, 2001.
14) Flinn IW, Berdeja JG：The initial management of patients with chronic lymphocytic leukemia. ASH Education Program Book 170-175, 2004.

12 高齢者白血病とその薬物療法

● はじめに

　わが国の白血病死亡数は年々増加してきており、平成14年の統計によれば年間6,940人であった。これは全がん死亡数の2.4%であり白血病治療にかかわるわれわれだけではなく、わが国の医療において重要な問題となってきている。白血病死亡数増加の背景には、わが国が世界でも有数の長寿大国であり、高齢者人口が増加し続けていることがある。少子高齢化は急速に加速しており、2050年には60歳以上の高齢者の割合が全人口の40%を超えると予測されている。高齢化社会が進行するのに伴って高齢者白血病が大きな割合を占めるようになることは確実で、高齢者白血病に対する至適治療法の開発はこれからの高齢化社会にとって早急に対処しなければならないと考えられる。若年成人の白血病に対する化学療法は近年目覚ましい進歩を遂げており、その治療成績は着実に進歩しているが高齢者急性白血病に対する治療は今日でも確立した治療方法がなく、治療成績はあまり向上していないのが現状である。同種造血幹細胞移植が原則として適応にならない高齢者においては治癒あるいは長期生存を目指した治療は主として化学療法に頼らざるを得ないので、高齢者白血病に対する至適化学療法の開発こそが早急に確立されなければならない命題である。本稿では主として高齢者白血病の中でも特に急性骨髄性白血病（Acute myelocytic leukemia；AML）の現況と薬物療法について概説する。

1 高齢者急性骨髄性白血病（高齢者AML）の特徴

　高齢者白血病に関する欧米の報告では比較的若い50歳代から高齢者として扱っていることが多いが、これは同種造血幹細胞移植が適応になる上限の年齢が50歳ぐらいであるところから設定されているようである。わが国における高齢者白血病の臨床では欧米よりもかなり高齢の60〜65歳以上を対象としていることが多い（表1）。わが国が世界の中でも長寿の国と考えられていることと、現役を引退する年齢がこのくらいなので区切りをつけやすいというような考えが背景にあるためと思われる。現在では造血幹細胞移植もより高齢者に施行可能になってきており、欧米の高齢者の基準も少し年齢が上がっているので国際的には60歳を高齢者と若年成人の境界とするのが妥当と考えられ、わが国でも今後の高齢者白血病の臨床研究で

表 1 ● 高齢者を対象とした無作為比較試験

研究グループ	症例数	期間(月)	例/月	対象年齢(歳)
SWOG	234	38	6.2	≥ 56
GIMEMA	255	44	5.8	≥ 60
MRC	1,314	92	14.3	≥ 56 → ≥ 60
JALSG(GML 200)	238	54	3.9	≥ 65
JALSG(AML 201)	847	29	22.3	15 =< <65

は60歳以上を対象とするのが望ましい。

　高齢者に発生する白血病の特徴としては形態異常を伴う症例や二次性白血病が多いことが以前より指摘されているが、このほかに骨髄が低形成性などの非定型白血病が多いことが挙げられている。高齢者白血病は生物学的に若年成人の急性白血病と異なった特徴がいくつかあり、これが治療関連白血病とよく類似していることもしばしば報告されている[1]。治療関連白血病は発症年齢そのものが高齢者に多いが、高齢者の de novo 白血病のみと比較した場合でも多くの点で共通している。

　高齢者白血病が難治性である大きな要因の1つにさまざまな臓器の予備能が低下していることがある。白血病の化学療法を行う際にしばしば問題になるのは骨髄、肝、腎および心肺機能である。骨髄の造血能は65歳以上の高齢者では若年者の約50％に減少しており、種々の抗がん薬による骨髄毒性は強く現れることになる。肝機能はグルクロン酸抱合能が保たれているのに対して酸化代謝は大きく低下するのでドキソルビシンなどの肝で代謝される薬剤を使用する場合には注意が必要である。腎機能は加齢によりクリアランスが60歳代で成人の60％に、80歳代で40％程度に低下していると考えられ、薬物の血漿からの消失時間が遷延し作用時間が持続してより強い毒性が励起されることになる。心肺機能については薬剤の代謝に直接かかわることは少ないが、アントラサイクリン剤は心毒性がありブレオマイシンなどは肺線維症を続発するのでこれらの臓器機能が低下している高齢者への投与は慎重に行わなければならない[2]。高齢者白血病の治療が不成功に終わる要因は化学療法後の好中球減少期が強く遷延することが最も大きなもので、この間に起こる感染症がしばしば致命的となる。また心肺機能の低下のために抗がん薬の総投与量が制限され十分な化学療法を施行できないことも治療の妨げとなっている。このように高齢者白血病では宿主側と白血病の双方に治療上、不利となるような要因が多く存在しており、これらをうまく回避して適切な治療法を設定しなければ治療成績は向上しない(表2)。

表 2 ● 高齢者白血病の生物学的な特徴

宿主側の特徴
　1．肝腎の代謝機能が低下、骨髄の予備能が低下
　　　→化学療法後の骨髄抑制が強く好中球減少期に感染を免れ得ない
　2．心肺の予備能が低下
　　　→化学療法剤の投与量が心肺毒性のために早く制限される
　3．大脳高次機能障害を伴うことが多い

白血病細胞の特徴
　1．骨髄低形成性白血病が多い
　2．骨髄異形成症候群から急性白血病転化した症例が多い
　3．二次性白血病、治療関連白血病の頻度が高い
　4．成人で予後不良と考えられている染色体異常の頻度が高い
　5．発症時よりP糖蛋白の発現がみられる

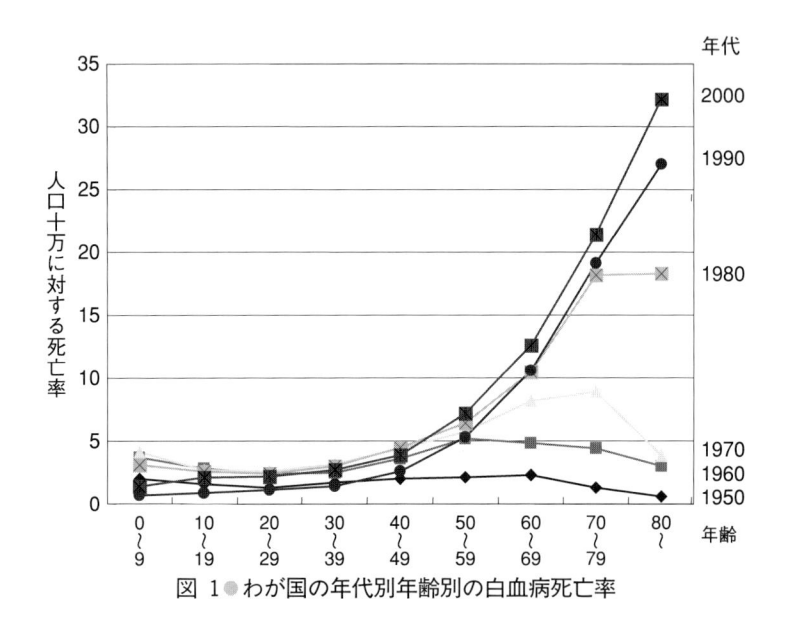

図 1 ● わが国の年代別年齢別の白血病死亡率

2　高齢者急性白血病の疫学

　わが国における急性白血病の発生数は年代ごとに増加しており、その発生のピークも年代ごとにより高齢者へと変化してきている。1970年代までは白血病による死亡は60〜70歳代にピークがあったのが1980年には80歳代になり1990年以降は80歳を超えてもなお増加している（図1）。これは前述したように平均寿命が延長していることが第一の要因であるが、診断技術が進歩したことや、がんの治療が進歩して治癒例が増加したことに伴って二次性白血病や骨髄異形成症候群が増加したことも大きな要因である。われわれが1995年以降に国内の主な血液専門医の常勤している日本血液学会の研修認定施設に対して調査を行った結果では、65歳以上の急性白血病症例数とほぼ同じ数の骨髄異形成症候群が発生していることが明らかになっている[3]。進行期の骨髄異形成症候群は新WHO分類では一部がAMLに組み

入れられているし、最近では治療を選択する際にAMLと同様に取り扱われるようになってきているので急性白血病の治療戦略を決めていくうえで重要な結果であると考えている。

3 高齢者白血病の年代ごとの治療戦略

　60歳までは若年成人と同様の強力な化学療法により完全寛解を目指し、条件が整えば同種造血幹細胞移植を選択することになるが、分子生物学の進歩でCBF白血病（Core binding factor leukemias）などの予後良好群については初寛解での移植は必ずしも適応にならないことも明らかになっている。60歳以上は年代ごとの生物学的な変化は大きく、また個人差も大きいので化学療法剤の容量の設定は難しいが概ね70歳までと80歳までに段階的に減量した治療が選択されることになるであろう。80歳以上の場合には化学療法を行わずに支持療法のみを行っても生存に差はないという報告もあるが[4)5)]、これから増加する80歳以上の患者に対してはもう少し積極的な治療も検討していかなくてはならないと思われる。

4 高齢者AMLの化学療法

　高齢者白血病治療においては多くのプロトコールにおいて成人に対する投与量を一定の割合で減量する方法が試みられている。すなわち、若年成人に対する標準的な化学療法であるアントラサイクリン＋シタラビンを3＋7日間投与する方法を年齢などに応じて減量する治療が最も平均的な選択肢となっている[6)]。高齢者においては体内での薬物の代謝・排泄機能が低下していることから、白血病の治療において成人に対する投与量を一定の割合で減量して投与することが論理的に妥当と考えられ支持されているが、実際に多くの高齢者急性白血病を対象としたプロトコールにおいて成人に対する投与量の75％から50％程度に減量する方法が試みられている。しかし高齢者白血病では白血病が細胞生物学的に治療難反応性であることも多く、減量療法によって治療成績を上げようとしても困難であることも明らかにされてきている[7)]。しかも75％から50％程度に減量して寛解導入を行う場合でも治療関連死亡は若年成人に比べて多く、治療成績は必ずしも満足できるものではない。最近報告された単一プロトコールによる治療成績によれば、寛解導入療法は使用薬剤についてはアントラサイクリンとシタラビンを併用し、それぞれの投与量を減量して行うという治療法が主体で、これらの報告では50～70％と比較的高い完全寛解

率が報告されている[8]。しかし早期死亡例が10〜30%と多いことや再発率が高く生存期間が9〜12ヵ月程度に留まっていることが問題である。またシタラビン単独で寛解導入を行っている報告では早期死亡の頻度は10%程度に低く迎えられているが、完全寛解率は20〜50%と決して十分な治療効果ではなく生存期間も10ヵ月程度である[9]。但し、シタラビン少量療法は全身状態が比較的悪い症例に対しても適応可能な場合が多くQOL（Qulity of life）を考慮した治療法としては有用性がある可能性が考えられている。わが国の臨床研究の結果は日本成人白血病研究グループ（Japan Adult Leukemia Study Group；JALSG）から出されており、AML 87研究では60歳以上で完全寛解率が65%であり[10]、AML 89研究では60歳代で73%、70歳代で67%の完全寛解率であった[11]。しかし、この報告では発生した症例のうち、全身状態の悪い症例は除外されている可能性が指摘されている。われわれの行った調査では65歳以上の急性白血病の長期生存は約10%であり高齢者の中でも成人と同様に他剤併用療法を行って治癒が期待できる症例が一定の割合で存在していることが明らかである。

　高齢者AMLを対象とした無作為比較試験もこれまでに数多く報告されている（表3）。これらの結果からわかることは強力な併用療法で完全寛解率は40〜60%程度得られるが若年成人に比較すれば明らかに低い、そして治療関連死亡が多いために少量療法と比較して長期生存あるいは平均生存期間に有意差がないという点である。したがって、高齢者においては一律に強力な併用療法を行ったり少量療法を行うことが優れた選択とはいえないと考えられる。これまでに高齢者白血病に特有の層別化因子は明らかにされていないが、二次性白血病や形態異常を伴う症例は細胞生物学的な根拠からも圧倒的に予後不良な病型であることはわかっている。これらの難反応性白血病に対する治療の選択はさらに難しいところで、若年成人の場合にはフルダラビンやG-CSFを併用する方法が考案されて積極的な寛解導入が試みられているが、高齢者では最適な方法は定まっていない。全身状態が悪い場合や臓器合併症を有する症例、あるいは80歳を超える超高齢者においては保存的な治療

表 3 ● 無作為比較試験による高齢者急性骨髄性白血病の治療成績

（研究グループ）報告者	報告年	対象年齢	化学療法（寛解導入療法）	完全寛解率(%)	全生存期(月)
(EORTC) Lowenberg B	1989	66〜	DNR＋VCR＋Ara-C	58.1	5.2
			vs HU＋Ara-C	—	2.8
Reifefers J	1996	55〜75	IDA＋Ara-C	68	11.7
			vs DNR＋Ara-C	61	9.8
(EORTC/HOVON) Lowenberg B	1998	61〜	MIT＋Ara-C	46.6	9.8
			vs DNR＋Ara-C	38.0	9.0
(MRC) Goldstone AH	2001	60〜	DNR＋Ara-C＋TG	62	—
			vs DNR＋Ara-C＋ETP	50	—
			vs MIT＋Ara-C	55	—

DNR：Daunorubicin、Ara-C：Cytosine arabinoside、TG：6-thioguanine、MIT：Mitoxantrone
IDA：Idarubicin、ETP：Etoposide.

が選択される場合が多いが、このような症例に対する治療として白血球数を減らす程度の抗がん薬の投与が有用であるかどうかもいまだに明らかにされていないのである[5]。但し、高齢者においては頻度が低い病型であるが急性前骨髄性白血病 (AML-M3) はレチノイン酸を用いた寛解導入が有効で予後も極めてよいことが報告されてきている。これらのことからは高齢者の中でも成人と同様に多剤併用療法を行って治癒が期待できる症例が少ないながらも一定の割合であることが推測され、症例の選択をどのように行っていくかは今後の残された問題である。

5 高齢者AMLプロトコール（GML 200）

われわれはJALSGにおいて高齢者AMLに対する標準的な治療法を確立し治療成績の向上を目的として高齢者AMLプロトコール（GML 200）を現在実施している。GML 200では満65歳以上の新たに診断されたすべてのAMLを対象としており、治療研究に適格な症例に対しては寛解導入療法の無作為比較を行い、不適格となった症例は調査研究として登録を行い高齢者白血病全体の背景を検討し治療研究の適格性判断の妥当性についても検証することになっている。成人に対する寛解後療法として欧米では主として短期集中型の強力な地固め療法が行われている。わが国ではAML 87で維持・強化療法の期間の差が検討されており、維持・強化療法12コース施行群の無病生存率は4コース施行群より有意に良好であったが、高齢者には長期間にわたり化学療法を繰り返すことは治療に伴うリスクが極めて大きくなることが予測されGML 200では短期間の地固め療法を行うことにした。またこの研究では、完全寛解例に対してubenimexの投与群と非投与群の再割りつけを行い、高齢者における免疫補助療法の有用性の検討を行っている。GML 200のもう1つの特徴として、高齢者において障害されていることが多い大脳高次機能を調査し予後の指標となりうるかどうかを明らかにするために、mini mental state examination (MMSE) および改訂長谷川式 (HDS-R) による評価を治療前に行うことにしている。また高齢者白血病に対する治療効果の指標の1つとして寛解率や生存率だけではなく、QOLの評価も重要と考え複数のポイントにおいて評価を行うことになっている。GML 200プロトコールは2000年4月から登録を開始して

> **MEMO** 【1. ABCトランスポーター】
> 臨床試験にエントリーされる症例は高齢者では約30%、若年成人でも70%くらいであり、高齢者白血病を対象とする試験は、欧米でも時間をかけて行われているのが実状である。

おり、今年度中には症例の集積を終了できる予定である。

6 今後の展望

　高齢者を対象とした研究は対象年齢の選択がさまざまであり、欧米では同種造血幹細胞移植の適応の上限である50歳以上を対象にしているが、そのほかにも対象年齢が55歳以上であったり60歳であったりするうえに、対象年齢の上限に関しても70歳や80歳と幅がある。この年代はAMLの発生が集中している年代であり、対象年齢が5歳異なると対象となる集団は大きく異なってくる可能性がある。また、従来の同種移植は50歳前後を上限としていたが、これまでの治療法のままでも60歳ぐらいまでは適応拡大を試みている施設があり、自己末梢血幹細胞移植は60歳以上の患者にも試みられている。最近では50歳以上の症例に対して前処置を軽減したNon-myeloabrative stem cell transplantation(NST)は高齢者に応用可能な方法の1つとして注目されている。また、特定の分子を標的とした治療薬が近年相次いで開発されてきており、急性前骨髄性白血病に対するレチノイン酸や、慢性骨髄性白血病(CML)に対するイマチニブは副作用も少なく優れた治療成績が報告されているが、これらの分子標的薬剤は高齢者に対して特に有用性の高いものといえるであろう。80歳以上の超高齢者の場合にも十分に投与を考えることができるので、このような分子標的薬剤が新しくでれば超高齢者白血病の治療における選択肢が広がることになる。AMLに対する分子標的薬剤としてはゲムツズマブオゾガミシンがようやくわが国でも発売されて治療成績の向上が期待されている。これはヒト型抗CD33抗体を抗がん薬であるカリキアマイシンと結合させたもので、保険上は再発例や難治例に対して投与が認められているが、すべてが難治例と考えられる高齢者白血病の場合には当然初回治療から従来の抗がん薬治療に併用して用いられることが考慮されるべき薬剤となると考えられる[12]。

● おわりに

　高齢者白血病の治療成績向上のためには、強力な化学療法が可能な症例を正しく層別化して標準療法を確立するための臨床試験が積み重ねられることが必要である。それと同時に、高齢者白血病の半数以上は臓器障害や合併症のために標準治療が適用できない症例であることを考慮すれば、このような症例に対する最善の治療法の選択方法を明らかにしていくことがより多くの高齢者白血病治療に有用となるであろう。年代ごとの臓器予備能の評価基準などを作成して、生活年齢だけでなく生物学的な年齢を正確に予測することや化学療法を強力に行っても、予後不良な群に対してはQOLを重視した支持療法を選択することも最善の場合がある。高齢者

では支持療法の開発が重要で、化学療法後の好中球減少期の感染症を回避するために最適な G-CSF や GM-CSF の投与などは重要な課題である。これからいくつも開発されてくるであろう分子標的薬剤は、骨髄毒性などの副作用も少なく高齢者白血病治療には積極的に取り入れてゆくべきものと期待されている。

(脇田充史)

■ 文 献 ■

1) Rund D, Ben-Yehuda D：Therapy-related leukemia and myelodysplasia；evolving concepts of pathogenesis and treatment. Hematology 9(3)：179-187, 2004.
2) Williams L, et al：Drug therapy in the elderly. South Med J 85：127-131, 1992.
3) Wakita A：Leukemia in aged persons. Nippon Naika Gakkai Zasshi 92：1013-1017, 2003(Article in Japanese).
4) Ferrara F, et al：Acute myeloid leukemia in the elderly；a critical review of therapeutic approaches and appraisal of results of therapy. Leuk Lymphoma 29(3-4)：375-382, 1998.
5) Latagliata R, Alimena G, Carmosino I, et al：Conservative treatment for patients over 80 years with acute myelogenous leukemia. Am J Hematol 71：256-259, 2002.
6) Estey EH：How I treat older patient with AML. Blood 96：1670-1673, 2000.
7) Goldstone AH, et al：Attempts to improve treatment outcomes in acute myeloid leukemia(AML)in older patients；the results of the United Kingdom Medical Research Council AML 11 trial. Blood 98：1302-1311, 2001.
8) Ferrara F, et al：Idarubicin as treatment for acute myelogenous leukemia in the elderly. Leukemia & Lymphoma 7：4-7, 1992.
9) Detourmignies L, et al：Is there still a role for low dose cytosine arabinoside in de novo acute myeloid leukemia in the elderly? A report on 77 cases. Ann Hematol 66：235-240, 1996.
10) Ohno R, et al：Randomized study of individualized induction therapy with or without vincristine, and of maintenance-intensification therapy between 4 or 12 courses in adult acute myeloid leukemia. Cancer 71：3888-3895, 1993.
11) Kobayashi T, et al：Randomized trial between behenoyl cytarabine and cytarabine in combination induction and consolidation therapy, and with or without ubenimex after maintenance/intensification therapy in adult acute myeloid leukemia. J Clin Oncol 14：204-213, 1993.
12) Estey EH, et al：Gemtuzumab ozogamicin with or without interleukin 11 in patients 65 years of age or older with untreated acute myeloid leukemia and high-risk myelodysplastic syndrome；comparison with idarubicin plus continuous-infusion, high-dose cytosine arabinoside. Blood 99(12)：4343-4349, 2002.

13 骨髄異形成症候群

●はじめに

骨髄異形成症候群(myelodysplastic syndrome；MDS)は最近になって耳慣れた病名として認知されるようになってきたが、実は新しく発見された病気ではなく、同じ概念の病気が20世紀の初頭に既に記述されている。貧血を主に血球が減少し、治療に反応せず、最後は白血病に至るような不明の病気としていろいろな名称で呼ばれてきた。1982年にそれまでの報告を整理し、骨髄異形成症候群として診断基準を明確にされてから、ようやくこの病名が世界的に定着し、疾患概念や病態機序や臨床的特徴、予後の推測などがはっきりしてきた。

1 MDSの疾患概念

MDSの疾患概念は次のように述べることができる。多能性造血幹細胞の異常に基づいて、骨髄では血球産生が通常かあるいは亢進しているが、末梢血液中では血球減少が起こり、慢性に経過して、急性白血病に移行することの多い難治性疾患である。高齢者に多く、急性白血病よりも疾患頻度は高い。臨床的特徴としては、特有な血球形態変化が認められ、染色体異常も高頻度にみられ、特異的な核型が観察される。この染色体異常の検出は異常幹細胞のクローン性の増殖ということを意味している。MDSは単一の疾患ではなく、さまざまな病型/病期を含む疾患群として考えられる。

> **注意点**　【1. MDS治療の目標】
> MDSは高齢者に多い、病型、病期、臨床経過、予後もさまざまな難治性疾患である。特に高齢の患者は生き方に対する考えもさまざまであるので、本人の意思を尊重して、種々多様な治療法の中から最適なものを選択して頂くことが大事である。そのためにはMDSの病態や経過を十分に理解頂けるように懇切丁寧な説明を心がける必要がある。

2　MDSの病態機序

　MDSの病態機序については、完全に解明されてはいないが、最近多くの研究成果が発表され、その概要が明らかになってきた。ヘテロな疾患群として、どのように捉えれば理解しやすいかを述べる。まず、未分化の造血幹細胞レベルで異常が生じる。異常幹細胞に対して、リンパ網内系の活性化、サイトカインなどの生体側の反応が引き起こされる。マクロファージから細胞障害性サイトカイン、TNFαやFASリガンドなどが産生され、幹細胞はアポトーシスに陥る。また細胞障害性Tリンパ球（CTL）も働いて、免疫学的にも異常幹細胞は細胞死に至る。抗胸腺細胞グロブリン（ATG）などの免疫抑制薬が有効な原理はCTLによる幹細胞障害を免れることにある。このように早期にはアポトーシスが亢進した状態である。一方で、生体は細胞増殖を高めて、血球減少を食い止めなければならない。残された幹細胞は猛烈に細胞分裂を重ねて、血球の増産体制を整える。この時期の骨髄は細胞髄で、末梢血は血球減少を示す。つまり無効造血と称する骨髄内溶血が生じる。細胞分裂が亢進すると分裂の度ごとに染色体の断端のテロメアの部分が短縮してくる。そのことによって染色体の不安定性が生じて、さまざまな染色体異常、遺伝子変異がもたらされる。細胞周期関連蛋白の変化、p15のメチル化やp53の変異などが起こり、がん抑制活性の低下が加わることで、細胞は悪性度を増し、細胞分化障害や反アポトーシスに陥って細胞死が起こらなくなり、骨髄芽球が増え白血病化の方向に進展していく[1]。

MEMO 【1. MDSにおけるアポトーシス】

　細胞は不要になったり、障害を受けたりすると細胞自らが死へのプロセスを進める。これはプログラムされた細胞死で、アポトーシスと呼ばれる。核やDNAが断片化されて、マクロファージによって貪食され、処理される。アポトーシスはFASリガンドやTNFαなどのアポトーシス誘導の外的因子や細胞内のアポトーシスを促進させたり抑えたりする種々の遺伝子の活性化や抑制など複雑な機構で制御されている。MDSでは幹細胞レベルでのアポトーシスが初期では亢進し、後期では抑制されていることが示されており、無効造血や白血病化にかかわっていると考えられている。したがって治療の方針としては低リスクの場合にはアポトーシスを抑える方向で行き、高リスクになればアポトーシスを促す方針で進める必要がある。

3 MDSの分類

　MDSの疾患像が明確になって、世界共通の認識が確立できたのは1982年に発表されたFAB分類[2]に負うところが大きい。**表1**に示すように5病型が規定された。この分類は骨髄芽球や単球、鉄芽球の比率など主に形態学的所見を重視したもので、特殊な方法を用いずとも世界どこでも分類できることが利点となっている。この単純な客観性がこの分類を普遍化させた理由だが、一方で臨床経過や予後との整合性に問題が生じてきた。約20年を経て、新たにWHO分類[3,4]が提唱されるに至った。新分類の骨子は、より予後に相関する臨床的有用度を高めることを意図したものである。異形成が赤芽球系単独(unilineage)にみられるか多血球系(multilineage)にみられるかをまず区分したこと、芽球の20～30％のRAEB-Tを削除したこと、病型として疑義をはさまれていたCMMoLを別のカテゴリーに移動させたこと、新たに5q-症候群、分類不可のMDSを新設させたこ

表 1 ● MDSの病型分類(FAB分類)

1. refractory anemia (RA)
    blasts≦1%(末梢血)、<5%(骨髄)
2. RA with ringed sideroblasts (RARS)
    あるいは primary acquired sideroblastic anemia (PASA)
    ringed sideroblasts≧15%
3. RA with excess blasts (RAEB)
    blasts<5%(末梢血)、5～20%(骨髄)
4. chronic myelomonocytic leukemia (CMMoL)
    monocyte>1000/μl
    blasts<5%(末梢血)、5～20%(骨髄)
5. RAEB in transformation (RAEB-t)
    blasts≧5%(末梢血)、20～30%(骨髄)
    あるいは Auer 小体(＋)のblast

表 2 ● MDSに対するWHO分類

WHO分類	所見
不応性貧血(RA)	PB：貧血、芽球出現なしあるいは稀 BM：赤芽球にのみ異形成、芽球<5%、環状鉄芽球<15%
環状鉄芽球を伴う不応性貧血(RARS)	PB：貧血、芽球出現なし BM：赤芽球にのみ異形成、環状鉄芽球_15%、芽球<5%
多血球系に異形成を伴う不応性貧血(RCMD)	PB：血球減少症(2血球減少症あるいは汎血球減少症)、芽球出現なしあるいは稀、Auer小体なし、単球<1000/μl BM：2血球系以上に異形成(_10%)、芽球<5%、Auer小体なし、環状鉄芽球<15%
環状鉄芽球と多血球系の異形成を伴う不応性貧血(RARS-RS)	PB：血球減少症(2血球減少症あるいは汎血球減少症)、芽球出現なしあるいは稀、Auer小体なし、単球<1000/μl BM：2血球系以上に異形成(_10%)、環状鉄芽球_15%、芽球<5%、Auer小体なし、
芽球増加を伴う不応性貧血タイプ-1(RAEB-1)	PB：血球減少症、芽球<5%、アウエル小体なし、単球<1000/μl BM：単血球系あるいは多血球系に異形成、芽球5～9%、Auer小体なし
芽球増加を伴う不応性貧血タイプ-2(RAEB-2)	PB：血球減少症、芽球5～19%、アウエル小体＋/－、単球<1000/μl BM：単血球系あるいは多血球系に異形成、芽球10～19%、Auer小体なし
分類不能MDS(MDS-U)	PB：単血球系の異形成、芽球出現なしあるいは稀、Auer小体なし BM：顆粒球系あるいは巨核球系に異形成、芽球<5%、Auer小体なし
5q-を伴うMDS	PB：貧血、芽球<5%、血小板数正常か増加 BM：核分葉の少ない巨核球数正常か増加、芽球<5%、Auer小体なし、染色体5q-のみ異常

PB：末梢血、BM：骨髄

となどが WHO 分類の概略である。(表2) この新しい分類がどれほど臨床的に有用か、今後に俟たねばならないが、今のところ世界的には好意的に受け止められている。

4 MDS の診断

MDS は、血球形態変化(異形成)の有無と芽球の比率から主に診断される。骨髄芽球が5%以上、30%あるいは20%未満なら診断は比較的容易である。従来、急性白血病は芽球が30%以上と定義されていたが、WHO 分類では20%以上となった。末梢血液像で貧血と白血球減少あるいは3血球系統すべて減少している汎血球減少症が認められる場合、再生不良性貧血か急性白血病を念頭に鑑別していく。前者とは LDH が参考になる。再生不良性貧血では骨髄での血球産生が低下しているのでLDH の増加はみられないが、MDS では LDH の高値を認めることが多い。骨髄穿刺で骨髄芽球が5%未満の場合、有核細胞数や巨核球数が正常か増加していること、細胞形態変化がみられることが診断のポイントとなる。形態変化としては表3に示すとおりで、これらの変化が認められるなら診断は確定できる。さらに染色体分析は必須の検査項目で、必ず実施して、表4に示されるような異常がみられるなら、形態変化の乏しい場合の有力な診断の助けとなる。また後述する予後判定に有用である。急性白血病とは骨髄中に芽球が20〜30%以上占めるか否かで鑑別できる。その他の参考所見としては末梢血での単球の増加、好中球アルカリホスファターゼスコアの低値、血清ハプトグロビンの低下などは MDS を示唆する所見となる。

表 3 ● MDS の形態異常(異形成)

1. 顆粒球系
   偽 Pelger 核異常
   過分葉好中球、輪状核好中球
   顆粒異常、アズール顆粒消失
   ペルオキシダーゼ陰性
   好中球アルカリフォスファターゼ低値
2. 赤芽球系
   巨赤芽球、多核赤芽球
   核/細胞質の成熟解離
   環状赤芽球
3. 巨核球、血小板系
   micromegakaryocyte
   円形多核巨核球、単核巨核球
   巨大血小板

表 4 ● MDS の染色体変化と遺伝子異常

・染色体変化
  1. 数的異常(＋8、−7、−5)
  2. 欠失(5 q−、11 q−、12 p−、20 q−、7 q−、13 q−)
  3. 構造異常(i(17 q)、t(1；7)、t(1；3)、t(3；3)、
     t(6；9)、t(11；21)など)
・遺伝子異常
  1. Ras シグナル経路(ras、fms、NF−1)
  2. 細胞周期(p 53、RB、p 16)
  3. 転写因子(Evi−1、IRF−1)

5 MDSの治療

　MDSの治療の概要を表5に示す。MDSにはさまざまな病型/病期、予後を有するヘテロな疾患群であるため、対応する治療法も多様である。最近、欧米で治療のガイドラインが発表されている[5]。輸血を中心とする支持療法があり、そのほかに低強度と高強度の治療法に大別できる。

表 5 ● MDS に対する治療法

- 支持療法：輸血
- 造血因子療法：エリスロポエチン、G-CSF
- 抗サイトカイン療法：抗TNFα抗体、amifostine
- 免疫抑制療法：シクロスポリン、mPSLパルス、ATG
- 分化誘導療法：5-azacytidine
- 抗血管新生療法；サリドマイド
- 化学療法：低強度、高強度
- 造血幹細胞移植療法：同種移植、ミニ移植

1 支持療法

　支持療法としては輸血が中心である。輸血は安全で確実な効果をもたらせるが、長期に施行すれば鉄過剰の合併症をきたすので、徐鉄療法を併用し、回数を減らす努力をしなければならない。

2 低強度療法

　低強度の療法は血液学的改善を目指したものである。造血因子製剤としてエリスロポエチン（Epo）やG-CSFが低リスクMDS症例に試みられている[6]。血清Epo濃度が低い（＜500 mU/ml）人かRARS（環状鉄芽球を伴う不応性貧血）の症例に有効である。サイトカインを抑える目的でAmifostineが用いられているが、日本

MEMO 【2．サリドマイドの作用機序】

　サリドマイドは以前、妊婦の鎮静剤として用いられた時期があったが、強い催奇性のため社会問題を引き起こし、使用が禁じられた経緯がある。最近、本剤あるいはその誘導体が骨髄腫やMDSに効果が認められ臨床に再登場してきた。その作用機序として抗血管新生作用あるいは抗TNFα作用があるとされている。MDSは異常幹細胞のクローン性の増殖に基づいているが、それは造血の支持細胞から分泌される血管内皮細胞増殖因子（VEGF）が異常幹細胞の増殖刺激を与えていることによる。サリドマイドはこの増殖因子を抑えること、およびTNFαを抑えることで異常幹細胞の増殖抑制に働いて有効性を示している。

での治療成績はない。メチル化を抑えて分化誘導作用のある 5-azacytidine が用いられ、一定の効果が示されている[7]。抗血管新生療法であるサリドマイドが試みられ、一部に効果が得られている。MDS に対する免疫抑制療法として、ATG やシクロスポリンなどが用いられている。その他、細胞毒を結合させた CD 33 モノクロナル抗体(Myelotarg)も試みられている。また、ビタミン K_2 の抗アポトーシス作用が報告され、臨床試験中である[8]。

3 高強度療法

　長期寛解あるいは治癒を目指す治療法は化学療法か造血細胞移植療法である。MDS および移行の急性白血病に対するこれまでの主な化学療法の寛解率は 50〜60% が平均的である。共通する特徴は治療後の低形成の期間が長い、早期死亡率が高い、寛解期間が相対的に短いことなどである。但し、年齢は若年者(<45 歳)で、正常染色体核型を有し、RAEB-T で、さらに白血病細胞に Auer 小体を有する症例では化学療法によく反応する。

　日本成人白血病研究グループ(Japan Adult Leukemia Study Group; JALSG)では高リスク MDS および MDS 由来の AML に対して、1993 年から、まず単剤少量と多剤併用化学療法との予備的比較試験を行った。CR 率は後者が勝っていた結果を参考に 1996 年からイダルビシン(IDR)＋サイトシン・アラビノシド(Ara-C)併用の単一プロトコールで検討した。対象患者は高齢者が多く、骨髄低形成を示すことも多いこと、また Performance status(PS)の低下例はリスクが高いことも考慮して、リスクファクターを設定して、リスクが高ければ抗腫瘍薬の投与量を減量計画に基づいて減量して治療を行った(図1)。治療結果は全 56 例の評価症例に対して 30 例が寛解を達成、53.6% の CR 率であった。投与量別では 100% 投与量で 16/30(53.3%)、80% 投与量群では 9/19(47.4%) 60% 群では 5/7(71.4%)の CR 率を示し、リスクファクターに応じて適正に治療量が振り分けられた[9]。

　治癒を目指せる治療法は造血幹細胞移植療法である。図 2 に造血細胞移植学会が

```
対象疾患：RAEB-T, MDS overt
                     day  1   2   3   4   5   6   7
Ara-C   100 mg/m² conti IV   ↓   ↓   ↓   ↓   ↓   ↓   ↓
IDR     12 mg/m² 30 min IV   ↓   ↓   ↓
G-CSF
リスクファクターによる減量計画
    リスクファクター：①年齢(≧60 歳)
                     ②骨髄低形成
                     ③PS(≧2)
    リスクファクター 0：100%投与量
                   1：80%
                   2：60%
```

図 1 ● 多剤併用療法の単一レジメ(MDS-96 プロトコール) 1996-1999
(日本成人白血病研究グループ．JALSG)

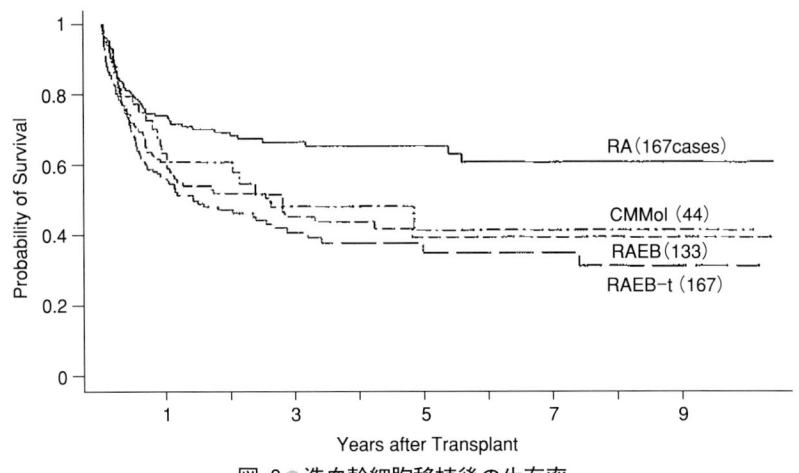

図 2 ● 造血幹細胞移植後の生存率
The Japan Society for Hematopoietic Cell Transplantation(1991〜2000)

集計した成人MDS症例の移植成績(1991〜2000年)を示す。RAでは10年生存率が約60%の好成績である。これらは比較的若年で移植条件の良好な限定した患者群である。大半のMDS症例は高齢者層に属するので、前処置強度を減弱して移植関連合併症を軽減する移植(reduced-intensity stem cell transplant-tation；RISTあるいはミニ移植)が最近行われ、良好な成績が報告されるようになってきた。

6 MDSの予後

　MDSの予後は各病型によってさまざまで、急性白血病への移行が生存率に大きく影響する。MDSの予後判定には国際予後スコアリングシステム(International Prognostic Scoring System；IPSS)が用いられ[10]、ガイドライン作成に利用されている。このIPSSでは予後因子として骨髄芽球の比率や染色体の異常核型が大きなウエイトを占めている(表6)。各病型における白血病へ移行する確率や生存期間を示す(表7)。

●おわりに

　MDSはヘテロな疾患群であること、高齢者に多いこと、正常幹細胞プールが枯渇していること、遺伝子変異が複雑であることなど、種々の要因で治療抵抗性をもたらせている。今後、どのような治療戦略をもって立ち向かうのか血液学領域に残された最大の課題である。早期に診断して進展を食い止める方略があるのかも含め、

表 6 ● MDS の国際予後スコアリングシステム（IPSS）

予後因子	スコア点数				
	0	0.5	1.0	1.5	2.0
骨髄での芽球（%）	<5	5〜10	—	11〜20	21〜30
染色体*	良好	中間	不良		
血球減少	0/1	2/3			

リスク群		スコア
	低リスク群	0
	中間リスク群-I	0.5〜1.0
	中間リスク群-II	1.5〜2.0
	高リスク群	≤ 2.5

* 良好：正常、-Y、del(5q)、del(20q)。不良：複雑型（3個以上）あるいは第7番染色体異常。中間：それ以外。
（文献5）による）

表 7 ● MDS 各病型の頻度、白血病化率と生存期間（median）

病理	頻度	白血病化率	生存期間（median）
RA	10〜40%	10〜20%	28ヵ月
RARS	10〜20	10〜35	24
RAEB	25〜30	50+	23
RAEB-t	10〜30	60〜100	9
CMMoL	10〜20	40+	16

(Kantarjian, Rosenfeld, 2000)

治療法の開発には MDS の病態のより一層の解明が鍵となる。

（金丸昭久）

■ 文　献 ■

1) Rosenfeld C, List A：A hypothesis for the pathogenesis of myelodysplastic syndromes ; implications for new therapies. Leukemia 14：2-8, 2000.
2) Bennett JM, et al：The French-American-British(FAB) Co-operative Group ; Proposal for the classification of the myelodysplastic syndromes. Br J Haematol 51：189-199, 1982.
3) Harris NL, et al：World Health Organization classification of neoplastic diseases of the hematopoietic and lymphoid tissues ; Report of the clinical advisory committee meeting-Airlie House, Virginia, November 1997. J Clin Oncol 17：3835-3849, 1999.
4) Bennett JM：World Health Organization Classification of the acute leukemias and myelodysplastic syndrome. Int J Hematol 72：131-133, 2000.
5) Guideline, guidelines for the diagnosis and therapy of adult myelo-dysplastic syndromes. Br J Haematol 120：187-200, 2003.
6) Hellstrom-Linberg E, et al：Treatment of the anemia of myelodysplastic syndromes with G-CSF plus erythro-poietin ; results from a randomized phase II study and long-term follow-up on 71 patients. Blood 92：68-75, 1998.
7) Silverman LR, et al：Randomized controlled trial of azacytidine in patients with the myelodysplastic syndrome ; a study of the CALGB. J Clin Oncol 20：2429-2440, 2002.
8) Miyazawa K, et al：Vitamin K2 therapy for myelodysplastic syndromes(MDS) and post-MDS acute myeloid leukemia ; information through a questionnaire survey of multi-center pilot studies in Japan. Leukemia 14：1156-1157, 2000.
9) Okamoto T, et al：Combination chemotherapy with risk factor-adjusted dose attenuation for high-risk myelo-dysplastic syndrome and resulting leukemia in the multiceter study of the Japan Adult Leukemia Study Group(JALSG) ; results of an interim analysis. Int J Hematol 72：200, 2000.
10) Greenberg P, et al：International scoring system for evaluating prognosis in myelodysplastic syndromes. Blood 89：2079, 1997.

14 薬物療法が効かない白血病

● はじめに

　急性白血病の治療成績は化学療法と補助療法の進歩により急速に向上し、急性骨髄性白血病(AML)においては Japan Adult Leukemia Study Group(JALSG)の AML-89 と AML-92 研究においてそれぞれ約 77%、75%に完全寛解(CR)が得られた[1,2]。一方、AML-89 の 5 年無再発生存(EFS)率は約 35%で、AML-92 の 6 年 EFS は BHAC-DM 群と BHAC-EDM 群でそれぞれ 25%、35%であった。

　このように高率の CR 率にもかかわらず、EFS 率が不良である原因は原病の再発である。白血病の再発の主たる原因は残存白血病細胞の薬剤耐性の獲得である。薬剤耐性を克服することは現在の白血病治療における最も重要な課題といえる。白血病の耐性機構は多方面から解析が進められているものの、不明の部分も多く克服までには時間を要すると思われる。本稿では化学療法剤に対する耐性機構を解説し、その克服に関する研究の現況について述べる。

1 P 糖蛋白(P-gp)

　P 糖蛋白(P-gp)は ABC トランスポーター(メモ1)ファミリーに属し、白血病の薬剤耐性原因の 1 つであり、他の薬剤耐性機構と並存あるいは独立して存在する。歴史的には 1979 年 Ling らにより抗腫瘍薬に耐性となった培養細胞表面に認識された糖蛋白質で、1986 年にはその遺伝子が第 7 染色体上に同定され、MDR 1 と命名された。P-gp は分子量約 170 kD の膜蛋白質であり、構造や作用点の異なる抗がん薬をはじめ多くの薬物を ATP に依存して細胞内から細胞外へ汲み出すポンプとして機能している(図1)。P-gp は腫瘍細胞以外でも健常人の腸上皮細胞、副腎皮質髄質、肝細胞、近位腎尿細管上皮細胞、胎盤、脳および睾丸の網細血管内皮細胞管腔側などに広範に発現しており、本来は正常の生理機能上重要な役割を担っている。P-gp を阻害したうえで抗がん療法を施行すると、これらの臓器に抗がん薬の副作用が多く出現することからも、P-gp の体内における重要性が理解できる。P-gp を発現した白血病細胞はアントラサイクリン系、ビンカアルカロイド系抗腫瘍薬、タキソール® など白血病治療において重要な位置を占める抗白血病薬に同時に耐性を呈する。

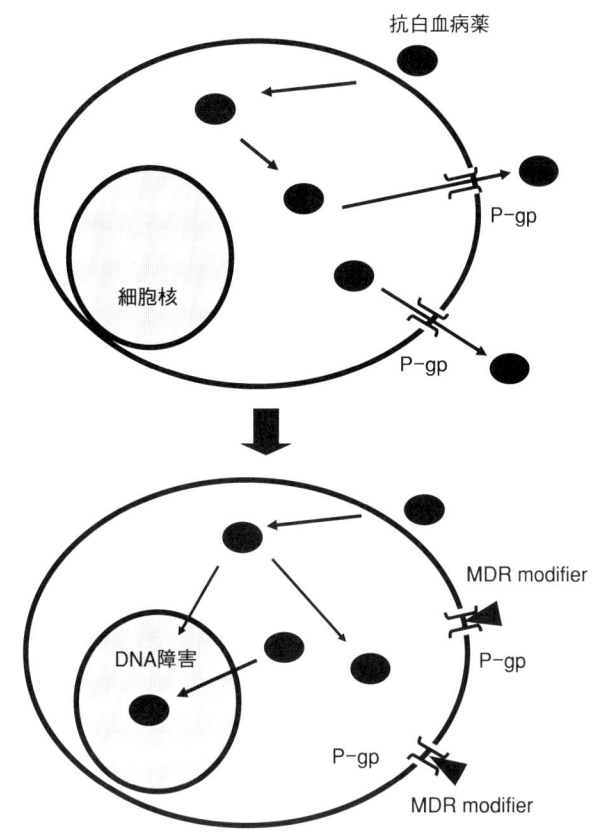

図 1 ● 白血病細胞の P-gp の発現と耐性克服薬の効果
細胞表面に P-gp が発現していると細胞内に取り込まれた抗白血病薬は P-gp を介して細胞外へ放出され、核内に到達しにくい。耐性克服薬は P-gp のポンプとしての働きをブロックするため、細胞内の抗白血病薬濃度が増加し核内に到達し DNA 障害などの薬剤効果を発揮することができる。

　白血病における P-gp の発現量に関しては現在まで多くの報告がなされている。AML 初診時の P-gp の陽性率は 27〜71％とされる[3)4)]。小児の白血病、急性前骨髄球性白血病（APL）、急性リンパ性白血病（ALL）では比較的少量とされる。検出方法として MRK 16、C 219、C 494、UIC 2、JSB 1 などの monoclonal antibody

---

MEMO 【ABCトランスポーター】

　ATP binding cassette（ABC）トランスポーターとしてヒトでは 48 種類が知られている。重要な生理機能に関与し、細胞膜に存在する膜蛋白によって種々の物質の膜輸送に関与している。抗がん薬の耐性に関与しているとされるヒト ABC トランスポーターは明らかなものとして 8 種類存在する。MDR 1、MRP 1-5、BCRF、ABC 2 は比較的研究の進んでいるものである。アントラサイクリンやビンカアルカロイド耐性にはこのうち 4 種類が関与し、メソトレキセート耐性には 5 種類が関与するとされる。

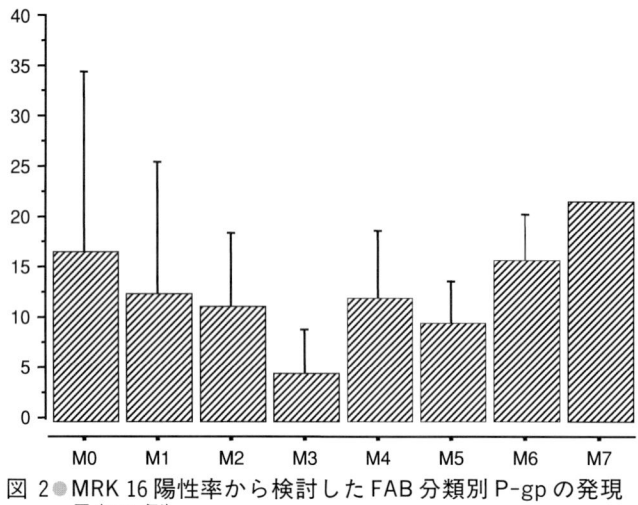

図 2 ● MRK 16 陽性率から検討した FAB 分類別 P-gp の発現量(191 例)

厚生省がん研究助成金研究班(班長、大野竜三)と JALSG にて施行された AML の薬剤耐性に関する多施設共同研究の中間解析結果を示す[12]。P-gp 発現量は AML 患者の初診時、芽球を採取し濃縮後 flow cytometry 上で CD 45 gating 法にて白血病細胞を同定し、その P-gp 発現量を検討した。

(mAb)を使用した抗原抗体反応を利用した方法、遺伝子学的方法を利用し MDR 1 とその遺伝子産物を検出するもの、抗腫瘍薬や色素の光学的特長を生かした排泄(あるいは取込)試験の 3 つに大別される。

　MRK 16 抗体は P-gp に対する最も特異性の高い抗体とされるが、この抗体を使用した検索方法は簡便性に優れるものの、感度と非特異反応が問題となる。Rhodamin 123(Rh 123)などの色素や daunorubicin などの色素排泄(取込)試験は高感度で簡便かつ有用な方法である。P-pg 発現細胞では耐性克服剤非存在下で色素は細胞外に排泄される。しかし、耐性克服剤存在下では色素の細胞外への排泄が抑えられ、結果的に細胞内の色素濃度が高く維持される。耐性克服剤の存在下、非存在下における色素の細胞内濃度の差異を flow cytometry を用いて検出する測定法である。耐性克服剤の種類による結果の変動や他の排泄ポンプの影響などの問題点もあるが、比較的高感度であることや機能を測定していることから、臨床研究に使用されやすい。定量的 reverse transcription-polymerase chain reaction (RT-PCR)は高感度かつ特異性の高い検査方法であるが、簡便性やコストの面で欠点がある。さらに厳密な定量性を求めるなら AML 細胞を測定前に別の方法で濃縮しなければならないこと、AML 細胞の表現型別の P-gp 定量は難しい。

　MRK 16(Fab')を使用した抗原抗体反応と Rh 123 の色素排泄能の両方を検討するのは信頼性と簡便性にかなった方法であろう。初診時の白血病細胞の FAB 分類別の P-gp 発現を前述したこの 2 方法で検討した(図 2)。P-gp 発現量の個体差は大きく FAB 分類のすべてにわたり P-gp の発現している細胞が分布している。APL ではその発現量は有意に少ないことが理解される。P-gp の発現は AML の

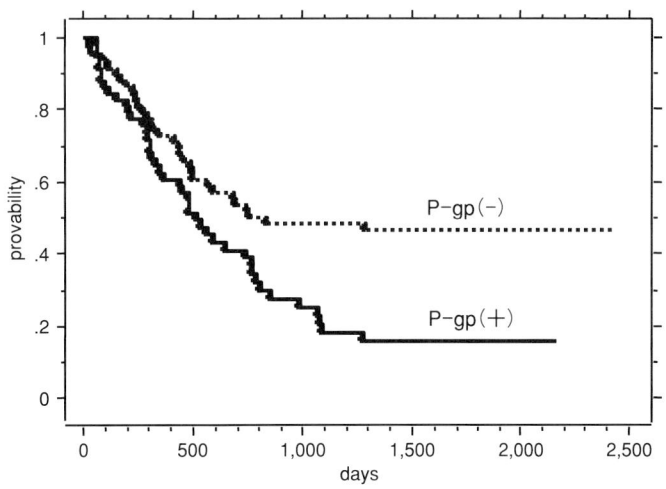

図 3 ● P 糖蛋白質の発現量と overall survival(M 3 を除く 169 例)
Kaplan Mayer 法により生存率を算出した。MRK 16 を使用した抗原抗体法(本文中)にて解析し、陽性率が 12% 以上の症例と以下の諸例の予後を比較した。

予後にかかわりをもつことが示された(図3)。また再発例ではP-gpの発現量が多く、そしてこの2方法から得られる結果は相関していた。一部にそれぞれの方法から得られた結果に不一致が認められたが、その意義は不明である。CD 表現型とP-gp 発現量との相関関係が検討された。CD 2、3、4、5、7、10、13、14、25、33、34、56、HLD-DR の発現量が P-gp 発現量とともに解析された。これらの表面抗原と明らかに優位な相関関係は認められなかった。

2　P 糖蛋白質を介した耐性機構の克服

　ベラパミルが P-gp 起因の多剤耐性を克服することが報告されて以来、多くのカルシウム拮抗薬やカルモデュリン阻害剤などが同様の耐性克服作用があることが明らかになった。これらの薬剤は P-gp に直接作用し、その薬剤排泄機能を阻害していることが明らかとなり、耐性克服作用の in vitro レベルでの発展に貢献した。しかし in vitro における有効量を生体に投与することは副作用のため困難であり、実際的に臨床応用は進んでいない。免疫抑制薬のサイクロスポリン A(Cy-A)も耐性克服作用があることが示され、引き続き Cy-A の誘導体である Valspodar(SDZ-PSC 833)とキノリン誘導体である MS 209 が開発された。
　Cy-A(図4)はベラパミルと同様直接 P-gp に結合することにより抗腫瘍薬の P-gp による汲み出しを拮抗阻害する[5]。しかしベラパミル同様、腎機能障害などの副作用があり使用が限られた。PSC 833(図4)はベラパミルの約50倍、Cy-A の約

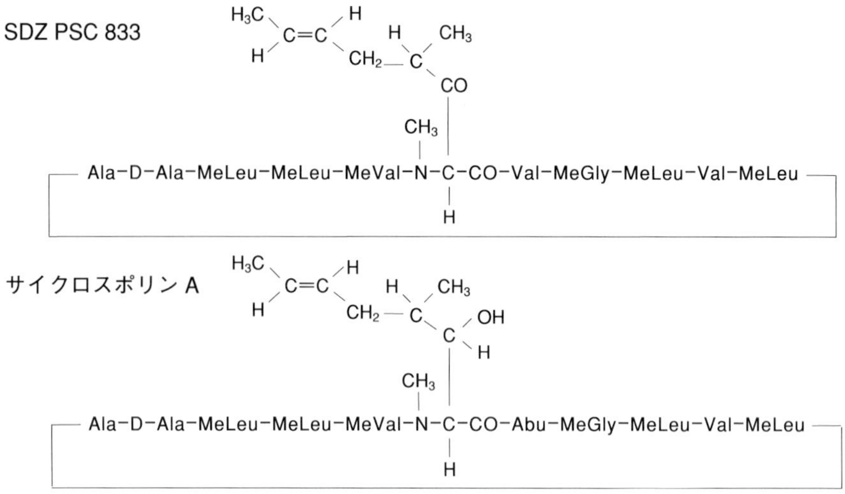

```
                    H₃C      H
SDZ PSC 833           \ C=C /   H    CH₃
                     H /    \ CH₂ \ C /
                                   |  \ CO
                                  CH₃    |
     ┌─Ala-D-Ala-MeLeu-MeLeu-MeVal-N-C-CO-Val-MeGly-MeLeu-Val-MeLeu─┐
     │                                │                             │
     └────────────────────────────────H─────────────────────────────┘


                    H₃C      H
サイクロスポリンA      \ C=C /   H    CH₃
                     H /    \ CH₂ \ C / OH
                                   |  \ C /
                                  CH₃    H
     ┌─Ala-D-Ala-MeLeu-MeLeu-MeVal-N-C-CO-Abu-MeGly-MeLeu-Val-MeLeu─┐
     │                                │                             │
     └────────────────────────────────H─────────────────────────────┘
```

図 4 ● SDZ-PSC 833（上）とサイクロスポリン A の構造式

10倍の薬剤耐性克服効果があり、Cy-Aが有する免疫抑制や腎機能障害といった副作用が軽減され、投与量を制限する要因が少ないので臨床効果が期待された[6]。MS 209はカルシウム拮抗作用が弱く、3～10 μMの血中濃度で通常のP-gpを介する耐性機構を完全に克服できる経口薬剤である[7]。これらの耐性克服薬は抗がん薬との併用で効果を上げることが期待された。しかし、臨床試験では抗白血病薬の使用量を副作用軽減のため低く設定する必要があった。

ダウノマイシン、シトシンアラビノシド（Ara-C）、エトポシドの併用（ADE）群とこれにPSC 833を加えた（ADEP）群で再発AMLへの比較検討試験が行われた[8]。ADE群ではP-gp発現例の有効性は低く、ADEP群ではP-gp発現例と非発現例の間に有意差は認められなかった。またADEP群で薬剤の毒性が問題となった。しかしP-gp発現を十分にモニタリングせずに治験が施行されたため、PSC 833のP-gp陽性例への有用性に関し結論を得られなかった。P-gp発現例に対する有用性が改めて検討する必要がある。海外における臨床試験では入手が容易なCy-Aが使用されている場合が多い。

抗P-gp抗体（ヒト・マウスキメラ抗体）も耐性克服薬としての応用が期待されているが、腫瘍細胞のP-gp発現の不均一性、P-gp発現正常細胞の保護、組織移行性など多くの問題点がクリアされなければならない。

3 多剤耐性関連蛋白質（multidrug resistance-associated protein；MRP）

P-gpに依存しない抗腫瘍薬のABCトランスポーターファミリーに属する多剤耐性機構の1つで、1992年同定された糖蛋白質である。MRP 1もP-gp同様

ATP依存性に膜輸送にて構造や作用点の異なる多くの薬物を能動輸送する機構である。MRP 1 と P-gp は似通った構造をとるが、アミノ酸上の相同性は20%以下である。また関連遺伝子も P-gp とは異なり、第16番染色体上に存在する。MRP は細胞内小器官への薬剤の能動輸送に関与しており、間接的に抗腫瘍薬の細胞内分布に作用しているらしい。急性白血病細胞の再発例、難治例では MRP が増加しているとされるが、予後に関しては定説がない[9]。MRP が関与する多剤耐性機構を克服する薬剤として前述したベラパミルや Cy-A が部分的に有効である。

4 Lung resistance-related protein(LRP)

1993年非小細胞性肺癌の多剤耐性株より分離同定された蛋白で MRP 同様、その遺伝子は第16番染色体に存在する。LRP は正常組織にも分布しており、その発現臓器は P-gp のそれに似ている。細胞内では核への薬剤の輸送に関与しており、LRP により抗腫瘍薬の核内進入が妨げられる[10]。多くの抗白血病薬は核内に移行してその効果を現すため、LRP の発現量の増加は薬剤効果の低下につながる。LRP の発現は急性白血病の再発・難治例に多く、寛解率や生存率にも影響し、予後不良因子であるとする報告がある[10]。LRP 発現例の多くは P-gp をも発現しており、初診時白血球数の多い症例での発現が高頻度に認められるが、その逆は少ない。LRP による耐性機構を特異的に克服する有効な薬剤は報告されていない。

5 VLA-4を介した薬剤耐性

白血病細胞は接着分子を介して骨髄ストローマ細胞と接着している。AML細胞の接着分子である β_1 インテグリン(VLA-4)を介しストローマ細胞と結合する。ストローマ細胞はフィブロネクチン(FN)と VCAM-1 を発現して AML 細胞と接着する。松永ら[11]は AML 細胞が FN と接着すると薬剤耐性を獲得すること、AMLにおいては FN/VLA-4 相互作用による PI 3 k/AKT/Bcl-2 シグナルの活性化が薬剤耐性の原因であるとした。抗 VLA-4 抗体は薬剤耐性を解除することも示された。さらに患者 AML 細胞を抗白血病薬に曝露させた場合、VLA-4 発現量と抗白血病薬から生き延びた細胞数の間の正の相関関係が示された[11]。VLA-4 発現量は白血病の予後にも影響することが示された。今後、抗 VLA-4 抗体と抗白血病薬の併用が患者の予後を改善する可能性がある。

6　DNAトポイソメラーゼ（トポ）阻害薬の耐性

　トポIIはDNAの切断と再結合を介し高次構造の構築にかかわる酵素であり、DNAの複製や転写に必要である。白血病細胞では高発現状態が持続しており、その細胞増殖にかかわる。トポIIはDNA結合ドメインを保有し、これがDNAに結合しATP依存的にDNAの切断、再結合を行う。これに対してトポ阻害薬は切断DNA中間体のまま安定化させてしまうため、再結合が阻止される。トポ阻害薬に対する耐性化機序としてはトポ発現の低下、遺伝子の変異、蛋白質の変化などが挙げられている。急性白血病治療薬にも多くのトポ阻害薬を含むため、耐性化機序の解明と予後に関する理解は必要であるが、まとまった報告はない。トポI阻害薬とトポII阻害薬の併用などが耐性克服方法として考えられているが、特異的な耐性克服方法の報告はない。

7　メトトレキサート（MTX）に対する耐性

　葉酸の誘導体であるメトトレキサート（MTX）は、葉酸誘導体と拮抗的に葉酸補酵素成系の重要な位置を占めるdihydrofolate reductase（DHFR）と結合することでDHFR酵素活性を阻害する（図5）。そのため細胞内の還元型葉酸が欠乏し、チミジル酸やプリン体の生合成が障害されDNAの合成が抑制される。MTXに対する耐性化の機序として、MTXの細胞内取込の低下、MTXのポリグルタミン酸誘

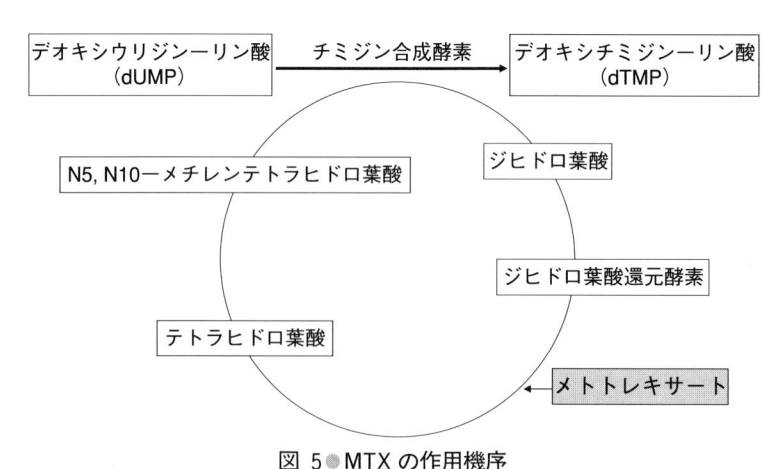

図 5 ● MTX の作用機序
ジヒドロ葉酸還元酵素（DHFR）の阻害によりDNA合成と同時にこの酵素が触媒するRNAや蛋白質の合成も阻止する。細胞回転上S期への流入を阻害する。

導体の形成低下による MTX の細胞内濃度の低下や DHFR との結合親和性の低下、DHFR の生合成の増加、変異型 DHFR の出現などが報告されている。ALL の再発・難治例では DHFR 遺伝子増幅やポリグルタミン酸型 MTX の減少が報告されている。

8 Cytosine arabinoside(Ara-C)に対する耐性

ピリミジンヌクレオシドアナログである Ara-C は細胞内で deoxycytidine kinase(DCK)の触媒により cytosine arabinoside cytidine monophatase(Ara-CMP)となり活性型の cytosine arabinoside triphosphate(Ara-CTP)に変換される(図6)。その後 DNA polymerase により dCTP と結合し DNA に転入し、Ara-C 残基による DNA 障害を引き起こす。そして細胞にアポトーシスを引き起こす。また Ara-C は deoxyctidine deaminase(DCD)の作用を受けて

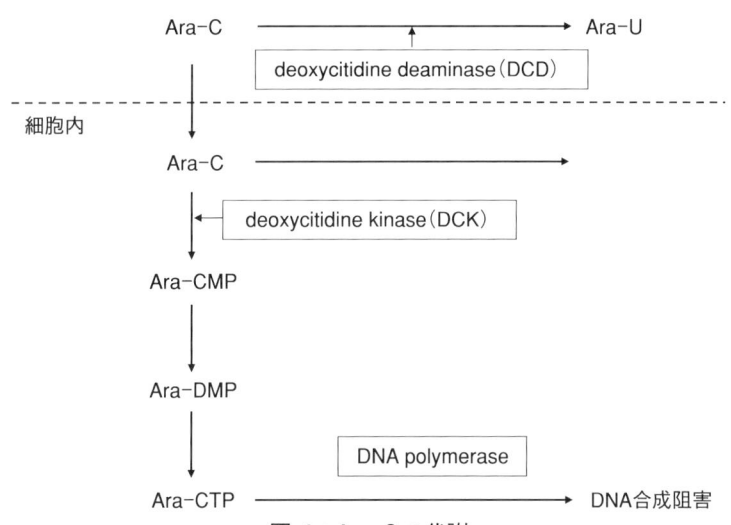

図 6 ● Ara-C の代謝

Ara-C は DCD により ara-U となり不活性化される。Ara-C は細胞内に入り DCK により ara-CMP となる。その後、活性型の ara-CTP となり、DNA に取り込まれその合成を阻害する。
Ara-CMP：cytosine arabinoside cytidine monophosphate
Ara-CDP：cytosine arabinoside cytidine diphosphate
Ara-CTP：cytosine arabinoside cytidine triphosphate

注意点　【薬剤耐性の併存】

薬剤耐性化の機序を個別に記載したが、多くの薬剤耐性獲得白血病細胞ではその機序は1つではなく、複数存在する。つまり P-gp や VLA-4 は代表的な多剤耐性の機序であるが、他の薬剤耐性も併せ持っていることが多い。これがいったん獲得された薬剤耐性は十分にコントロールすることができない理由の1つである。

uracil arabinoside(Ara-U)になり不活性化される。Ara-Cに対する耐性獲得機序として、DCDの活性の増加、DCKの活性の低下、DNA polymeraseの活性低下が考えられている。

● おわりに

　白血病の予後解析にはエビデンス上前方向的研究が重要視される。症例の偏りや研究者の思い込みを排除するためである。薬剤耐性因子の白血病の予後への影響に関してはこれまで多くの臨床研究が施行されてきた。しかし、白血病の薬剤耐性のメカニズムは十分に解明されておらず、耐性克服の成果も上がっていない。前述したように白血病の治療を薬剤耐性の問題を解決せずに遂行していくことは不可能である。基礎、臨床両面での今後の研究に期待したい。

（竹下明裕）

■ 文　献 ■

1) Miyawaki S, Tanimoto M, Kobayashi T, et al：No beneficial effect from addition of etoposide to daunorubicin, cytarabine, and 6-mercaptopurine in individualized induction therapy of adult acute myeloid leukemia；the JALSG-AML 92 study, Japan Adult Leukemia Study Group. Int J Hematol 70：97-104, 1999.

2) Kobayashi T, Miyawaki S, Tanimoto M, et al：Randomized trials between behenoyl cytarabine and cytarabine in combination induction and consolidation therapy, and with or without ubenimex after maintenance/intensification therapy in adult acute myeloid leukemia. J clin oncol 14：204-213, 1996.

3) Campos L, Guyotat D, Archimbaud E, et al：Clinical significance of multi-drug resistance P-glycoprotein expression on acute nonlymphoblastic leukemia cells at diagnosis. Blood 79：473-476, 1992.

4) Takeshita A, Shinjo K, Ohnishi K, et al：New flow cytometric method for detection of minimally expressed multidrug resistance P-glycoprotein on normal and acute leukemia cells using biotinylated MRK 16 and Streptavidin-Red 670 conjugate. Jpn J Cancer Res 86：607-615, 1995.

5) Slater LM, Sweet P, Stupecky M, et al：Cyclosporin A reverses vincristine and daunorubicin resistance in acute lymphatic leukemia *in vitro*. J Clin Invest 77：1405-1408, 1986.

6) Kornbau SM, Estey E, Madden T, et al：Phase I study of mitoxantrone plus etoposide with multidrug blockade by SDZ PSC 833 in relapsed or refractory acute myelogenous leukemia. J Clin Oncol 15：1796-1802, 1997.

7) Sato W, Fukasawa N, Nakanishi O, et al：Reversal of multidrug resistance by a novel quinoline derivative, MS-209. Cancer Chemother Pharmacol 35：271-277, 1995.

8) Kolitz JE, George SL, Dodge RK, et al：Dose escalation studies of cytarabine, daunorubicin, and etoposide with and without multidrug resistance modulation with PSC-833 in untreated adults with acute myeloid leukemia younger than 60 years；final induction results of Cancer and Leukemia Group B Study 9621. J Clin Oncol 22：4290-4301, 2004.

9) Scheidner E, Cowan KH, Bader H, et al：Increased expression of the multidrug resistance-associated protein gene in relapsed acute leukemia. Blood 85：186-193, 1995.

10) Filipits M, Pohl G, Stranzl T, et al：Expression of the lung resistance protein predicts poor outcome in de novo acute myeloid leukemia. Blood 91：1508-1513, 1998.

11) Matsunaga T, Takemoto N, Sato T, et al：Interaction between leukemic-cell VLA-4 and stromal fibronectin is a decisive factor for minimal residual disease of acute myelogenous leukemia. Nat Med 9：1158-1165, 2003.

12) Takeshita A, Shinjo K, Ohnishi K, et al：Clinical relevance of P-glycoprotein, multidrug resistance associated protein and lung resistance related protein expression in acute myeloid leukemia；the JALSG-AML 95 study. Blood 102：605 a, 2003.

15 白血病に使用される造血幹細胞移植の種類

1 造血幹細胞移植の原理

1 造血幹細胞移植とは

　造血幹細胞とは、生涯にわたって絶え間なく各種の成熟した血液細胞を供給する源となる細胞であり、自己を再生する（自己と同じものをつくる）能力と白血球・赤血球・血小板など各種の血液細胞に分化する能力とを兼ね備えている。この造血幹細胞を、白血病などの腫瘍性疾患では化学療法や放射線療法後に、再生不良性貧血などの非腫瘍性疾患では骨髄機能の回復を目的として輸注する。このような新たな造血機能を構築する方法を造血幹細胞移植と呼ぶ。

　造血幹細胞移植は、1980年代後半まで多くが骨髄細胞を用いて行われていたため、骨髄移植と呼ばれてきた。しかし、現在は骨髄に存在する造血幹細胞のほかに、造血因子の投与などによって骨髄から末梢血に流出した造血幹細胞や、臍帯血に含まれる造血幹細胞も用いられており、広く造血幹細胞移植と呼ばれている。

2 同種免疫とヒト白血球抗原（HLA）

　造血幹細胞移植には、自分自身の細胞を用いる自家移植、一卵性双生児の一方をドナーとする同系移植、他人をドナーとする同種移植がある。同種移植においては同種免疫についての基本的な理解が必要である。

　免疫系の発達した生物は、自分以外の細胞を異物と見做して拒絶する性質をもっている。この拒絶にかかわる機構は組織適合性と呼ばれ、この中で最も重要な役割を果たしているのが主要組織適合抗原である。ヒトではヒト白血球抗原（human leukocyte antigen；HLA）がこれに相当する。HLAはクラスIとクラスIIに分けられ、HLA-A、B、CはクラスI、HLA-DP、DQ、DRはクラスIIと呼ばれている。これら一つひとつに極めて多くの種類があり、その組み合わせの数は膨大なものになるが、同種移植を成功させるには、HLAを一致させることが重要である。

表 1 ● 造血幹細胞移植の種類

HLAの一致度	ドナーの種類		幹細胞の由来
HLA一致	自家		骨髄
HLA 1抗原不一致	同系		末梢血幹細胞
HLA 2抗原不一致	同種	血縁者間	臍帯血
HLAハプロタイプ一致		非血縁者間	

ドナーおよび幹細胞の由来により「HLA一致非血縁者間同種骨髄移植」、「HLA 2抗原不一致臍帯血移植」、「HLAハプロタイプ一致血縁者間同種末梢血幹細胞移植」などと表現する。

3 造血幹細胞移植の種類

　造血幹細胞は移植される幹細胞の由来によって、骨髄移植、末梢血幹細胞移植、臍帯血移植に分けられる。またドナーによって同種移植、同系移植、自家移植に分けられる。同種移植はさらに、血縁者間移植と非血縁者間移植に分けられる（**表1**）。一方、HLAの中でも同種移植で特に重要なのは、HLA-A、B、DR座で、これらを一致させることが重要であるが、近年HLAハプロタイプ一致移植（**メモ1**）などのHLA不適合移植の研究も進んでいる。

MEMO 【1. ハプロタイプ】

　HLA-A、B、DRは染色体上に近接して存在するので、染色体ごとにHLAの組み合わせは決まる。この染色体ごとのHLAの組み合わせをハプロタイプという。各個人は原則として両親のそれぞれから受け継いだハプロタイプをもっている。つまり、父親が(a、b)、母親が(c、d)というハプロタイプをもつ場合、その児のハプロタイプは(a、c)、(a、d)、(b、c)、(b、d)のいずれかである。したがって、兄弟姉妹間では、1/4の確率でHLAが完全に一致する。

4 自家移植と同種移植

　自家造血幹細胞移植は自己の骨髄や末梢血幹細胞を採取した後凍結保存しておき、大量の放射線・化学療法後に保存しておいた幹細胞を解凍・輸注することによって造血機能を回復させる方法である（図1）。大量の抗がん薬を投与することにより抗腫瘍効果を増強する一方、自己の幹細胞を戻すことで造血機能を回復させるため、大量の放射線・化学療法を安全に行うための支持療法といえる。同種造血幹細胞移植と異なりドナーを必要とせず、また他人の細胞を移植するわけではないので複雑な免疫反応は起こらない。したがって合併症の頻度は少なくなるが、後述するように同種移植より再発の危険性は高くなる。また、自家移植では幹細胞の採取は白血病細胞の混入を避けるため寛解期に行われる。

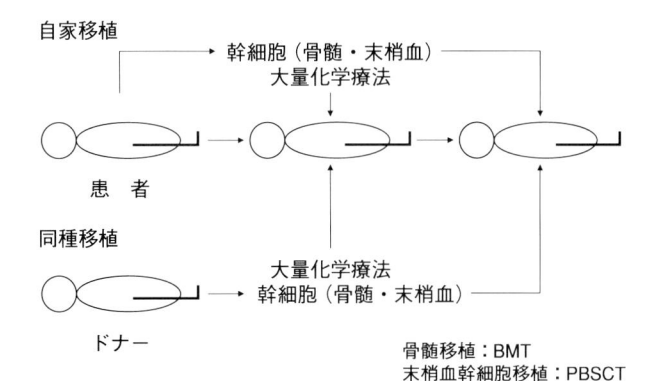

図 1 ● 造血幹細胞移植の方法
自家移植では、治癒を目指した大量化学療法後にあらかじめ採取・凍結保存していた幹細胞を輸注し造血機能の回復を図る。同種移植では拒絶予防を目的とした前処置後に健常ドナーから得られた幹細胞を輸注し造血機能の回復を図る。幹細胞はその由来により骨髄移植と末梢血幹細胞移植に分けられ、さらに同種移植では臍帯血移植も行われる。

一方、同種造血幹細胞移植では、通常 HLA が一致したドナーから幹細胞を採取し、大量の放射線・化学療法後に輸注する。移植後は免疫反応を抑えるため免疫抑制薬を投与し、また種々の細菌・真菌・ウイルス感染症に対する対策が必要である。

5 移植片対宿主病(GVHD)

同種移植では、ドナー由来の細胞(移植片)が患者(宿主)を異物と見做し攻撃することにより生じる移植片対宿主病(graft-versus-host disease；GVHD)がみられる。急性のものと慢性のものに分けられ、急性 GVHD はドナー由来の細胞が生着する(くっつく)頃にみられ、主に皮膚・腸管・肝臓が障害される。重症になると生命にも危険を及ぼす。一方、GVHD を発症した患者では再発率が低いことが知られている。また、移植片から T 細胞(リンパ球)を除去した移植では GVHD は減るが、再発が多くなる。さらに、再発した患者にドナーのリンパ球を輸注(donor lymphocyte infusion；DLI)すると病気が完治することがある。このことは、ドナーのリンパ球(T 細胞)が GVHD の発症に関与するとともに、白血病に対しても抗腫瘍効果を有するものと考えられる。このようなドナーのリンパ球による免疫学的な抗腫瘍(白血病)効果を移植片対白血病効果(graft-versus-leukemia；GVL)と呼んでいる。GVHD が同種移植における免疫反応のマイナス面と考えれば、GVL 効果はプラス面といえるだろう。

6 造血幹細胞移植の多様化

造血幹細胞移植においては当初、ドナーの造血細胞を生着させるために大量化学

療法や全身放射線照射を行い、骨髄に生着のための空間をつくることが必要と考えられていた。しかし、近年その必要はないことが明らかになった。十分な免疫抑制をかければ強力な前処置は必要ではなくなり、逆に前処置を弱める(骨髄破壊的ではない)ことにより治療関連毒性を減らし、ドナーリンパ球の抗腫瘍効果に期待する新しい移植方法が開発されている。これをミニ移植と呼んでいる(**注意点 1**)。65歳までの高齢者や臓器障害を有する患者においても実施可能であり、同種造血幹細胞移植の適応が拡大しつつある。

> **注意点** 【ミニ移植の呼称】
>
> ミニ移植と総称されている前処置には、実際にはさまざまな強度の前処置が含まれている。ミニ移植という呼称は簡単な移植という誤解を生みやすいため好ましい用語ではないが、前処置を軽減した骨髄非破壊的同種移植を総称する適切な日本語が見当たらないため、ミニ移植という総称が継続して用いられている。
>
> このような混乱を解消するため、造血幹細胞の輸注なしで 28 日以内に造血が回復し、かつ移植後の造血回復時には混合キメラ状態(**メモ 2**)が得られるような前処置を骨髄非破壊的同種移植(NMST)と定義し、その他の骨髄破壊的前処置以外の前処置を、RIST と呼ぶことが提唱されている。これまでに報告されている中で確実に骨髄非破壊的といえる前処置は、シアトルグループで行われている低容量全身放射線照射のみである。

2 骨髄移植と末梢血幹細胞移植

1 自家骨髄移植と自家末梢血幹細胞移植

自家移植は自家骨髄移植(autologous bone marrow transplantation；auto-BMT)と自家末梢血幹細胞移植(autologous peripheral blood stem cell transplantation；auto-PBSCT)に分けられる。それぞれの特徴を**表2**に示す。auto-PBSCT は、auto-BMT より移植後の好中球や血小板の回復が速やかで、発熱期間や入院期間が短く、血小板の輸血量も少なくて済む。医療費も安くなる。また、幹細胞を採取するときに全身麻酔を必要としないなどの利点があり、最近では自家移植の大部分が auto-PBSCT で行われている。但し、化学療法の期間が長い、あるいは強力に行われた患者では移植に必要な十分量の末梢血幹細胞を採取できないことがあるので、計画的に治療することが大切である。

表 2 ● 自家移植と同種移植の比較

	自家移植	同種移植
ドナー	不要(自己)	通常 HLA 一致の血縁者または非血縁者
移植片	骨髄細胞・末梢血幹細胞	骨髄細胞・末梢血幹細胞
採取	腫瘍細胞の混入を避けるため寛解期に採取	健常人ドナーから採取
効果	大量化学療法による	同種免疫効果が重要
GVHD	なし	あり
移植関連合併症	少ない	多い
GVL 効果	なし	あり
再発の危険性	高い	低い
移植後の免疫抑制薬	不要	必要

自家移植はドナーを必要とせず、GVHD はなく移植関連合併症も少ないが、同種免疫効果がないため GVL 効果は得られず再発は多い。

表 3 ● 自家骨髄移植と自家末梢血幹細胞移植の比較

	自家骨髄移植	自家末梢血幹細胞移植
移植片	骨髄細胞	末梢血単核細胞
採取時の麻酔	必要(全身麻酔)	不要
採取時間	1〜2 時間	3〜4 時間×2〜3 回
採取細胞数	有核細胞数>2〜3×10^8/kg	CD 34 陽性細胞数>2×10^6/kg
長所	採取時間がやや短い	全身麻酔不要 移植後の造血回復が早い 抗生剤・血小板輸血少ない
短所	全身麻酔が必要 移植後の造血回復が遅い	幹細胞採取に長時間を要する 十分な細胞数採取できない場合がある

自家末梢血幹細胞移植は、採取に全身麻酔を必要としない。また、移植後の造血回復が速やかであり、感染症や出血の危険性が少なく、医療費も安価である。

2 同種骨髄移植と同種末梢血幹細胞移植

同種移植も同種骨髄移植(allogeneic bone marrow transplantation；allo-BMT)と同種末梢血幹細胞移植(allogeneic peripheral blood stem cell transplantation；allo-PBSCT)に分けられる。それぞれの特徴を表3に示す。

ドナーにおいては、allo-BMT では自己血の保存や採取時の全身麻酔が必要になる。一方、allo-PBSCT では幹細胞の採取に顆粒球コロニー刺激因子(granulocyte colony-stimulating factor；G-CSF)と呼ばれる造血因子の投与が必要である。ドナーのリスクについては、allo-BMT では全身麻酔と骨髄採取に関連したものに分けられ、一時的な骨痛、発熱、咽頭不快感などの症状以外に、悪性高熱症、後腹膜出血、肺梗塞などの有害事象が報告されている[1]。一方、allo-PBSCT では、G-CSF 投与と採取に関連した危険性がある。G-CSF の投与による一時的な骨痛、倦怠感、発熱などの症状以外に、海外では心筋梗塞、脾臓破裂などが報告されている[2]。G-CSF との因果関係は不明だが、ドナーの長期フォローアップ中に急性骨髄性白血病(AML)を発症した事例もみられる。一方、採取に関連したものとして、血管迷走神経反射による徐脈、低血圧、低カルシウム血症によるしび

れ感などがある。

　患者にとっては、allo-PBSCT の特徴として、好中球や血小板の回復が早いこと、急性 GVHD は allo-BMT と差がないこと、慢性 GVHD の頻度が高いことが知られている。一方、進行期の症例では再発が少なく、成績がよいとの報告もみられる[3]。allo-PBSCT では、輸注される細胞数が CD 34 陽性細胞（造血幹細胞）で 1～3 倍、T 細胞で 5～10 倍多くなることが特徴である。

3　臍帯血移植

1　方法

　児と胎盤を結ぶへその緒の血管の中にも多くの造血幹細胞が含まれていることが明らかになり、これを用いて移植を行うことを臍帯血移植と呼んでいる。1989 年に初めて行われた比較的新しい方法である。臍帯血バンクでは、出産時に採取された臍帯血から造血幹細胞を分離・凍結保存してある。元来廃棄されていたものを利用するため、ドナーに負担がなく、またいつでも使用できるため移植の要望に速やかに対応でき、近年実施例が急速に増加している。

2　特徴

　臍帯血移植の特徴を**表 4** に示す。他の同種移植と比較して、臍帯血移植では重症の GVHD の頻度が低く、HLA が 2 座不一致であっても実施可能である。したがって、骨髄バンクでドナーが得られない患者でもドナーが得られる可能性が出てくる。短所としては、生着不全（移植した細胞がくっつかないこと）の頻度が高いこと、血球回復が遅く、感染症による死亡などの合併症が多いことが挙げられる。また臍帯血自体の量が少ないことから、体重が重く相対的に患者の体重あたりの移植細胞数が少なくなる成人では臍帯血が得られないことも少なくない。

　移植臍帯血の条件としては、一般に HLA 2 座不一致まで、患者の体重あたりの移植細胞数が 2×10^7/kg 以上の条件を満たすことが必要である。

　当初は小児を対象に行われていたが、最近では成人での移植例が増加している[4)-6)]。臍帯血移植の成績の向上のためには、拒絶防止のための効果的な前処置の確立、感染症の予防や造血因子の投与などの補助療法を改善することが必要である。また、細胞数の少ない臍帯血に対しては複数の臍帯血を移植する方法も検討されている。これらの問題点が解決されれば、現在は選択肢の中で下位に位置している臍

表 4 ● 同種骨髄移植・同種末梢血幹細胞移植・臍帯血移植の比較

		同種骨髄移植	同種末梢血幹細胞移植	同種臍帯血移植
ドナー	自己血貯血	必要	不要	不要
	幹細胞の動員	不要	G-CSF の投与	不要
	採取時の麻酔	全身麻酔必要	不要	不要
	採取時間	1〜2 時間、1 日	3〜4 時間、1〜3 日	なし
	採取細胞数	有核細胞数 >2〜3×10^8/kg	CD 34 陽性細胞数 >2〜3×10^6/kg	
	入院期間	4〜5 日	5〜7 日	不要
	リスク	全身麻酔に伴うリスク 採取術に伴うリスク	アフェレーシスに伴うリスク G-CSF 投与に伴うリスク	なし
レシピエント	輸注 CD 34 陽性細胞	少ない	多い	少ない
	輸注 CD 3 陽性細胞	少ない	多い	少ない
	造血回復 (好中球・血小板)	標準	早い	遅い
	急性 GVHD	標準	標準	少ない
	慢性 GVHD	標準	多い	少ない
	生存率	標準	同程度または高い	不明
	再発率	標準	同程度または低い	不明

ドナーにおいては、それぞれ長所と短所がある。患者においては、末梢血幹細胞移植で造血回復が早く、慢性 GVHD の頻度は高い。ハイリスク症例では、GVL 効果も強い可能性がある。臍帯血移植の成績については、まだ十分な比較検討はされていない。

帯血移植も今後さらに広く行われるようになるだろう。

4 ミニ移植

1 方法

　骨髄破壊的な大量化学療法や放射線療法を行わず、患者の免疫力のみを十分抑制することによりドナーの造血幹細胞を生着させ、かつドナーの細胞による GVL 効果を期待する方法がミニ移植である。骨髄非破壊的同種移植(non-myeloablative allogeneic stem cell transplantation；NMST)や RIST (reduced-intensity conditioning allogeneic stem cell transplantation)とも呼ばれている(図 2)(**注意点**)。いまだ研究段階の治療であり、さまざまな前処置が行われている。前処置で中心的な役割を果たしている薬剤がフルダラビン(フルダラ®)である。用いられる薬剤によって特性が異なり、ブスルファン(マブリン®)などはより骨髄破壊的に、シクロフォスファミド(エンドキサン®)などは免疫抑制的に働くと考えられている(図 3)。移植後 GVL 効果が発現するまで時間がかかることを考慮すると、前処置自体にもある程度の抗白血病効果が期待できる薬剤を選択する必要がある。また、ドナーと患者との関係も考慮し、HLA 不一致移植や非血縁者間移植では、より強い免疫抑制が必要になる。

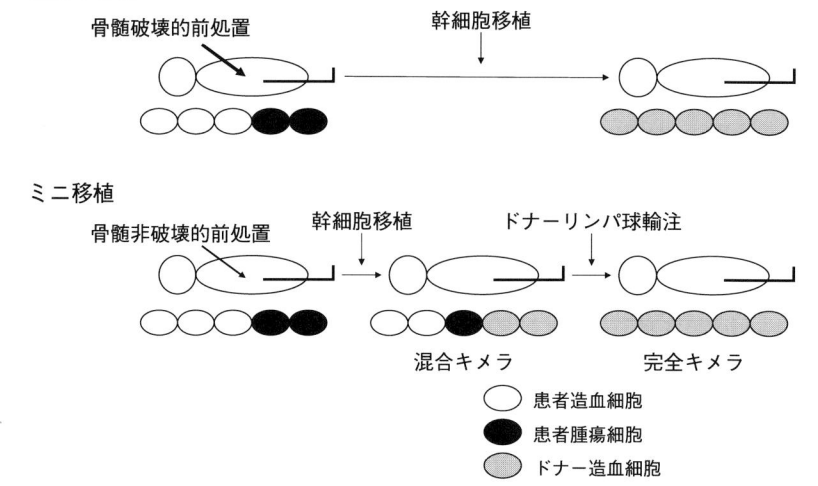

図 2 ● ミニ移植の概念
骨髄非破壊的前処置後にドナー由来の幹細胞を輸注する。宿主の造血細胞が残存するため、ドナー由来の幹細胞と混在する混合キメラの状態を経て完全キメラに移行する。完全キメラへ移行すれば、宿主由来の腫瘍細胞も排除される。

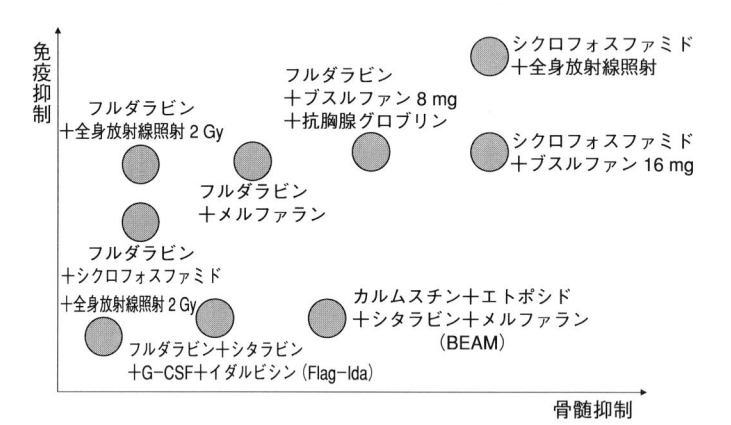

図 3 ● 移植前処置の種類
種々の前処置の免疫抑制効果と骨髄破壊効果を示す。右上方に位置するレジメンほど免疫抑制・骨髄抑制ともに強くなる。
(Anagnostopoulos A, Giralt S：Critical review on non-myeloablative stem cell transplantation(NST). Critical Rev in Oncol Hematol 44, 175, 2002 より改変)

2 特徴

　前処置が軽減され、骨髄非破壊的であることから血球減少期間は通常の移植よりも短くなる。また、移植後に患者の造血細胞が残存することから混合キメラといってドナーの造血細胞と患者の造血細胞が混在する状態がみられる。混合キメラは、その後の拒絶につながる恐れもあり、免疫抑制薬を早期に減量・中止し、必要に応じて DLI を行う方法もとられる。この場合 GVHD が問題となる場合もあり、急速減量や DLI は慎重に行われる。

治療関連の早期死亡は、従来の同種移植より少ないが、急性 GVHD の頻度は大差なく、慢性 GVHD はむしろ多いとの報告もある[7]。

ミニ移植は、これまで同種造血幹細胞移植を受けることができなかった高齢者や臓器障害のある患者にも適応を拡げてきた。しかし長期間観察した報告はない。今後の研究の進展が期待されている。

> **MEMO 【2. キメリズム】**
>
> キメラとは歴史的にはギリシャ神話に出てくる頭がライオン、胴がヤギ、しっぽがヘビからなる怪物を指す。一方、医学的には2つ以上の別種の組織が1個体を形成する状態を意味する。造血幹細胞移植では移植後早期にドナーと患者の両者由来の造血細胞が共存している状態を混合キメラと呼び、ドナータイプの造血だけになった状態を完全キメラと定義する。骨髄非破壊的同種移植では弱い前処置のため移植後は混合キメラになるが、DLI を行うことにより完全キメラに移行させることができる。

5 母児間移植

1 母児間マイクロキメリズムの概念

前述したように、ヒトは自分以外の細胞を異物と見做して拒絶する性質をもっている。逆に自分自身の細胞に対しては反応せず、攻撃することはない。この無反応で攻撃しなくなる状態を免疫学の世界では寛容と呼んでいる。

子どもは、遺伝子の半分を父親から受け継いでおり、母親にとって子どもは異物といえるが、最近、母親と児の間には免疫学的な寛容が成立していることが明らかになってきた(母児間免疫寛容)。すなわち、妊娠中は母と児の間で血液細胞の交流が行われ、このような細胞は分娩後も長期にわたって母あるいは児の末梢血液中に存在することが確認されている。この現象は母児間マイクロキメリズムと呼ばれている。自分以外の血液細胞を拒絶せずに持ち続けているということは、母は児の IPA(inherited paternal antigen、遺伝父 HLA 抗原)に対して、児は母の NIMA(non-inherited maternal antigen、非遺伝母 HLA 抗原)に対して寛容を獲得していることを示唆する。この仮説に基づけば、HLA ハプロタイプの一致した母児間、児母間、さらには父から遺伝したハプロタイプ(IPA)を共有している同胞(NIMA 不一致同胞と呼ぶ)の間では同種造血幹細胞移植の実施が可能であると考えられる[8]–[10](図 4)。

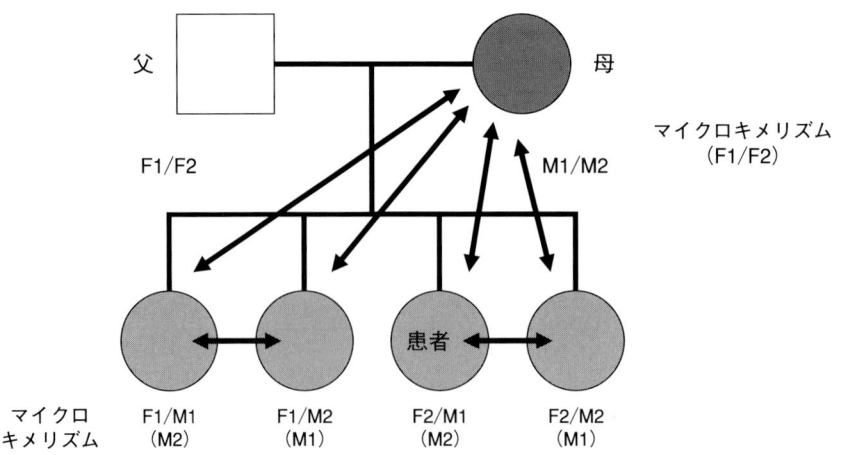

図 4 ● 母児間マイクロキメリズムと母児間移植

父のもつ HLA ハプロタイプを F1/F2、母のもつ HLA ハプロタイプを M1/M2 とした場合、母は児が父から受け継いだ IPA（遺伝父 HLA 抗原：F1、F2）に対して、児は母から受け継がなかった NIMA（非遺伝母 HLA 抗原：M2）に対して寛容を獲得する。したがって母児間、児母間だけでなく IPA を共有した兄弟（NIMA 不一致同胞）間でも移植が可能と考えられる。（　）はマイクロキメリズムとして検出されるハプロタイプを示す。

2 特徴

　本移植法の最も大きな利点は、同種造血幹細胞移植のドナーの選択肢を飛躍的に高められることである。血縁者間で HLA 一致同胞が得られる確率は 25% に過ぎないが、NIMA 不一致同胞からの移植が可能となれば同胞ドナーが得られる機会は 2 倍になる。さらに母がドナーとなりうる可能性と女性患者の場合は児がドナーとなりうるからである。血縁者ドナーは移植のタイミングも最良の時期に実施可能であり、また、拒絶や再発後の DLI に対しても迅速な対応が可能となる。

　母児間マイクロキメリズムに基づく HLA ハプロタイプ一致同種造血幹細胞移植は、現時点では HLA 適合ドナーがいない場合や緊急時のバックアップとしての位置づけで行われている。今後、その有用性を明らかにするとともに、基礎研究による理論的背景の確立が期待されている。

● おわりに

　造血幹細胞移植は白血病の治療戦略において重要な位置を占めるようになった。HLA 一致同胞間や非血縁者間移植に留まらず、臍帯血移植や HLA 不一致移植、ミニ移植など種々の選択肢が出てきた。一方、白血病の化学療法も新しい分子標的薬剤などの登場により進歩している。

　白血病の治療過程で、どの治療を選択するかはまだ確立していない部分もあるが、主治医とよく相談し理解したうえで治療法を決定することが大切である。特に移植療法は多様性に富んでいるので、それぞれの特徴を理解することが大切である。

（淵田真一、島崎千尋）

■ 文　献 ■

1) 名古屋 BMT グループ：同種骨髄細胞の採取．造血細胞移植マニュアル，第3版．小寺良尚，斎藤英彦(編)，p233，日本医学館，東京，2004．
2) 日本造血細胞移植学会・日本輸血学会：同種末梢血幹細胞移植のための健常人ドナーからの末梢血幹細胞動員・採取に関するガイドライン．改訂第3版，2003．
3) Couban S, Simpson DR, Barnett MJ, et al：A randomized muticenter comparison of bone marrow and peripheral blood in recipients of matched sibling allogeneic transplants for myeloid malignancies. Blood 100：1525, 2002.
4) Laughlin MJ, Eapen M, Rubinstein P, et al：Outcomes after transplantation of cord blood or bone marrow from unrelated donors in adults with leukemia. New England Journal of Medicine 351：2265, 2004.
5) Rocha V, Labopin M, Guillermo S, et al：Transplants of umbilical-cord blood or bone marrow from unrelated donors in adults with acute leukemia. New England Journal of Medicine 351：2276, 2004.
6) Ooji J, Iseki T, Takahashi S, et al：Unrelated cord blood transplantation for adult patients with de novo acute myeloid leukemia. Blood 103：489, 2004.
7) 峯石　真：末梢血幹細胞を用いたミニ移植．今日の移植 17：63, 2004．
8) 島崎千尋：母児間マイクロキメリズムに基づく HLA ハプロタイプ一致同種造血幹細胞移植．血液・腫瘍科 48：115, 2004．
9) Shimazaki C, Ochiai N, Uchida R, et al：Non-T-cell depleted HLA haploidentical stem cell transplantation in advanced hematological malignancies based on the feto-maternal microchimerism. Blood 101：3334, 2003.
10) Ichinohe T, Uchiyama T, Shimazaki C, et al：Feasibility of HLA-haploidentical hematopoietic stem-cell transplantation between non-inherited maternal antigen (NIMA)-mismatched family members linked with long-term feto-maternal microchimerism. Blood 104：3821, 2004.

16 急性骨髄性白血病の同種造血細胞移植

● はじめに

　現在、わが国の成人急性白血病患者の寛解率は約 80％であり、高率な寛解が得られているものの、このうち 65〜70％の患者はその後の地固め療法を行っても再発し、全体の 30％台の患者に治癒が得られるに過ぎない[1]。再発をいかに防ぐかが急性白血病治療成績向上の大きなカギとなっている。同種造血細胞移植は最も強力な寛解後療法であり、大量の抗がん薬や放射線照射などの前処置による殺細胞効果と、移植片対白血病効果（メモ 1）という同種造血細胞移植に特有な免疫反応による抗腫瘍効果が期待できる。そのため、同種造血細胞移植により急性骨髄性白血病の再発率は確実に低下する。しかし、少なからぬ移植関連合併症のため、必ずしも絶対的な寛解後療法とは考えられていない。急性骨髄性白血病（acute myeloid leukemia；AML）といっても、単一の疾患群ではなく、病状や予後は多彩である。その中でも、急性前骨髄球性白血病はレチノイン酸の出現によりその治療成績は格段に向上していて、寛解導入療法も違ううえに他の AML とは移植の適応の考え方が大きく異なるため、分けて解説する。

> **MEMO** 【1．移植片対白血病効果】
> 　同種造血細胞移植後にドナーリンパ球が患者の体内で生き残った白血病細胞を免疫学的に攻撃する反応。この反応のため、同種造血細胞移植後は白血病の再発が減少する。

1 急性骨髄性白血病（AML）

1 初回非寛解での移植

　成人急性骨髄性白血病ではどの段階で移植を考えるべきか？ 50〜55 歳以下で重篤な臓器障害がない場合、初診の段階から移植を考慮した診療にあたるべきである。AML の移植というと、第一寛解期で移植をすべきかどうかが議論の中心になりがちである。しかし、AML 患者の寛解率はおおよそ 80％であり、非寛解の 20％の

患者の予後は極めて悪い。このような患者に対して治癒をもたらしうる治療は同種造血細胞移植である。無論これらの患者が移植を受けても長期生存は20%と必ずしも満足する結果とはいえないが[2]、初回非寛解の患者の予後を考えれば、考慮すべき治療オプションであり、これを速やかに行うためには、初診時から移植を念頭においておく必要がある。t(8；21)やinv(16)のような予後良好の染色体異常を有する患者の予後は良好だと考えられているが、このような予後良好の染色体異常がない場合や、FAB分類(メモ2)でのM0、M6、M7など予後不良タイプの場合は特に、早期から移植を考慮して本人と同胞のHLA検査を行う必要がある。

> **MEMO 【2. FAB分類】**
> フランス(F)、アメリカ(A)および英国(B)が1976年に提唱した白血病の分類。現在まで世界標準となっているが、徐々に新たなWHO分類に移行すると考えられている。

2 第一寛解期での移植

AMLの患者の約80%は寛解が得られるわけであるが、この時期に移植が行われることが最も多い。この時期での同種造血細胞移植の成績を日本造血細胞移植学会の報告をもとに解説してみる。年齢別の移植成績では、図1に示すように、AML血縁移植での第一寛解期においては加齢とともに成績が低下する傾向はみられるものの、必ずしも高齢者の成績が著しく劣るという結果ではない[3]。しかし、**ここでこの結果を注意深く読む必要がある(注意点)**。AMLの年齢分布をJapan Adult Leukemia Study Group(JALSG)の成績からみると、50～60歳台にピークがあり、

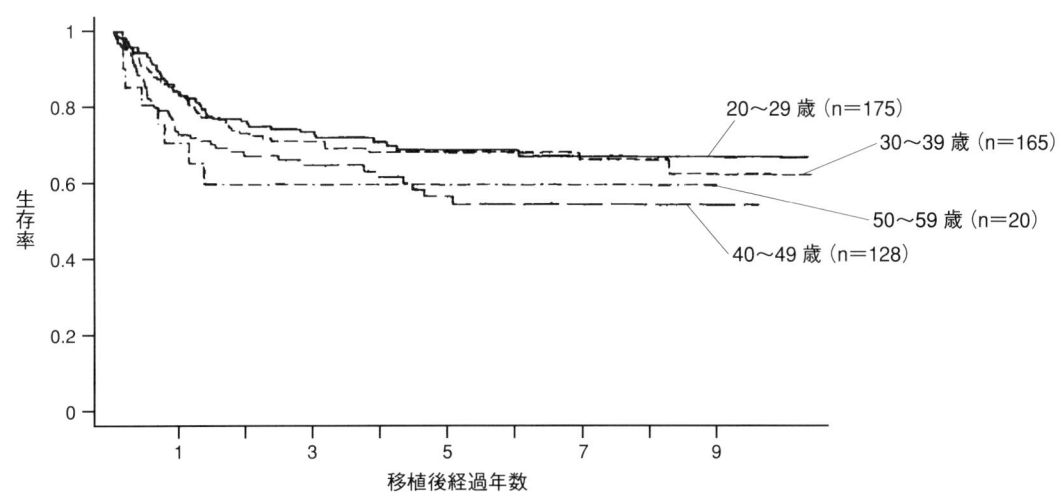

図1●急性骨髄性白血病第一寛解期におけるHLA一致同胞間骨髄移植の年齢別生存曲線
(日本造血細胞移植学会：平成13年度全国調査報告書. 名古屋大学消費生活協同組合, 名古屋, 2001による)

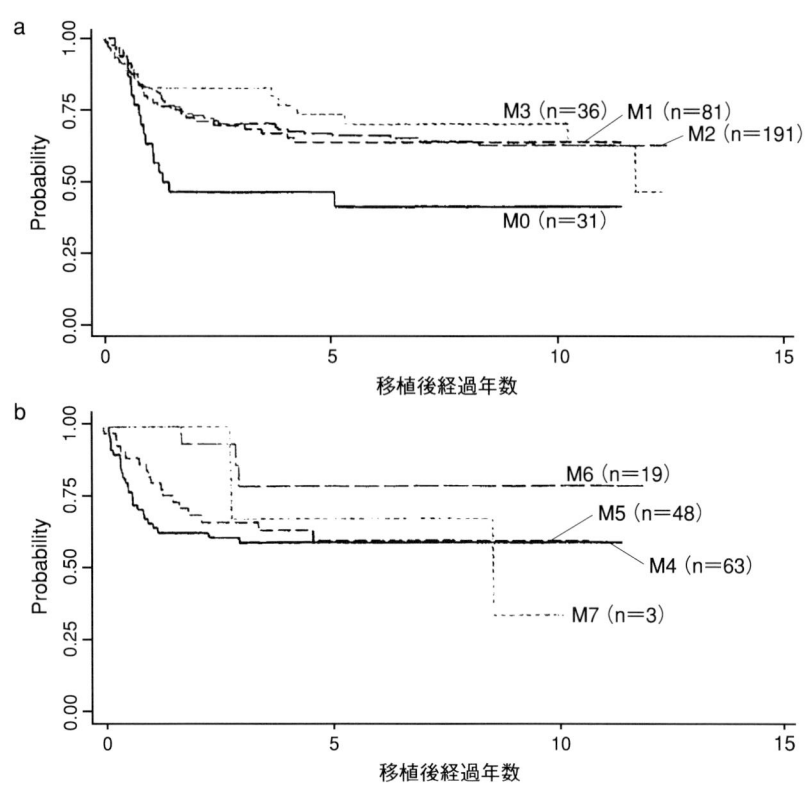

図 2 ● 急性骨髄性白血病第一寛解期における HLA 一致同胞間骨髄移植の病型別
　　　生存曲線
(日本造血細胞移植学会平成 16 年度全国調査報告書)

　AML とはむしろ高齢者の病気であるといっても過言ではない。それに比べると、第一寛解期で移植されている年齢分布は若年者に偏っていて 50 歳を超える患者の移植数は少なくなっている (図 1)。すなわち、ここで報告されている 50 歳以上での移植例とは、移植への支障が特に少ない患者、あるいは移植が絶対的に必要とされる患者が選ばれていることがうかがえる。ということは、この成績からどんどん高齢者でも移植を行うべきであるという結論は導き出されない。図 2 に、平成 16 年度の日本造血細胞移植学会の報告による AML での病型別同胞間造血細胞移植の成績を示す[4]。これをみると、FAB 分類の M 0 型の成績が有意に劣っていることがわかるが、それ以外の病型では明らかな差を認めていない。次に血縁と非血縁移植の差について考えてみる。HLA 一致の血縁がいる場合には、非血縁移植を選択するということは通常はないが、血縁ドナーがいなかった場合、積極的に非血縁ドナーを求めるべきかどうかを判断するために、非血縁造血細胞移植の成績を検証する必要がある。図 3 に示すように AML 第一寛解期での血縁移植と非血縁移植の成績はほぼ同等の結果が示されている[3]。しかしここでも結果を注意して読む必要がある。すなわち、非血縁移植の場合、ドナーコーディネーションに時間がかかり、寛解から移植までの期間は血縁移植の場合より長くなってしまい、それまでの間に再発してしまった患者はこの一群から除かれているのである。また、非血縁移植では graft-ver-

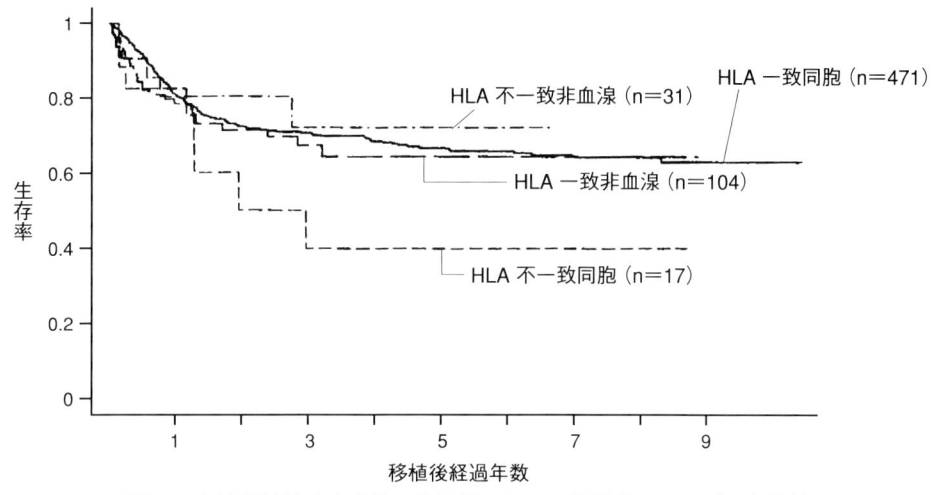

図 3 ● 急性骨髄性白血病第一寛解期における移植片ソース別生存曲線
(日本造血細胞移植学会平成13年度全国調査報告書)

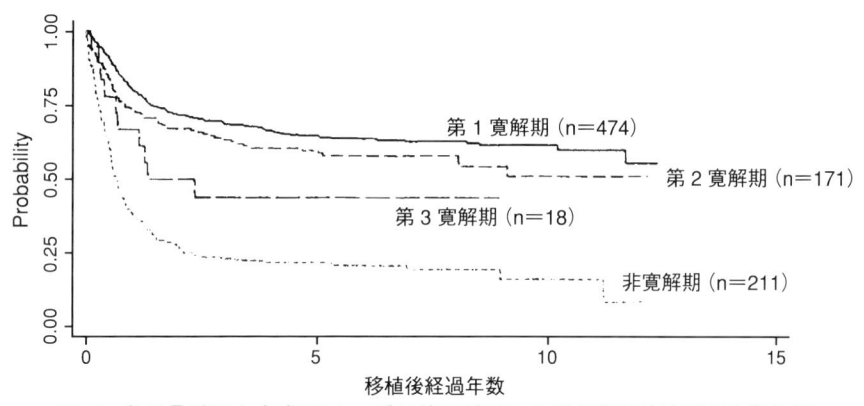

図 4 ● 急性骨髄性白血病 HLA 一致同胞間移植における移植時病期別生存曲線
(日本造血細胞移植学会平成16年度全国調査報告書)

sus-host disease(GVHD)が強く起こること、成績も確かでないということで移植の適応が絞られている可能性もあり、単純に比較することはできない。しかし、断定的に同等の成績ということはできないものの、少なくとも非血縁移植成績が著しく劣るということはないと思われる。図4にHLA一致同胞間移植におけるAMLの移植時病期別生存率を示す。これによれば、第一寛解期と第二寛解期での移植の成績にほとんど差がないことになる。それなら、必ずしも第一寛解期に移植しなくてもよいのではないかということになる。しかし、第二寛解が得られた患者とは、再発した患者の約半数であること、第一寛解期に移植を行わなかったのは、予後がよいタイプであるから見送ったケースであることが多く、このグラフから単純に第二寛解期での成績がよいので、**第一寛解期に移植しなくてもよいということにはならない(注意点)**。また、図4からもわかるように、AMLの第一寛解期でのHLA一致同胞間移植後の長期生存率は約60%であり、良好な成績といえる(図4)。JALSG

でのAMLの治療成績によれば、長期の無病生存率（メモ3）は30〜40％であり、単純にみれば移植の方がよい成績ということになる。しかし、**これで移植の方が成績がよいとはいえないのである（注意点）**。なぜなら、第一寛解期に移植を受けた患者とは、それまで再発もせずに移植の障害となる合併症もない患者であり、いわばエリート患者ともいうべき一群であり、単純に化学療法の患者と比較することはできない。このようなバイアスを排除して試験を行わないと真の治療法の比較は行えないのである。同種造血細胞移植の有効性をみる試験では、HLA一致の同胞がいる場合には移植を行い、HLA一致の同胞がいなければ、化学療法を行うという割付試験がよく行われている。この試験を行った場合、intention-to-treatを原則とした解析（メモ4）を行わなくてはならない。ヨーロッパのグループの報告と英国の報告では、同種移植は化学療法と比較して無病生存率や再発率では勝っているが、全生存率（メモ5）でみると優位性が示されていない[5,6]。このように、無病生存率は同種移植の優位が示されているものの全生存率では優位でなくなっているのは、同種移植による強力な治療のために再発が著明に減少するものの、移植関連死亡が多いことのほかに、対照群となる化学療法群の患者は、再発した場合も同種あるいは自家移植で救援されるために、全生存率では差が出にくいと考えられている。わが国でもJALSGが50歳以下の予後中間群および不良群の患者に対して、HLA一致の同胞の有無での振り分けを行い、同種移植の有用性を確認するJALSG AML 97を行った。その結果によれば、5年無再発生存率で34％ vs 12％（p＝0.005）（図5）、全生

MEMO 【3．無再発生存率】

寛解している患者が再発してしまった場合、その時点で死亡と同じ扱いにして解析する方法。白血病の治療などでは、寛解を維持させることが治癒に結びつくため、治療の効果をより厳密に評価できる。

MEMO 【4．intention-to-treatを原則とした解析】

移植などのある治療法を他の治療と比較するとき、移植群と他の群に患者を振り分けて試験を行うが、その群に振り分けられた患者はたとえそのとおりの治療が行われなくとも、その治療が行われたものとして解析する方法。

MEMO 【5．全生存率】

ある治療で再発してしまった場合でも、別な治療で救援されれば、結果として患者の生存には寄与するはずなので、再発の有無より生存を重視して解析する方法。

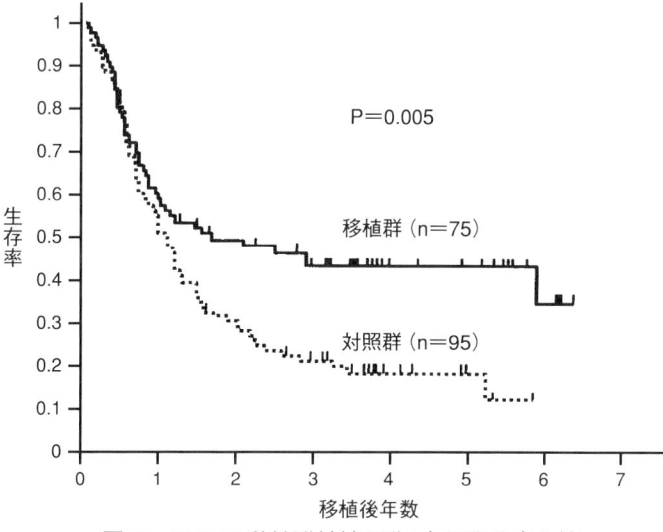

図 5 ● AML 97 移植群対対照群の無再発生存曲線

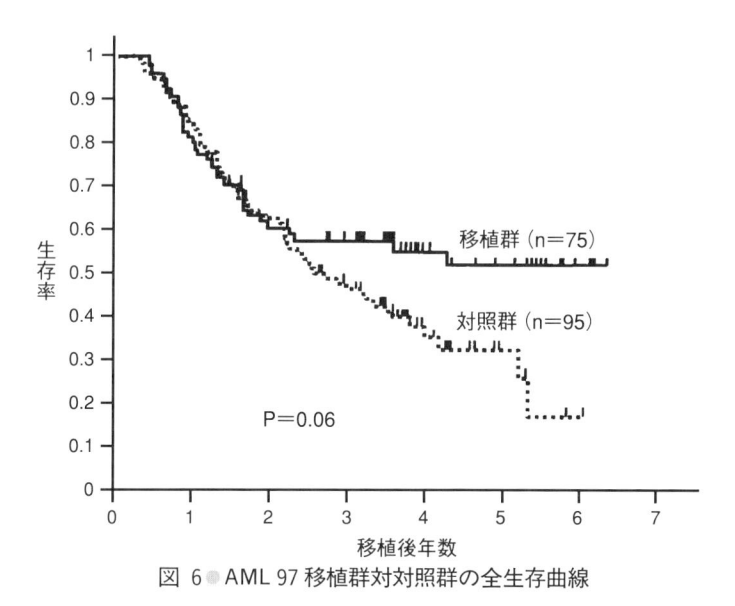

図 6 ● AML 97 移植群対対照群の全生存曲線

存率は 52% vs 17%(p=0.06)(図 6)と同種移植が化学療法に勝っていることが示された[7]。この研究では、移植対象を予後中間群および不良群に絞っていることが重要なポイントである。欧米の多くの研究では患者の層別化には主として染色体分析の結果を用いているが、この JALSG AML 97 では患者の層別化には、それまで JALSG の施行した AML 治療の解析から抽出されたリスクファクターをもとにスコアリングするシステム(表 1)が使われた。この中には染色体の結果も入っている。この JALSG AML 97 の結果から、50 歳以下で予後中間群および不良群とされる第一寛解期の患者の場合、HLA 一致の同胞がいれば、積極的に同種移植が奨められる(重要事項)。これまでの欧米の研究でも、予後良好群の患者は同種移植の適

171

表 1 ● JALSG スコアリングシステム

ペルオキシダーゼ	>50%	+2
年齢	≦50 yrs	+2
白血球数	≦20,000/μl	+2
FAB 病型	non M 0、M 6、M 7	+1
パーフォーマンスステータス	0、1、2	+1
寛解要した治療数	1	+1
t(8；21)or inv(16)		+1

スコア合計
良好群		8〜10
中間群		5〜7
不良群		0〜4

ペルオキシダーゼ陽性芽球	>50%	+2
年齢	≦50 yrs	+2
白血球数	≦20,000/μl	+2
FAB 病型	non M 0、M 6、M 7	+1
パーフォーマンスステータス	0、1、2	+1

スコア合計
良好群		7〜8
中間群		4〜6
不良群		0〜3

応はないと考えられているが、果たして AML 患者のどの一群が最も同種移植の適応なのか、あるいは移植の適応から外す一群をどのようにして選別するのが最良なのか、その結論は出ていない。

　自家移植では免疫学的効果がないため、抗腫瘍効果は同種移植より低く、自家移植の明らかな有効性を示した報告は少ない。英国で行われた 4 コースの化学療法後、自家移植と経過観察をする群に振り分ける比較試験では、自家移植群と対照群の 7 年の無病生存率が 53％対 40％ p＝0.04 と有意に自家移植群が良好な成績を示しており[8]、自家移植には強力な化学療法としての価値はあるものと考えられる。

3　再発期以降の移植

　再発以降の AML での同種移植の適応はより明確であり、若年再発例は全例移植の可能性を検討すべきである。但し、AML の再発は必ずしも予後絶対不良ではなく、特に第一寛解期の期間が長い症例は再発しても予後は悪くない。再発してしまった症例では、再寛解に導入してから移植すべきか、再発のまま移植すべきか迷うところである。移植の準備をしている間に再発が確認された場合など、このような状況は日常の移植医療の現場では稀なケースではない。再発のまま同種移植した成績

も良好であり[9]、また自家移植でも、第二寛解期での移植と再発のままの移植成績が同等であり[10]、必ずしも第二寛解期にこだわらなくともよいのかも知れない。先に述べたように、日本造血細胞移植学会での成績でも第二寛解期の成績は第一寛解期の成績に匹敵する成績である(図1)[4]。この理由は明らかではないが、同種移植がAMLでは進行期でも有効なことのほかに、予後良好な症例が第一寛解期では移植されず残されていて、第二寛解期で移植された場合、そのような症例はやはり移植成績が良好であることが考えられる。

2 急性前骨髄球性白血病(APL)

1988年のレチノイン酸の登場以来、急性前骨髄球性白血病(acute promyelocytic leukemia；APL)の治療は大きく変わった。JALSG APL 97での寛解率は95%と良好であり、非寛解例の多くは出血による死亡で、初回からレチノイン酸難反応性の症例は稀である。寛解が得られた症例の3年無病生存率は76%であり[11]、第一寛解期での造血細胞移植は推奨されない。レチノイン酸で寛解したAPL患者が再発した場合、レチノイン酸で再寛解する確率は低いものの、既に保険収載された亜ヒ酸や新規レチノイン酸(Am 80)、あるいはCD 33に対するモノクローナル抗体とカレキアマイシンの合剤であるマイロターグ® も再発APLに対して高い有効性が期待されている。このように、第二寛解期が得られたAPLでは、同種移植より自家移植の方がよい成績が報告されており、特に微小残存病変(メモ6)が陰性の場合には同種移植より自家移植の方が推奨されるものかも知れない[12]。

> **MEMO 【6．微小残存病変】**
> 肉眼的に確認できる病変よりも、さらに鋭敏な検査で捉えられる病変。最近ではPCR法を用いて、10万〜100万個に1個の白血病細胞が残存していても検出できる場合がある。

3 幹細胞ソース

近年、造血細胞移植に用いる幹細胞のソースとして骨髄や末梢血ばかりでなく、臍帯血ドナープールの拡大に伴い、成人患者にも利用可能な臍帯血がみつかりやすくなり、移植幹細胞ソースの選択の幅が広がった[13]。HLA一致同胞間移植の場合、骨髄と末梢血を比較した欧米の比較試験では両者同等の成績であり、進行期では末

梢血の方がよいとの報告もある。現在わが国でも同様の試験が行われており、骨髄移植と末梢血移植の前方向比較試験によるわが国独自のエビデンスの確立が望まれる。近年わが国での成人患者に対しての臍帯血移植が急速に増加しているが、この原稿を書いている時点では、欧米では成人の臍帯血移植は少なく、日本特有な現象と考えられている。わが国で成人臍帯血移植が多いとはいっても、現在、多くの移植施設において臍帯血移植を選択する場合とは、HLA一致の同胞がなく、HLA一致の非血縁骨髄ドナーがみつからない場合である。このとき、さらに新たな非血縁骨髄ドナーを待つか、HLA不一致のドナーを選択するか、臍帯血移植を行うか、施設により考え方が大きく異なっているのが現状である。

● おわりに

AMLに対する化学療法も造血細胞移植も共に着実な進歩を遂げてきた。しかし、この10年間ほどではAMLに対する化学療法の成績向上は明らかではなく、現在使用可能な抗がん薬による化学療法の限界もみえてきている。また、**造血細胞移植と化学療法の比較試験の結果は、決して造血細胞移植がはるかに優れた治療法であるとの結論にはなっていない（重要事項）**。わが国の現状をみると、欧米に遅れること10年以上でようやくキロサイド大量療法が使用できるようになり、現在JALSG AML 201でキロサイド大量療法と同種造血細胞移植の比較試験が行われている。マイロターグ® やその他の分子標的療法の登場が予定されており、今後さらに化学療法と造血細胞移植の比較試験を通じながら、より確実なエビデンスの確立に努めていく必要がある。

AML患者に移植を行うべきか、行うとすると自家移植なのか血縁移植なのか、血縁移植の場合、骨髄移植なのか末梢血移植なのか。血縁ドナーがいない場合、血縁ミスマッチドナーからの移植なのか、非血縁ドナーからの移植なのか。非血縁移植の場合、骨髄移植なのか臍帯血移植なのか。選択肢はかなり多岐にわたり、その決定は容易ではない場合も多く、移植施設ごと、あるいは同じ施設内でも個々の医師により考えが異なることは稀ではないのが現状である。

(坂巻　壽)

■ 文　献

1) 宮脇修一：急性骨髄性白血病の治療；過去, 現在, 今後の展開. 臨床血液 45(12)：1223-1232, 2004.
2) Biggs JC, Horowitz MM, Gale RP, et al：Bone marrow transplants may cure patients with acute leukemia never achieving remission with chemotherapy. Blood 80(4)：1090-1093, 1992.
3) 日本造血細胞移植学会：平成13年度全国調査報告書. 名古屋大学消費生活協同組合, 名古屋, 2001.
4) 日本造血細胞移植学会：平成16年度全国調査報告書. 名古屋大学消費生活協同組合, 名古屋, 2005.
5) Harousseau JL, Cahn JY, Pignon B, et al：Comparison of autologous bone marrow transplantation and intensive chemotherapy as postremission therapy in adult acute myeloid leukemia；The Groupe

Ouest Est Leucemies Aigues Myeloblastiques (GOELAM). Blood 90(8)：2978-2986, 1997.
6) Burnett AK, Wheatley K, Goldstone AH, et al：The value of allogeneic bone marrow transplant in patients with acute myeloid leukaemia at differing risk of relapse ; results of the UK MRC AML 10 trial. Br J Haematol 118(2)：385-400, 2002.
7) Sakamaki H, Shuichi Miyawaki, Shigeki Ohtake, et al：Postremission Treatment with Chemotherapy or Allogeneic Stem Cell Transplantation (Allo-SCT) in Adults with Acute Myeloid Leukemia (AML) - JALSG AML-97 Trial[abstract]. Blood 104(11)：632 a, 2004.
8) Burnett AK, Goldstone AH, Stevens RM, et al：Randomised comparison of addition of autologous bone-marrow transplantation to intensive chemotherapy for acute myeloid leukaemia in first remission ; results of MRC AML 10 trial, UK Medical Research Council Adult and Children's Leukaemia Working Parties. Lancet 351(9104)：700-708, 1998.
9) Clift RA, Buckner CD, Appelbaum FR, et al：Allogeneic marrow transplantation during untreated first relapse of acute myeloid leukemia. J Clin Oncol 10(11)：1723-1729, 1992.
10) Petersen FB, Lynch MH, Clift RA, et al：Autologous marrow transplantation for patients with acute myeloid leukemia in untreated first relapse or in second complete remission. J Clin Oncol 11(7)：1353-1360, 1993.
11) 麻生範雄：All-trans retinoic acid による分化誘導療法；JALSG における急性前骨髄球性白血病の臨床研究．臨床血液 45(2)：115-124, 2004.
12) de Botton S, Fawaz A, Chevret S, et al：Autologous and allogeneic stem-cell transplantation as salvage treatment of acute promyelocytic leukemia initially treated with all-trans-retinoic acid ; a retrospective analysis of the European acute promyelocytic leukemia group. J Clin Oncol 23(1)：120-126, 2005.
13) 坂巻　壽：造血細胞移植；Source 別移植の特徴．臨床血液 44(5)：283-293, 2003.

17 成人急性リンパ性白血病の移植療法

● はじめに

　成人急性リンパ性白血病（以下、成人 ALL）治療の第一選択は多剤併用化学療法であり、69〜84％の完全寛解率が得られている。しかし寛解後の再発率が高く、化学療法単独では 6 年無病生存率は 14〜30％と不良である。一方で、小児急性リンパ性白血病（以下、小児 ALL）では化学療法のみでも高い寛解率、治癒率が得られている。急性リンパ性白血病（ALL）は年齢が大きな予後因子であり、JALSG（Japan Adult Leukemia Study Group）ALL 87 の成績では、50 歳未満と 50 歳以上の群での寛解導入率は 90％ vs 68％（p＝0.003）と有意差があり、6 年無再発生存率では有意差は認められなかったものの 32％ vs 23％と 50 歳未満の方がよい成績であった[1]。また独立した予後因子であるフィラデルフィア染色体（Philadelphia chromosome；Ph 染色体）陽性症例が小児に比べて多いことなども成人 ALL の治療成績の悪さに影響しているものと考えられる。

　以上のようなことから成人 ALL は化学療法のみでの治癒は期待しにくく、移植療法が寛解後療法として有用となる。同種造血幹細胞移植は、成人 ALL の寛解後療法としては最強の治療法である。前述のように小児領域では化学療法の成績がよく、白血病の細胞性状が成人とは若干異なりまた治療強度を高めた治療法を採用しており、小児 ALL に対する第一寛解期での移植適応はない。若年成人（16〜25 歳前後）には小児のプロトコールに準じた治療強度で化学療法を行うことで治療成績が向上する可能性があり、検討されている。

　本稿では成人の ALL の移植療法の実際と成績、問題点などにつき概説する。

1　ALL の予後因子

　一般に ALL の予後因子として年齢（30 歳以上）、染色体異常の有無［t(9；22)、t(4；11)、t(1；19)、＋8、－7 など］、寛解までに要した期間（4〜6 週以上）、診断時白血球数＞30,000/μl などが挙げられ、これらを有する症例は高リスク群に分類される。成熟 B 細胞 ALL、T 細胞 ALL、骨髄系抗原を有する ALL は、単独では予後不良とは考えられていない。

　近年、新たな再発危険因子として寛解導入療法や地固め療法（強化療法）後の微小

残存病変(minimal residual disease；MRD)が注目されており、小児領域では独立した予後因子であることが証明されている。成人ではいまだコンセンサスは得られていないが、現在、Ph陽性ALLに対してはbcr/ablキメラ遺伝子、Ph陰性ALLに対してはT細胞受容体(TCR)や免疫グロブリン(Ig)の遺伝子再構成、WT 1の発現レベルなどをPCR法を用いて定量することで、MRD量の再発危険因子としての有用性が研究されている。

2 移植の適応

　造血幹細胞移植は、重篤な臓器障害や活動性の感染症のない患者が対象となる。年齢は、一般的には同種移植が50～55歳くらいまで、自家移植では65歳くらいまでが上限とされている。近年行われている治療強度を減じて免疫的反応を期待する骨髄非破壊的前処置を用いた場合には同種移植でも臓器機能を評価したうえで65歳くらいまで適応を拡大しうる。

　日本造血細胞移植学会ガイドライン[2]では、成人ALLの移植適応は高リスク群の第一寛解期およびすべての症例の第二以降の寛解期が、ドナーがいれば絶対的適応として推奨されている(表1)。

　高リスク群や再発症例については化学療法・自家移植と同種移植の成績で有意差が出ている[3]ので同種移植を行うことに異論はないと思われるが、標準リスク群に対する移植成績が化学療法単独の成績を上回るかどうかはいまだ結論が得られておらず、その適応は慎重に決める必要がある。しかし第二寛解期以降では移植成績が有意に低下し、化学療法でも治癒を期待することは困難であることなどより、標準リスク群に対してもドナーがいれば第一寛解期で造血幹細胞移植が施行されている。

表 1 ● 移植の適応

病　期	同種移植 HLA適合同胞	同種移植 非血縁	自家移植
第一寛解期(標準リスク群)	CRP	CRP	CRP
（高リスク群)*	D/R	D/R	CRP
第二以降の寛解期	D	D	CRP
再発早期	R	R	NR
再発進行期/寛解導入不応	R/CRP	R/CRP	NR

*高リスク群は予後不良因子を有する症例。予後不良因子として、例えば予後不良の染色体異常(t(9；22)、t(4；11)、t(1；19)、+8など)、年齢(30歳以上)、寛解までに4～6週以上、診断時白血球数>30,000/μl などが挙げられている。
D(definite)：積極的に移植を勧める場合
R(in routine use for selected patients)：移植を考慮するのが一般的な場合
CRP(to be undertaken in approved clinical research protocols)：標準的治療法とはいえず、臨床試験として実施すべき場合
NR(not generally recommended)：一般的には勧められない場合

Ph染色体は最も重要な予後不良因子である[4]。Ph陽性ALLの寛解導入率はPh陰性ALLとほぼ同率であるが、再発率が高く、化学療法のみでの長期生存は稀であり、寛解後早期に同種移植を行うことが望ましい。近年はイマチニブが開発され移植と組み合わせた治療が検討されている。

3 移植の概要

　移植法では自家移植、同種移植がある。自家移植では幹細胞採取の際に自己の腫瘍細胞が混入する可能性があるが、同種移植では健常人の幹細胞を用いるため腫瘍細胞の混入がなく、さらに移植片対白血病（graft versus leukemia；GVL）効果も期待される。同種造血幹細胞移植療法は、超大量の化学療法、全身放射線照射による骨髄破壊の前処置により腫瘍を根絶させた後、造血幹細胞を移植し造血能の回復を図るというものである。

　同種造血幹細胞移植療法の概要を図1に示す。移植前処置を決める条件として、残存する白血病細胞を限りなく0にするための強い抗腫瘍効果があること、かつ移植に伴う移植片対宿主反応、宿主対移植片反応などの免疫反応が強く起き過ぎないために十分な免疫抑制がかかることが重要である。

　同種移植片由来のリンパ球は、宿主の残存腫瘍細胞を異物として免疫学的に排除するGVL効果をもち、これが移植後再発率の低下に寄与している。近年では同種移

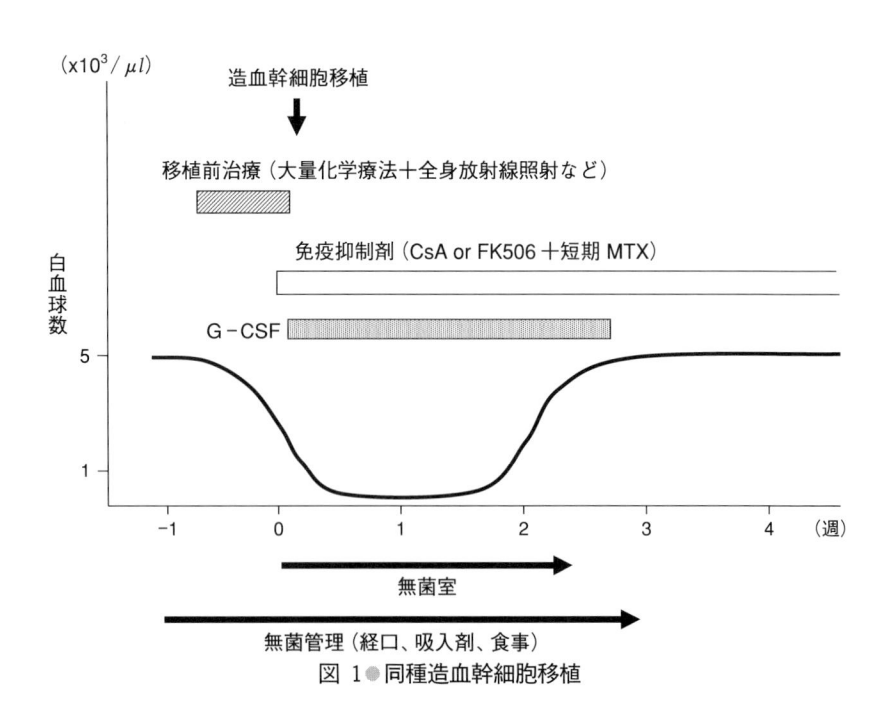

図1 ● 同種造血幹細胞移植

植に骨髄非破壊的前処置を用いた Reduced intensity stem cell transplantation (RIST、ミニ移植)[5]も行われているが、これは前処置の抗がん薬や放射線による抗腫瘍効果よりも GVL 効果をより期待した治療である。ドナーリンパ球輸注(donor lymphocyte infusions；DLI)は移植後の白血病の再発に対してドナーの末梢リンパ球を輸注する方法で、同様にドナーリンパ球による GVL 効果を期待するものである[6]。ALL は慢性骨髄性白血病(CML)、急性骨髄性白血病(AML)に比べ GVL 効果が少ないが、その理由としては、ALL では腫瘍細胞の増殖速度が速いことや、リンパ組織の腫瘍のためリンパ系の機能が十分働かないことなどが示唆される。

　移植合併症としては、前処置薬剤による粘膜障害、肝毒性、腎毒性などのほか、移植片対宿主病(GVHD)、感染症などが挙げられる。移植片の拒絶を防ぎ GVL 効果を期待するためには免疫抑制薬の適切な投与が必要である。また免疫回復を得るまでの支持療法としての感染症対策が重要である。長期的には二次がん、不妊などが挙げられる。

4 移植前処置

1 骨髄破壊的前処置

　この条件を満たすレジメとして種々の前処置が行われてきたが、現在代表的なものとして全身放射線照射(Total body irradiation；TBI)を組み合わせた Cyclophosphamide(CY)＋TBI[7]が主流であるほか、放射線照射を入れない組み合わせである Busulfan(BU)＋CY[8]なども行われている(表2)。リンパ系腫瘍に対しては再発率の低下を期待して一般に TBI を組み合わせたレジメが用いられることが多く、さらに cytarabine(Ara-C)や etoposide(VP-16)などを追加したレジメも試みられている。

> **MEMO** 【1. 骨髄破壊的移植】
> 移植前処置として、大量の抗がん薬や全身放射線照射により悪性細胞やすべての反応細胞を根絶させた後に、健常ドナーの新しい造血幹細胞を移植する方法で強力な前処置と移植後の GVL 効果による強い抗腫瘍効果が期待できる。

表 2 ● 造血幹細胞移植レジメ（骨髄破壊的前処置）

1） CY	60 mg/kg/d	×2 days (120 mg/kg)		Div
TBI	2 Gy×2/d	×3 days (12 Gy)		
2） VP-16	20 mg/kg/d	×2 days (40 mg/kg)		Div
CY	60 mg/kg/d	×2 days (120 mg/kg)		Div
TBI	2 Gy×2/d	×3 days (12 Gy)		
3） Ara-C	2 g/m²×2 d	×2 days (8 g/m²)		Div
CY	60 mg/kg/d	×2 days (120 mg/kg)		Div
TBI	2 Gy×2 d	×3 days (12 Gy)		
4） BU	1 mg/kg×4/d	×4 days (16 mg/kg)		PO
CY	60 mg/kg/d	×2 days (120 mg/kg)		Div

CY：Cyclophosphamide, TBI：Total body irradiation, VP-16：Etoposide, Ara-C：Cytosine arabinoside, BU：Busulfan

2 骨髄非破壊的前処置

　代表的な前処置としてプリンアナログ（fludarabine；Flu, cladribine；ClA）とアルキル化薬（cyclophosphamide；CY, melphalan；L-PAM, busulfan；BU）の組み合わせが用いられるが（表3）、症例によってはこれに 2〜4 Gy の TBI や ATG（antithymocyte globulin）を併用する場合もある。前述のように、ALL は CML や低悪性度リンパ腫、慢性リンパ性白血病（CLL）などと比較して GVL 効果が期待されにくいため、RIST であってもある程度の抗腫瘍効果をもつレジメを検討すべきである。RIST の中でも比較的治療強度の高いものから低いものまで幾種類かの組み合わせがあり検討されている。

　また支持療法として、移植後1日目または5日目より早期の白血球の生着を期待して顆粒球コロニー刺激因子（G-CSF）の投与を行う場合が多い。

表 3 ● 造血幹細胞移植レジメ（骨髄非破壊的前処置）

1） Flu	30 mg/m²/d	×6 days (180 mg/m²)	Div
BU	4 mg/kg/d	×2 days (8 mg/kg)	PO
2） Flu	30 mg/m²/d	×6 days (180 mg/m²)	Div
L-PAM	70 mg/m²/d	×2 days (140 mg/m²)	Div

Flu：Fludarabine, L-PAM：Melphalan
上記に TBI 2-4 Gy あるいは ATG（antithymocyte globulin）追加することあり

> **MEMO 【2. 骨髄非破壊的移植】**
>
> 　前処置の抗腫瘍薬、放射線照射を減じた方法で、移植されたドナーリンパ球による抗腫瘍効果を期待する移植方法である。骨髄破壊的移植で用いる強い前処置に伴う治療関連毒性が大幅に軽減される。骨髄破壊的移植では移植時に白血病細胞は根絶されているが、ミニ移植の場合、移植直後は患者骨髄とドナー骨髄が混合した状態（混合キメラ）で、ドナーリンパ球の免疫作用により患者骨髄細胞が徐々に消失していき、最終的にドナー細胞に完全に置き換わる（完全キメラ）。主として骨髄破壊的移植が施行できない高齢者や臓器機能障害を有する症例に適応となる。

表 4 ● 同種移植時免疫抑制剤

1)	Cyclosporin A	3 mg/kg	2×/d	Div(3 hr)	day-1 より開始
	MTX	10 mg/m^2	1×/d	iv	day 1、3、6
2)	Tacrolimus	0.03 mg/kg	2×/d	Div(3 hr)	day-1 より開始
	MTX	10 mg/m^2	1×/d	iv	day 1、3、6

MTX：Methotrexate

5 免疫抑制剤

　GVHD 予防として、移植後に免疫抑制剤の継続投与が必要であるが、代表的な投与法として cyclosporin A(CsA)＋short term methotrexate(sMTX)法、tacrolimus(FK 506)＋sMTX 法などがある(表4)。HLA 一致血縁者間移植では CsA が選択され、HLA 不一致血縁者間、非血縁者間移植では FK 506 が選択されることが多い。

6 移植成績（骨髄破壊的前処置による）

　ALL に対する同種移植および自家移植の年齢別、病期別成績を本邦の報告（日本造血細胞学会平成 16 年度全国調査報告書）[9]を中心に述べる。

7 同種移植成績

1 血縁者間、非血縁者間移植

　成人 ALL に対する HLA 一致血縁者間同種骨髄移植成績(図 2-a)を移植の時期別にみると、5 年生存率は第一寛解期 55.8％、第二寛解期 26.9％、非寛解期では 14.7％と、寛解後早期の移植で成績がよい傾向にある。HLA 一致非血縁者間骨髄移植(図 2-b)における移植時期別 5 年生存率についても同様の結果が得られており、第一寛解期で 61.5％、第二寛解期で 48.5％、非寛解期で 12.2％であった。両群間の移植成績の有意差は認めなかった。

　HLA 一致非血縁者間移植における移植病期別成績を年齢別にみると(図3)、40 歳未満(図 3-a)では第一寛解期、第二寛解期、非寛解期の 5 年生存率はそれぞれ

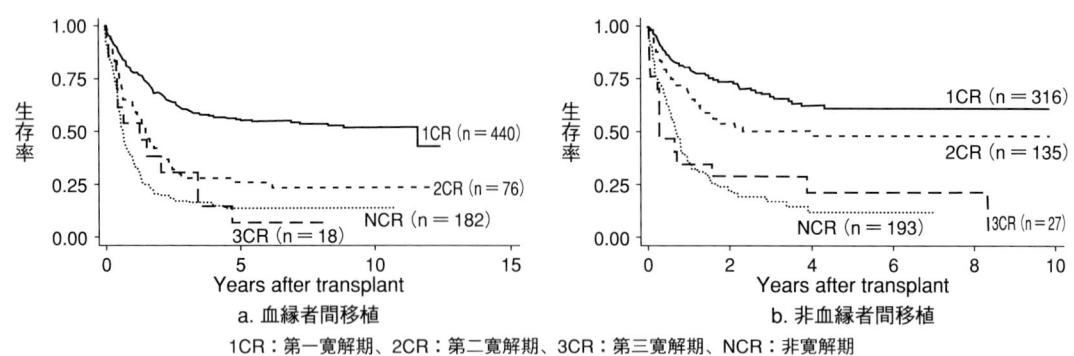

図 2 ● 成人 ALL における病期別同種骨髄移植成績
1CR：第一寛解期、2CR：第二寛解期、3CR：第三寛解期、NCR：非寛解期

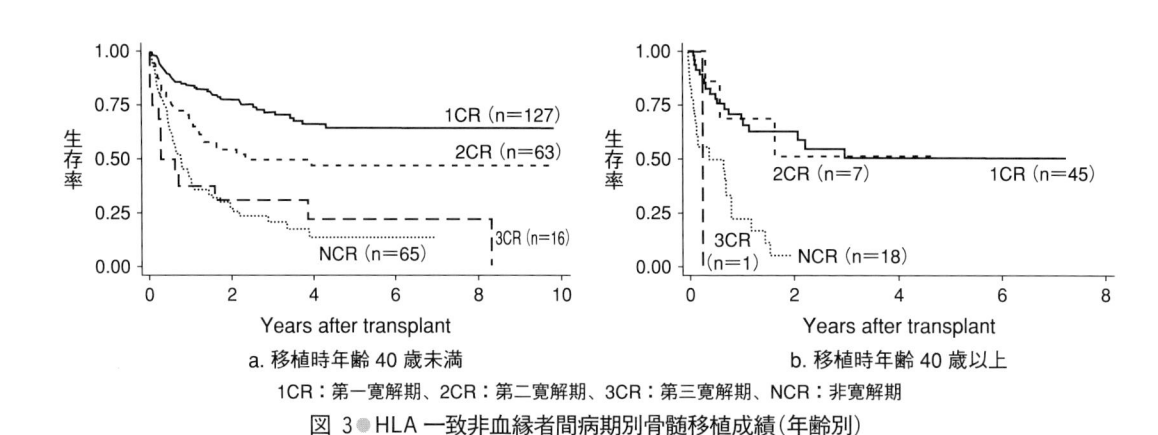

a. 血縁者間移植
b. 非血縁者間移植

図 3 ● HLA 一致非血縁者間病期別骨髄移植成績（年齢別）
1CR：第一寛解期、2CR：第二寛解期、3CR：第三寛解期、NCR：非寛解期

a. 移植時年齢 40 歳未満
b. 移植時年齢 40 歳以上

65.6％、48.3％、15.0％であり、40歳以上の成績（図3-b）と比較して若年で良い結果であった。血縁者間移植でも同様の結果が得られている。

2 フィラデルフィア（Ph）染色体有無別移植成績（図4）

　日本骨髄バンクの2004年集計の報告[10]によると、非血縁者間骨髄移植を施行されたPh陽性、陰性症例の5年無病生存率はそれぞれ34±9％、42±4％であり、Ph陽性症例で生存率が低かった。この成績はPh陽性例に対してイマチニブが投与される以前のものである。現在JALSG Ph＋ALL 202プロトコールでは、高用量イマチニブと大量MTXおよびAra-Cで強化した地固め療法による治療効果と安全性を検討する目的で、臨床第II相試験が進行中である。2004年の中間報告では、本研究に登録された24例中23例（96％）が完全寛解となり、そのうち19例（16例は第一寛解期）が造血幹細胞移植を施行され、1年の無病生存率および生存率がそれぞれ68％、89％とこれまでの報告に比べ非常によい成績であった[11]。今後、Ph陽性ALLの治療成績の向上が期待される。

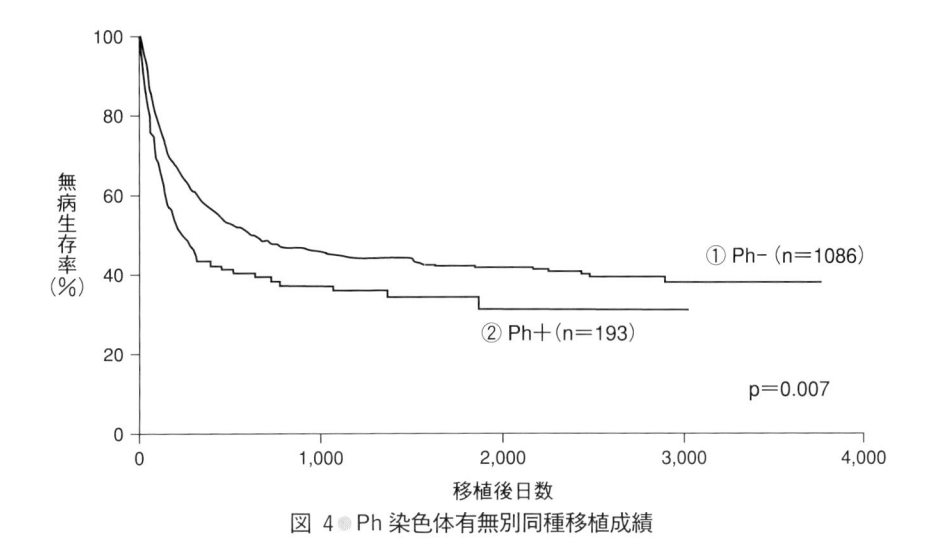

図 4 ● Ph 染色体有無別同種移植成績
① Ph− (n=1086)
② Ph+ (n=193)
p=0.007

> **MEMO 【3．フィラデルフィア染色体（Ph 染色体）】**
>
> 慢性骨髄性白血病（CML）にみられる染色体異常で、急性リンパ性白血病（ALL）にも成人では約 30%に認められる。9 番染色体の長腕（9q34）に ABL、22 染色体の長腕（22q11）に BCR 遺伝子が存在し、この部位で相互転座したものがフィラデルフィア染色体で、転座により BCR/ABL 蛋白が形成される。
> BCR/ABL 蛋白はチロシンキナーゼ活性をもち、白血病細胞の増殖に関与する。イマチニブはこのチロシンキナーゼ活性を特異的に拮抗する作用をもつ。

3 使用する幹細胞ソースによる同種移植成績

　幹細胞ソース別に骨髄移植、末梢血幹細胞移植、臍帯血移植がある。現在のところ臍帯血移植については成績の比較検討をするには症例数がいまだ少なく困難であるが、前 2 者では有意な差は出ていない。しかし、いずれの移植においても寛解導入後早期の移植が最も成績がよいことは共通している。ALL に対して末梢血幹細胞移植より骨髄移植でやや成績が良好との欧米の報告もあるが、本邦では有意な差は出ていない。

8 自家移植成績

　自家移植は、大量化学療法後にあらかじめ採取しておいた自家の造血幹細胞を輸

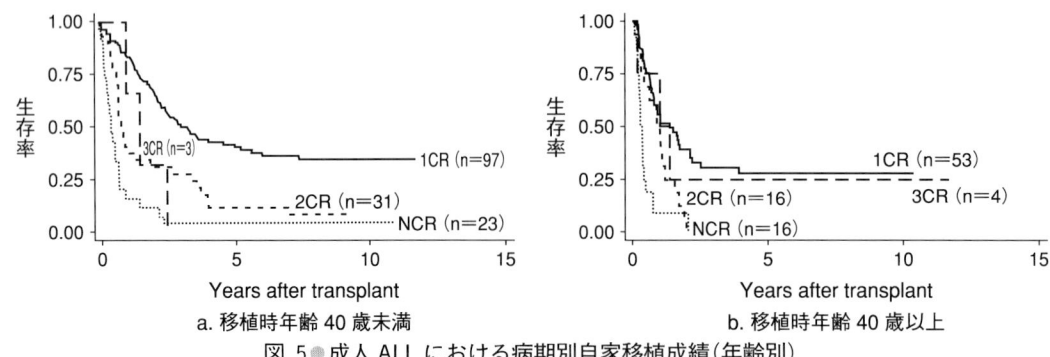

図 5 ● 成人 ALL における病期別自家移植成績(年齢別)
a. 移植時年齢 40 歳未満
b. 移植時年齢 40 歳以上

注するものであり、移植細胞に腫瘍細胞が混入することが最大の問題となる。CD 34 陽性細胞を選択(positive selection)して移植に用いることで、腫瘍細胞をほとんどなくして造血幹細胞のみを移植することが可能となった。精度を上げる目的で、CD 34 positive selection に加えて CD 19、20 陽性例で抗 CD 19、20 モノクローナル抗体を、bcr/abl 陽性例ではイマチニブ(チロシンキナーゼ阻害剤)を用いた in vivo purging(Negative selection)を併用した報告もある。

本邦の移植時期別成績を年齢別にみると(図5)、40歳未満(図5-a)で第一寛解期、第二寛解期の5年生存率はそれぞれ41%、12%、40歳以上では第一寛解期でも27%と成績は不良であり、自家移植と化学療法と有意差がみられなかった。これらの大半は purging を行っていない症例である。最近、自家移植後に支持療法を追加施行することで高い無病生存率が得られたとの欧米での報告があるが、コンセンサスは得られていない。

9 骨髄非破壊的移植成績(RIST、ミニ移植)

骨髄非破壊的前処置を用いることにより、比較的高齢者や移植後再発例、軽度の臓器障害を有する症例などに対しても移植可能となった。RIST では treatment related mortality(TRM)が少ないのが特徴である。同種移植では GVL 効果による免疫反応で治癒を期待する部分が大きいが、ALL は GVL 効果が得られにくい腫瘍の1つであるため AML や CML と比較して RIST の成績は不良である。

ALL に対する多数例の RIST の成績の報告はないが、本邦の33例の報告では、第一寛解期に RIST を施行した症例の3年無病生存率は40%以上であった[12]。寛解導入後早期の RIST ではある程度の治療効果が期待できると考えられ、高齢者や合併症を有することで骨髄破壊的の移植を施行し得ない症例に対して治療の選択の1つとなりうる。若年者の ALL に対する RIST はまだコンセンサスが得られておらず、今後の症例の蓄積が俟たれる。

10 今後の移植の方向

　成人 ALL に対する現在施行しうる最強の治療法は同種造血幹細胞移植療法である。しかし問題として TRM があり、その適応については慎重に検討を要する。

　標準リスク群に対して第一寛解期に造血幹細胞移植を行うか否かはいまだ議論のあるところであるが、一度再発したら化学療法では治癒は難しく、また移植成績も悪くなることなどよりドナーがいれば移植を考慮すべきと考えられる。

　移植適応の判断の基準として化学療法後の MRD を厳重にフォローすることにより移植の時期を逃がさぬようにすることが肝要である。また Ph 陽性 ALL にはイマチニブと化学療法の組み合わせた治療後の bcr/abl 遺伝子のモニターを行い移植時期を適切に決めたり、若年者の RIST 後に一定期間のイマチニブ投与を移植に組み入れる工夫などにより TRM を減らしより効果的に抗腫瘍効果が得られる工夫がなされるべきと考えられる。これら新たな薬剤と工夫によりさらなる移植成績の向上が期待される。

（賀川久美子、笠井正晴）

■ 文　献 ■

1) Tanimoto M, Miyawaki S, Ino T, et al：Response-oriented individualized induction therapy followed by intensive consolidation and maintenance for adult patients with acute lymphoblastic leukemia. Int J Hematol 68：421-429, 1998.
2) 日本造血細胞移植学会（編）：造血幹細胞移植の適応ガイドライン．日本造血細胞移植学会全国データ集計事務局，名古屋，2002.
3) Thomas X, Boiron J-M, Huguet F, et al：Outcome of treatment in adults with acute lymphoblastic leukemia；Analysis of the LALA-94 trial. J Clin Oncol 22：4075-4086, 2004.
4) Wetzler M, Dodge RK, Mrózek K, et al：Prospective karyotype analysis in adult acute lymphoblastic leukemia；The Cancer and Leukemia Group B experience. Blood 93：3983-3993, 1999.
5) Slavin S, Morecki S, Weiss L, et al：Nonmyeloblastive stem cell transplantation；Reduced-intensity conditioning for cancer immunotherapy-from bench to patient bedside. Semin Oncol 31：4-21, 2004.
6) Outcome and long-term follow-up of alloreactive donor lymphocyte infusions given for relapse after myeloablative allogeneic hematopoietic stem cell transplantation (HSCT). Bone Marrow Transplant advance online publication, 31 January, 2005.
7) Thomas E, Storb R, Clift RA, et al：Bone-marrow transplantation (first of two parts). N Engl J Med 292：832-843, 1975.
8) Tutschka PJ, Copelan EA, Klein JP：Bone marrow transplantation for leukemia following a new busulfan and cyclophosphamide regimen. Blood 70：1382-1388, 1987.
9) 日本造血細胞移植学会：平成 16 年度全国調査報告書．名古屋大学消費生活協同組合，名古屋，2005.
10) 日本骨髄バンクを介した非血縁者間骨髄移植の成績報告書（2004 年度集計）．骨髄移植推進財団データ資料管理委員会，名古屋，2004.
11) Towatari M, Yanada M, Usui N, et al：Combination of intensive chemotherapy and imatinib can rapidly induce high-quality complete remission for a majority of patients with newly diagnosed BCR-ABL-positive acute lymphoblastic leukemia. Blood 104：3507-3512, 2004.
12) Hamaki T, Kami M, Kanda Y, et al：Reduced-intensity stem-cell transplantation for adult acute lymphoblastic leukemia；a retrospective study of 33 patients. Bome Marrow Transplant advance online publication, 31 January, 2005.

18 イマチニブ時代の慢性骨髄性白血病の造血幹細胞移植療法

● はじめに

　慢性骨髄性白血病(CML)の治療は、メシル酸イマチニブ(Imatinib mesylate、以下イマチニブ)の登場により大きく変化している。薬物療法の第一選択薬はイマチニブであり、良好な血液学的、細胞遺伝学的寛解が3年を超えて維持できることが明らかとなってきている。このため、多くの患者に治癒をもたらすことが証明されている唯一の治療法である同種造血幹細胞移植(allo-SCT)は、施行されなくなってきている[1](図1)。

　しかしながら、イマチニブによる長期の治療成績はいまだ不明であり、イマチニブによりCMLが治癒するか否かについては明らかではない。一方、allo-SCTは移植前治療、造血幹細胞ソースが多様化し、移植片対宿主病(GVHD)対策なども進歩し、その安全性と治療成績が向上している。

　本稿では、CMLにおけるallo-SCTの現状を紹介し、イマチニブ投与患者におけるallo-SCTの適応について述べてみたい。

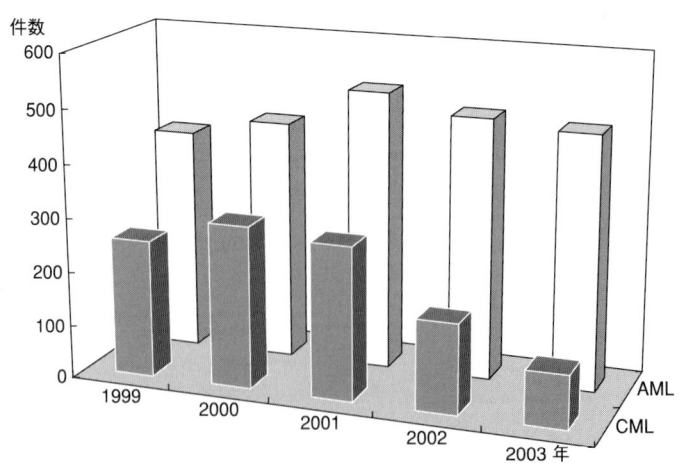

図1 ● CMLに対する造血幹細胞移植の実施件数(AMLとの比較)
イマチニブが使用開始された2002年以降CMLに対する造血幹細胞移植は激減している。

1 慢性期 CML における同種造血幹細胞移植

　日本造血細胞移植学会の平成16年度全国調査によれば、第一慢性期 CML の移植後5年生存率は、HLA 一致同胞間移植で75%（95%信頼区間71～78%、以下同）、非血縁者間移植で57%（53～62%）である[1]（表1、図2）。非血縁者間移植は、HLA-A、B および DR の遺伝子型一致移植の場合は63%（57～68%）に上昇する。HLA-A または B 型の不一致例で特に生存率が低下することが報告されている[2]。いずれの移植でも有意差はないが、40歳以上になると成績は悪くなる傾向がある。この生存曲線からもわかるように、移植後1年以内に15～30%程度の症例がGVHDや感染症などの移植後合併症により不幸の転帰を取ることが問題である。これらは、移植関連死亡（transplant-related mortality；TRM）と呼ばれ、慢性

> **MEMO 【1. HLA 遺伝子型一致】**
> 　HLA には表現型と遺伝子型がある。表現型は血清学的方法で調べられるが、複数の遺伝子型を含んでいる場合がある。遺伝子型は、DNA 解析により決定される。
> 　日本人に多い HLA-A 2 には、HLA-A*0201、0206、0207 および 0210 などの遺伝子型が知られている。

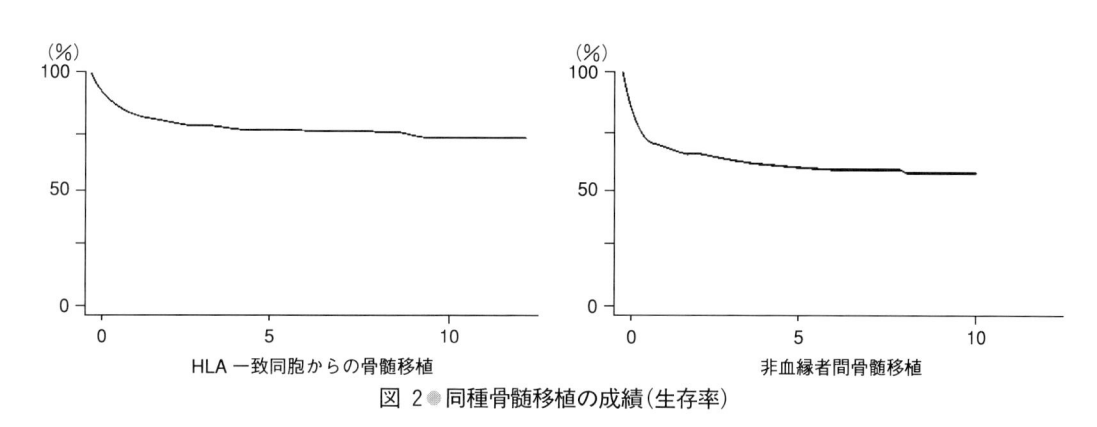

表 1 ● 第一慢性期慢性骨髄性白血病に対する造血幹細胞移植の成績

	5年生存率(%)		
	全例	40歳未満	40歳以上
HLA 一致同胞	75(71～78)	79(74～83)	70(64～75)
血縁者	74(71～78)	77(73～82)	70(64～75)
非血縁者	57(53～62)	60(55～65)	51(43～59)
HLA-A、B、DR 一致	63(57～68)	67(60～73)	56(45～65)
PBSCT	72(62～80)	84(67～93)	64(51～75)
PBSCT（HLA 一致同胞）	75(64～84)	83(63～93)	70(55～81)

（　）内は95%信頼区間

図 2 ● 同種骨髄移植の成績（生存率）

表 2 ● 慢性骨髄性白血病に対する造血幹細胞移植の合併症の発生頻度(%)

	血縁者間骨髄移植	非血縁者間骨髄移植	同種末梢血幹細胞移植
生着不全	1.8	2.8	3.7
a-GVHD 2度以上	25.8	46.3	42.9
a-GVHD 3度以上	10.5	21.0	17.8
c-GVHD	44.9	43.0	46.6

移植片対宿主病(chronic Graft versus Host Disease；c-GVHD)によるQuality of Life(QOL)の障害とともに allo-SCT の不利な点である。表 2 に移植の種類別に生着不全、急性 GVHD(a-GVHD)、c-GVHD の頻度を示した[1]。

2 CMLの同種造血幹細胞移植後の晩期障害

移植患者の晩期合併症を患者の同胞を比較対照として調査した結果では、眼球(白内障、涙液分泌障害)、口腔(唾液分泌障害、咀嚼・嚥下障害)、内分泌(甲状腺機能低下症、糖尿病)、呼吸循環器(運動時息切れ)、消化器(胆石、肝障害)、筋骨格(骨粗鬆症、骨頭壊死)、神経知覚(めまい、味覚・嗅覚障害、触覚障害)および神経運動障害(平衡障害、振戦、筋力低下)が認められる[3](表 3)。78%の患者が健康状態について良好以上であると答えているものの、日常生活に補助のいる者(12.6%)や職場や学校への復帰が困難な者(26.3%)が認められ、非血縁者間移植の方が同胞間移植よりも多い(それぞれ、21.7%対 8.0%、40.6%対 18.0%)。移植後の QOL に最も影響するのは c-GVHD の有無である。

表 3 ● 移植後の晩期障害

障害	発生率%	オッズ比[#]
眼球	48.8	7.5
白内障	38.3	15.3
涙液分泌障害	25.0	3.9
口腔障害	26.6	2.5
唾液分泌障害	13.7	16.8
咀嚼・嚥下障害	9.7	7.9
内分泌障害	25.4	3.2
甲状腺機能低下症	14.9	2.7
糖尿病	12.1	4.9
呼吸循環器障害	32.7	1.4*
運動時息切れ	9.3	4.2
消化器障害	17.3	2.2
胆石	9.7	2.3
肝障害	6.0	2.9
筋骨格障害	12.5	7.3
骨粗鬆症	9.7	6.4
骨頭壊死	3.6	12.0
神経知覚障害	40.3	2.8
めまい	6.4	2.1
味覚・嗅覚障害	18.5	35.2
触覚障害	21.4	2.7
神経運動障害	20.6	4.4
平衡障害、振戦または筋力低下	20.2	5.1

有意($p<0.05$)な障害のみを示した
* : $p=0.07$
[#] : オッズ比：対照となる同胞との比較（オッズ比は、対照に比べて何倍くらい起こりやすいかを表す）

3　CMLの同種造血幹細胞移植の予後予測

　移植前に移植のリスクを評価することができれば、移植の適応を考慮する際に便利である。ヨーロッパ血液・骨髄移植研究グループ（EBMT）に登録されたCMLに対するallo-SCTを受けた3,142例のデータの解析から、①移植時年齢、②ドナー、③移植時病期、④ドナーと患者の性別、および⑤診断から移植までの期間、の5つの因子により予後が推定できることが報告されている[4]（表4、図3）。例えば、10代の慢性期CMLの患者が同胞から移植を受ける場合は、80％程度の長期生存が見込めるが、45歳の慢性期CMLの男性が、女性ドナーからの非血縁者間移植を受ける場合は、40％以下しか長期生存は見込めない。

表 4 ● EBMT の予後予測スコアリングシステム

危険因子		スコア
年齢	20歳未満	0
	20歳から40歳	1
	41歳を超える	2
ドナー	HLA一致同胞	0
	非血縁	1
病期	第一慢性期	0
	移行期	1
	急転期	2
診断から移植までの期間	12ヵ月以内	0
	12ヵ月を超える	1
ドナーと患者の性別	女性ドナーと男性患者	1
	上記以外	0

各因子のスコアを加算してリスク群に分ける

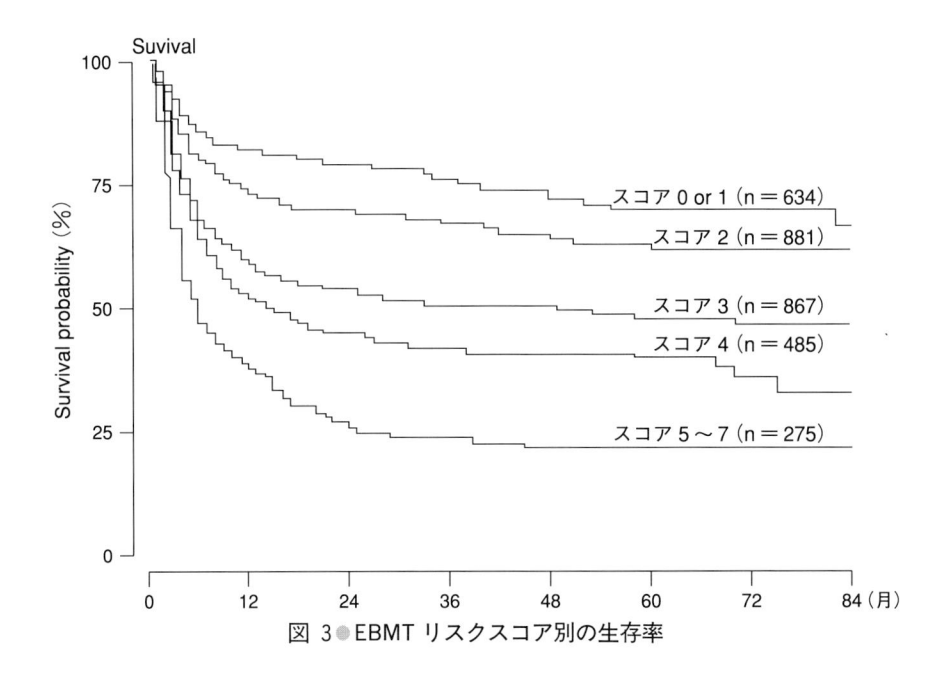

図 3 ● EBMT リスクスコア別の生存率

4 新しい試み

　移植後合併症の軽減、再発の予防や適応の拡大のためにさまざまな方式の造血幹細胞移植が試みられている。

　移植前処置として用いられた放射線全身照射(TBI)とエンドキサン®(CY)は、ブスルファン(BU)とCYを用いても治療成績は悪化せず、毒性が少ないことからBU＋CYが広く用いられるようになった。さらにBUの血漿中濃度をモニターして、至適血中濃度(900 ng/ml 以上)に保つように投与する方法(targeted BU＋CY)が試みられており、40〜66歳の患者にも80%を超える生存率が得られてい

表 5 ● IRIS study の長期成績

	42ヵ月後
血液学的完全寛解(%)	98
Major Cytogenetic Response(%)	91
Complete Cytogenetic Response(%)	84
全生存率(%)	93
無増悪生存率(%)	84
Sokal score 別の Complete Cytogenetic Response(%)	
Sokal score risk group	42ヵ月後
low	91
int	84
high	69
細胞遺伝学的反応別の無増悪生存率(%)	
6ヵ月後の細胞遺伝学的反応	42ヵ月後
あり	91
なし	68
12ヵ月後の Complete Cytogenetic Response	
あり	93
なし	74
12ヵ月後の分子生物学的反応	
3 log 未満の減少	90
3 log 以上の減少	98

る[5]。

　造血幹細胞のソースとして骨髄と末梢血を比較した研究では、慢性期 CML に対する移植では生存率に差がないことが報告されている。末梢血移植では、再発は少ない傾向にあるものの、c-GVHD の頻度が高い傾向にあり、QOL の低下につながる可能性が示されている[6]。臍帯血移植は、国内での第一慢性期移植の報告例はまだ少なく、研究的な SCT の段階を出ていない。

　最近骨髄非破壊的移植が注目を集めている。移植後再発に対してドナーリンパ球の輸注により 80％程度の寛解が得られることから、移植片対白血病(GVL)効果が CML の治癒に大きな働きをしていることが示唆される。このため、移植前処置を免疫抑制療法を中心としたものに軽減(このため、骨髄非破壊的移植とか reduced intensity SCT と呼ばれる)し、移植後の GVL 効果により治癒させようとする試みである[7]。移植前処置としては、フルダラビン＋エンドキサン® やフルダラビン＋BU＋anti-thymocyte globulin(ATG)などさまざまな処置が試みられている。高齢者や合併症のある患者に実施できる利点はあるものの、まだ十分なエビデンスは得られていない。

5　イマチニブによる慢性期 CML の治療成績の予測

　イマチニブの治療成績は IRIS(International Randomized Study of Interferon and STI 571)trial により検討されている。詳細は他項(大西論文)に譲るが、現

表 6 ● 細胞遺伝学的反応の予測

	6ヵ月後の細胞遺伝学的反応			
	no	minimal	minor	partial
	>95%	66〜95%	36〜65%	1〜35%
12ヵ月後(%)*	7	19	5	59
24ヵ月後(%)*	14	46	50	77

	12ヵ月後の細胞遺伝学的反応			
	>95%	66〜95%	36〜65%	1〜35%
24ヵ月後(%)*	9	14	20	57

*：12ヵ月後、24ヵ月後に Complete Cytogenetic Response となる確率を表す

表 7 ● イマチニブ治療の効果判定（suboptimal response）

一般的な基準
1．3ヵ月後に血液学的完全寛解に入らない
2．6ヵ月後になんらかの cytogenetic response がみられない
3．12ヵ月後に Major cytogenetic response に入らない
信頼できる分子生物学的な検査が可能であれば
4．BCR-ABL 遺伝子の定量で治療前の 3 log reduction に至らない
5．BCR-ABL/ABL 遺伝子の定量で 2 倍以上の上昇を示し、ABL kinase domain の遺伝子変異が検出される

時点では治療開始 42ヵ月までの成績が明らかとなっている（表 5）。全生存率、無増悪生存率（progression free survival；PFS）は、それぞれ 93%、84% であり、明らかに allo-SCT の成績を凌駕している[8]。

イマチニブによる治療成績は、Sokal または Hasfold のスコアによっても予測することが可能であるが、初期のイマニチブの治療効果によっても予測できる。表 6 に示すように 6ヵ月後に細胞遺伝学的反応（Cytogenetic Response；CyR、メモ 2 参照）の認められない（Ph 染色体の減少なし、no CyR）症例や 12ヵ月後に minor CyR（Ph 染色体が 36〜65% 残存）の症例では、長期的にみても complete CyR（Ph 染色体の消失）が得られないことが予想される[9]。PFS をみても 6ヵ月後に no CyR の症例や 12ヵ月後に complete CyR の認められない症例では予後不良であることが予測される。BCR-ABL 遺伝子の定量により、治療開始前の 3 log（1/1,000）以上の減少が確認された症例では予後良好であり、経過中に BCR-ABL 遺伝子が 2 倍以上に増加する症例では、イマチニブ耐性化の可能性が高いことも報告されている[10]。

これらの知見を総合すると、イマチニブに対する初期耐性は、表 7 に示すような基準により判定できる[11]。獲得耐性については、一旦得られた complete CyR の消失、付加的染色体異常の出現や BCR-ABL/ABL 遺伝子の定量で 2 倍以上の上昇を示した場合に考慮する必要がある。但し、BCR-ABL/ABL 遺伝子の定量は、標準的な検査法がいまだ一般的な臨床検査となっていない点が問題である。

> **MEMO** 【2．細胞遺伝学的反応（Cytogenetic Response ; CyR）】
> Ph染色体の減少の程度を表す（**表6参照**）。Major cytogenetic response とは、partial（Ph染色体残存が35%以下）または complete（Ph染色体消失）cytogenetic response をいう。

6 慢性期CMLにおけるallo-SCTの適応

　イマチニブと allo-SCT の前方向比較試験がない現状では、明確な治療法選択のエビデンスは存在しない。Allo-SCT は、HLA 一座不一致までの血縁者間または HLA 遺伝型の一致した非血縁者間の骨髄破壊的処置による SCT を選択すべきである。骨髄非破壊的移植や臍帯血移植は明確な目的をもった臨床研究として実施すべきである。

　Allo-SCT が考慮されるのは、副作用のためにイマチニブの投与継続が困難な症例である。特に間質性肺炎や grade 3 以上の非血液毒性が出た 50 歳以下の症例で、ドナーが存在する場合は積極的に allo-SCT を選択すべきであろう。

　表7に示した suboptimal response の症例では、イマチニブの増量も考慮される。600〜800 mg/day の投与により治療成績が改善することが報告されており、移植に伴うリスクの高い症例では特に考慮すべきである[12]。インターフェロン α との併用や他剤との併用はエビデンスがまったくないので、ドナーの得られない場合のみ考慮される。

　一旦得られた血液学的効果ないし細胞遺伝学的反応の消失は移行期への進展の危険信号と見做して早急に移植を検討すべきである。分子生物学的なモニタリングの重要性が指摘されているが、本邦では標準的な検査法が普及しておらず、多くの病院では外注検査に頼っており、検査センターの精度管理状況も不明である点から、慎重に判断する必要がある。

● おわりに

　Allo-SCT の有効性と危険性およびイマチニブの 42 ヵ月までの成績を比較検討すると、Allo-SCT の一般的な適応は以下のようにまとめることができる。

　①血縁者（HLA 一座不一致まで）または HLA 遺伝型の一致した非血縁者ドナーが得られる。

　②イマチニブ治療に対して以下のいずれかの反応を示す。

　　a）副作用のためにイマチニブの投与継続が困難。

　　b）suboptimal response の一般的な基準を満たす（**表7**）。

c) イマチニブの増量によっても major cytogenetic response (Ph 染色体の残存が 35%以下) が得られない。
d) 一旦得られた効果の消失。

イマチニブの長期投与は、患者の費用負担の面からは切実な問題である。イマチニブによるさらに長期の治療成績と治癒の可能性が明らかになり、allo-SCT との費用効果分析も行われて、明確なガイドラインが提唱されるには、さらに数年の歳月が必要であろう。

(大竹茂樹)

文献

1) 日本造血細胞移植学会：平成 16 年度全国調査報告書．名古屋大学消費生活協同組合，名古屋，2005.
2) Morishima Y, Sasazuki T, Inoko H, et al：The clinical significance of human leukocyte antigen (HLA) allele compatibility in patients receiving a marrow transplant from serologically HLA-A, HLA-B, and HLA-DR matched unrelated donors. Blood 99：4200-4206, 2002.
3) Baker KS, Gurney JG, Ness KK, et al：Late effects in survivors of chronic myeloid leukemia treated with hematopoietic cell transplantation；results from the Bone Marrow Transplant Survivor Study. Blood 104：1898-1906, 2004.
4) Gratwohl A, Hermans J, Goldman JM, et al：Risk assessment for patients with chronic myeloid leukaemia before allogeneic blood or marrow transplantation, Chronic Leukemia Working Party of the European Group for Blood and Marrow Transplantation. Lancet 352：1087-1092, 1998.
5) Radich JP, Gooley T, Bensinger W, et al：HLA-matched related hematopoietic cell transplantation for chronic-phase CML using a targeted busulfan and cyclophosphamide preparative regimen. Blood 102：31-35, 2003.
6) Oehler VG, Radich JP, Storer B, et al：Randomized trial of allogeneic related bone marrow transplantation versus peripheral blood stem cell transplantation for chronic myeloid leukemia. Biol Blood Marrow Transplant 11：85-92, 2005.
7) Or R, Shapira MY, Resnick I, et al：Nonmyeloablative allogeneic stem cell transplantation for the treatment of chronic myeloid leukemia in first chronic phase. Blood 101：441-445, 2003.
8) Guilhot F：Sustained Durability of Responses Plus High Rates of Cytogenetic Responses Result in Long-Term Benefit for Newly Diagnosed Chronic-Phase Chronic Myeloid Leukemia (CML-CP) Treated with Imatinib (IM) Therapy；Update from the IRIS Study. Blood 104：10a, 2004.
9) Druker BJ, Gathmann I, Bolton AE, et al：Probability and Impact of Obtaining a Cytogenetic Response to Imatinib as Initial Therapy for Chronic Myeloid Leukemia (CML) in Chronic Phase. Blood 102：182a, 2003.
10) Branford S, Rudzki Z, Parkinson I, et al：Real-time quantitative PCR analysis can be used as a primary screen to identify patients with CML treated with imatinib who have BCR-ABL kinase domain mutations. Blood 104：2926-2932, 2004.
11) O'Brien S：Chronic myelogenous leukemia and myeloproliferative disease. Hematology 2004：146-149, 2004.
12) Kantarjian H, Talpaz M, O'Brien S, et al：High-dose imatinib mesylate therapy in newly diagnosed Philadelphia chromosome-positive chronic phase chronic myeloid leukemia. Blood 103：2873-2878, 2004.

19 骨髄異形成症候群に対する造血幹細胞移植療法

● はじめに

　進行速度や予後が患者間で大きく異なる骨髄異形成症候群（myelodysplastic syndrome；MDS）においては、診断時に予後の予測に基づいて治療戦略を考える必要がある。診断の分類は FAB 分類が長期間用いられ、90 年代後半に WHO 分類が提唱された。一方、予後予測分類として最も広く用いられているのは International Prognostic Scoring System（IPSS）[1]である。IPSS で Int-2-risk の MDS の生存期間の中央値は 60 歳以下で 2 年強、60 歳を超えると 1 年程度であり、High-risk の MDS ではいずれも 1 年未満となる。High-risk では白血化してから死亡する患者が半数であるのに対し、Int-2 では 2/3 が白血化する前に死亡する。しかし、IPSS は基本的に支持療法だけを行った患者の予後を評価したものであることに注意が必要である。IPSS 分類から移植適応を考える際には、IPSS で示された生存期間だけから判断するのではなく、化学療法を行った際の生存期間も考慮しなければならない。そこで、本稿では MDS に対する強力な化学療法の成績から移植の適応について考察し、その後に造血幹細胞移植の成績、予後因子などについて示す。なお、現時点で得られる臨床的なデータの多くは FAB 分類に基づいて解析されているため、本稿では主に FAB 分類に従って記載する。

1 強力な化学療法

　MDS に対する強力な化学療法は、毒性が強く出現するにもかかわらず奏功率が低いことから、積極的に試みられることは少なかった。根治的治療である造血幹細胞移植を行うための前治療として行われることも多く、強力な化学療法のみでどの程度の長期生存が得られるかのデータは不十分であった。Wattel らは高リスクの、あるいは急性骨髄性白血病（AML）に進行した de novo の MDS 99 症例に Ara-C と zorubicine あるいは mitoxantrone を併用した寛解導入療法を行い、さらにその後に地固め療法（一部の症例では自家造血幹細胞移植を併用）を行った[2]。41 症例に完全寛解、16 症例に部分寛解が得られた。部分寛解の持続期間は中央値で 17 ヵ月であり、完全寛解症例と部分寛解症例の生存期間の中央値はそれぞれ化学療法開始から 20 ヵ月と 18 ヵ月であった。長期間の観察が可能であった 71 症例のうち 10 例

(14%)が4年以上生存しており、このうち4例は第一寛解期を維持していることから根治が得られたと考えられる。RAEB-tの診断と染色体検査で正常あるいは予後良好の染色体異常を有することが予後良好因子として同定された。

MDアンダーソンがんセンターでも同様の解析が行われている[3]。AMLに対して行う化学療法と同様の化学療法を行った372例のAML患者、106例のRAEB-t患者、52例のRAEB患者の治療後の経過を解析したところ、完全寛解率は順に66%、66%、62%と同等であったが、寛解が得られた後の無イベント生存率(EFS)および化学療法開始時からのEFSはRAEB群だけが他の2群よりも劣っていた(図1)。しかしRAEB群およびEARB-t群では5番、7番の染色体異常を含む複雑な染色体異常を有するなどの予後不良因子が多く認められたため、これらの因子を含めた多変量解析においてはRAEB群と他の2群との差は認められなかった。すなわち、強力な化学療法を行うか否かは、RAEBやRAEB-tなどの診断を重視するのではなく、染色体異常、年齢などを重視して考えるべきであると結論している。

これらを総合すると、高リスクMDS患者で、染色体異常、高齢、PSの低下、長期の血球異常の経過などの予後不良因子がない場合には、強力な多剤併用化学療法の効果が最も期待できるため、このような治療を検討する価値がある。具体的にはAra-Cにanthracyclineあるいはfludarabineなどを併用した化学療法を2コース程度行うのが妥当であろう[4]。一方、強力な化学療法のみでは良好な成績が期待できない群では、その後に造血幹細胞移植による地固め療法を行うことが可能である場合に強力な化学療法の施行が正当化される[4]。

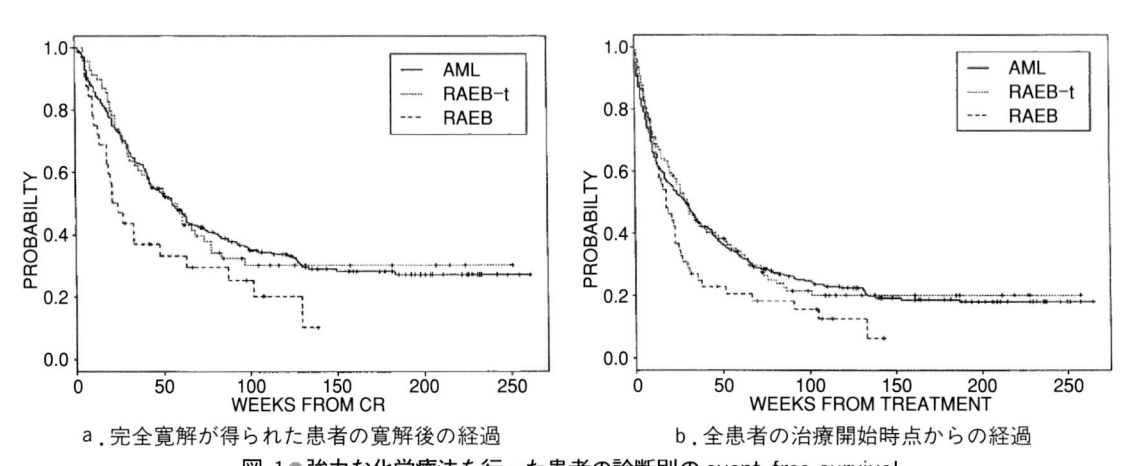

a. 完全寛解が得られた患者の寛解後の経過　　b. 全患者の治療開始時点からの経過

図 1●強力な化学療法を行った患者の診断別の event-free survival

(Estey E, et al：Effect of diagnosis [refractory anemia with excess blasts, refractory anemia with excess blasts in transformation, or acute myeloid leukemia (AML)] on outcome of AML-type chemotherapy. Blood 90：2969-2977, 1997 による)

2 同種造血幹細胞移植の成績、予後因子

　化学療法の治療効果を高めるために抗がん薬の強度を強めようとしても、なんらかの正常臓器毒性が原因(dose-limiting toxicity；DLT)となって一定用量を超える増量はできない。多くの抗がん薬においてDLTは骨髄抑制である。そこで、骨髄のDLTを上回る大量の化学療法や放射線照射を行い(これを移植前処置と呼ぶ)、それによって生じる壊滅的な造血障害を造血幹細胞の移植によってサポートすることで根治をねらうのが造血幹細胞移植である。造血幹細胞移植は造血幹細胞の採取法によって骨髄移植、末梢血幹細胞移植、臍帯血移植に分類され、造血幹細胞の由来により自家移植(自分の造血幹細胞を凍結保存しておいて移植する)、同系移植(一卵性双生児からの移植)、同種移植(他人からの移植)に分類される。

　MDSに対する造血幹細胞移植としては、正常な自家造血幹細胞移植片を得ることが困難であるため、通常は同種移植が行われている。既に多数例の同種移植の治療成績が報告されている。International Bone Marrow Transplant Registry (IBMTR)の452例のMDS患者(RA/RARS 140、RAEB 136、RAEB-t 136、CMML 40)に対するHLA一致同胞間移植の解析では、Grade II以上の急性GVHDが36%、3年移植関連死亡率、再発率、無病生存率(DFS)、生存率(OS)がそれぞれ37%、23%、40%、42%であった[5]。多変量解析によって、DFSに対して独立して有意に関連する因子として移植前の芽球割合、血小板数、移植時年齢が同定された(図2-a)。日本造血細胞移植学会(JSHCT)に登録されたMDSに対するHLA一致同胞間移植のデータでは、49%の5年OSが得られていた[6]。移植前の芽球数は調査項目に含まれなかったため解析されていないが、FAB分類、染色体異常、移植前の化学療法の有無が、生存期間に対する独立した予後因子であった(図3)。

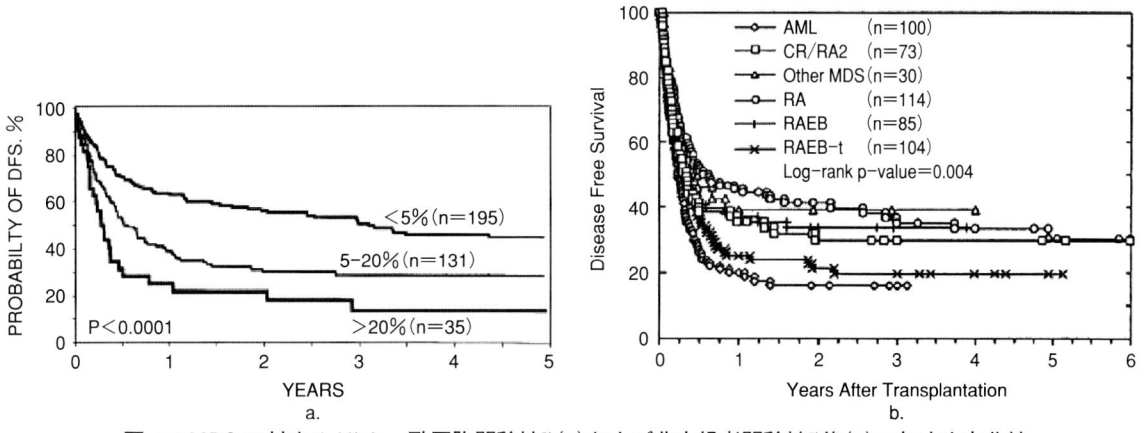

図2 ● MDSに対するHLA一致同胞間移植[5](a)および非血縁者間移植[7]後(b)の無病生存曲線

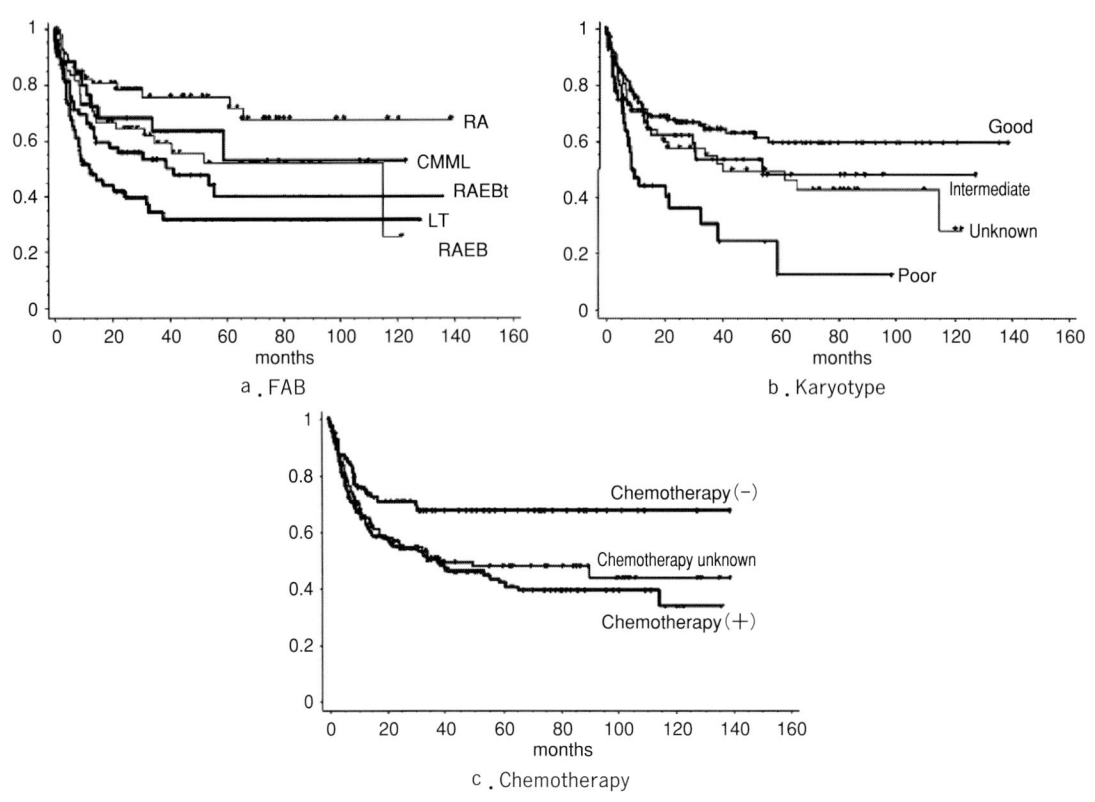

図 3 ● 日本造血細胞移植学会に報告された MDS に対する HLA 一致同胞間移植の予後因子分析
(Nakai K, et al : Value of chemotherapy before allogeneic hematopoietic cell transplantation from an HLA-identical sibling donor for myelodysplastic syndrome. Leukemia(in press)による)

また、National Marrow Donation Program(NMDP)の 510 例の MDS に対する非血縁者間移植の解析では、Grade II 以上の急性 GVHD が 47%、2 年移植関連死亡率が 54% と高く、2 年再発率が 14% と低かったにもかかわらず、2 年 DFS は 29% に留まった[7]。RA の診断、輸注細胞数が多いこと、患者 cytomegalovirus 抗体が陰性であること、診断から移植までの期間が 9 ヵ月未満であること、1993 年以降の移植であることが DFS に対する独立した予後良好因子であった(図 2-b)。

> **MEMO** 【1. 自家移植と同種移植の比較】
>
> 造血器腫瘍に対する自家移植の場合、患者自身から採取した造血幹細胞液を凍結保存しておいて移植前処置後に解凍して再輸注するため、造血幹細胞液中に混じった腫瘍細胞を再輸注してしまう危険を回避できない。同種移植では、造血幹細胞液に腫瘍細胞が混入しないという利点だけでなく、後述するドナーリンパ球による抗腫瘍効果 (Graft-versus-lymphoma ; GVL 効果)も期待することができる。一方で同種移植においては移植片対宿主病(graft-versus-host disease ; GVHD)、すなわち、ドナー由来の免疫細胞(主に T 細胞)が宿主を異物と見做すことにより生じる免疫反応が問題となり、移植関連死亡率が増加する。

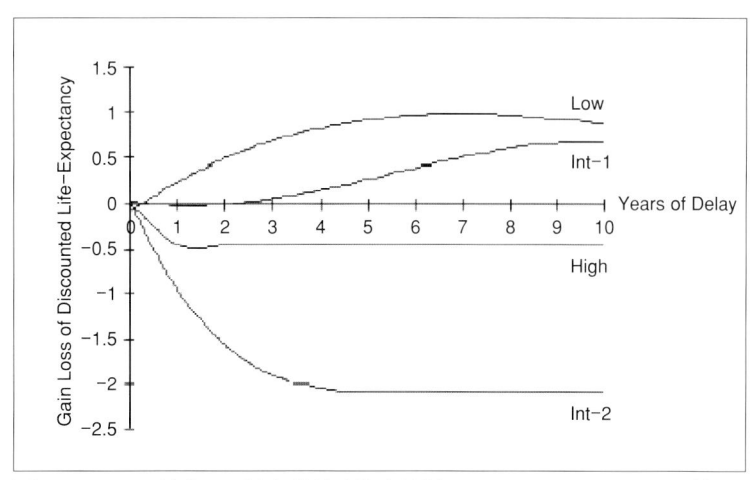

図 4 ● MDS に対する至適な移植時期を検討した decision analysis の結果
(Cutler CS, et al : A decision analysis of allogeneic bone marrow transplantation for the myelodysplastic syndromes ; Delayed transplantation for low risk myelodysplasia is associated with improved outcome. Blood 104 : 579-585, 2004 による)

European Group for Blood and Marrow Transplantation(EBMT)の解析でも MDS に対する HLA 一致同胞間移植、非血縁者間移植の 3 年 DFS は、それぞれ 36%、25% と、ほぼ同等の結果であった[8]。

3 造血幹細胞移植を行う時期

以上の結果から、MDS という通常の化学療法では根治が得られる可能性が低い疾患に対して、同種造血幹細胞移植を行うことによって根治がある程度の確率で得られることが示された。一方で高い移植関連死亡率を伴う治療法であり、支持療法のみでもある程度の生存期間が期待できる IPSS Low- あるいは Int-1-risk のような状況においては同種移植に踏み切ることはためらわれる。

International MDS Risk Analysis Workshop(IMRAW)の非移植 MDS 症例(60 歳以下のみ。CMML を除く)と IBMTR に登録された移植症例と Fred Hutchinson Cancer Research Center(FHCRC)で行われた移植症例を用いて、①診断直後に移植を行う、②AML に進行したら移植を行う、③診断後ある一定の時点(2、4、6、8 年後)で移植を行う、の 3 つの治療戦略の妥当性について、マルコフ・モデルを用いて判断分析(decision analysis)が行われた[9]。すると、IPSS Low- あるいは Int-1-risk では、待機的に AML に進展する直前に移植を行う方が、診断時にすぐに移植を行うよりもより長い生存期間が期待できることが示された(図 4)。一方、Int-2- あるいは High-risk においては診断直後に移植を行うことによって、最も長い生存期間が期待できることが示された。QOL で補正した生存期間の解

析でもこれらの結果に大きな違いは認められなかった。真の結論は無作為割付試験によってのみもたらされるが、その実施が困難であることを考えると、現時点ではこの研究の示す結果に従って治療方針を検討することが適切であろう。

4 造血幹細胞移植前の寛解導入療法の妥当性

　Int-2-やHigh-riskの症例で芽球の増加を認めるような場合に、移植前に芽球を減少させるための化学療法を行うべきかどうかは議論の残る部分である。移植前の芽球割合が移植成績の重要な予後因子であることは明らかではあるが、それは単に腫瘍の性質として化学療法に対する反応のよい群が移植前の芽球割合低値群に含まれているという偏りを示すに過ぎないという可能性もあり、移植前に化学療法を行うことを支持する根拠とはならない。また、化学療法による骨髄抑制中の感染症の合併などがその後の移植に悪影響を及ぼす可能性も考えなくてはならない。EBMTに登録された46例のRA/RARS、67例のRAEB/RAEB-t、18例のMDS由来の二次性AML症例に対する、移植前化学療法を行わないHLA一致同胞間同種移植の治療成績の解析では、5年DFSがRA/RARS 52%、RAEB 34%、RAEB-t 19%、二次性AML 26%であった[10]。前述のJSHCTのHLA一致同胞間移植のデータでも、RAEB-tあるいは二次性AMLの症例を抽出して解析したところ、化学療法を行って第一寛解の状態で移植した場合と、無治療で移植した場

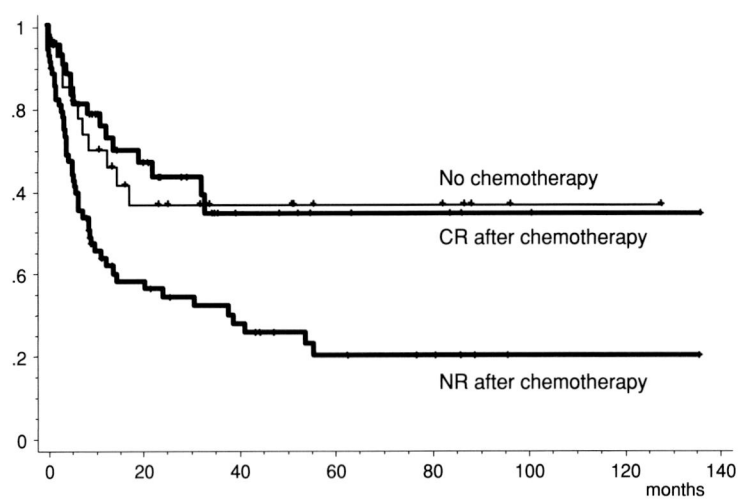

図5●日本造血細胞移植学会に報告されたMDSに対するHLA一致同胞間移植成績から、RAEB-tあるいはAMLに進展した後に移植を行った症例だけを抽出し、移植前の化学療法の有無および化学療法に対する反応で分類した全生存率
(Nakai K, et al : Value of chemotherapy before allogeneic hematopoietic cell transplantation from an HLA-identical sibling donor for myelodysplastic syndrome. Leukemia (in press)による)

合の生存率はほぼ同等であった(図5)[11]。進行がより緩徐であった患者が無治療で移植を受けることが可能であったという偏りを否定することはできないが、両群間に診断から移植までの期間の差はなく、両群の比較に大きな影響を与えているとは考えにくい。また、両群間に予後不良の染色体異常をもつ患者の比率には差が認められなかった。移植前の化学療法の妥当性についても、真の結論を得るには無作為割付比較試験が必要であるが、現時点で得られている結果から判断すると、少なくともRA/RARSや病状が安定しているRAEB症例においては移植前に化学療法を行わないことが妥当であるように思われる。

5 MDSに対するミニ移植、自家移植

　ここまでに示した移植成績は、主としてcyclophosphamide(Cy)と全身放射線照射(TBI)、あるいはbusulfan(Bu)とCyを併用した強力な移植前処置を行った移植によるものである。しかし高齢者の多いMDSではこれらの移植前処置による臓器障害、死亡が問題となる。一方、比較的進行の緩徐な疾患に対してはGVL効果が得られやすい可能性があるため、MDSは移植前処置の強度を軽減したミニ移植の対象疾患として期待されている。MDSに対するミニ移植の成績としては、AMLとMDSの両者を対象として行われた研究が多い。ドイツからのデータは驚くべき成績を示している。fludarabine(Flu)、melphalan(Mel)、carmustineを併用した前処置で、MDSを含む骨髄性腫瘍を有する60～70歳の高齢者19例にミニ移植を行った[12]。ほとんどが非寛解期で、12例が非血縁者間移植という条件ながら、全症例に生着を認め、1年移植関連死亡率は22%、1年DFSが61%であり、生存曲線はプラトーを描いているようにもみえる。イギリスからの報告でも、16例の中央値54歳のMDS/AML患者にFluとCyあるいはMelを併用した前処置でHLA一致同胞からのミニ移植を行い、2年OS、EFSが69%、56%で、ミニ移植によって長期寛解が得られることが示唆されている[13]。これらのデータから、通常の同種移植を行うことができない高齢者や臓器障害を有する患者に対しては、ミニ移植を行うことを検討する価値があると考えられる。

　化学療法によって完全寛解が得られた症例については自家移植も治療の選択肢として考えられる。ヨーロッパの複数グループの共動で行われた臨床試験では、MDS患者にAra-C、idarubicin、etoposideの併用で寛解導入療法を行い、2コース以内に完全寛解が得られた症例にはAra-Cとmitoxantroneでの地固め療法を1コース行い、その後、50歳未満でHLA一致同胞がいる場合には同種移植を、それ以外の場合には自家移植を行った。100人(54%)の患者に完全寛解が得られ、このうち90人に地固め療法を行った[14]。2例が治療関連死亡、19例が再発、8例が治療

から逸脱し、61例が第一寛解期に予定された移植を行った(同種26例、自家35例)。治療開始時からの、HLA一致ドナーの有無による比較では、4年DFSはそれぞれ31%、27%と大きな差は認められなかった。染色体異常が最も重要な予後因子であったが、染色体異常で補正したハザード比は0.77(95%CI 0.45-1.33)であり、HLA一致ドナーがいた群で再発あるいは死亡のイベント発生率が低かったものの、統計学的な有意差は示されていない。実際に移植を受けた患者の割合が低く、かつ両群で異なるため、同種移植と自家移植の正確な比較は不可能である。

> **MEMO 【2. GVL効果】**
>
> 同種移植においては前述した移植片対宿主病(graft-versus-host disease；GVHD)が問題となるが、一方、同種移植後にGVHDを発症した患者では再発率が低下するという事実から、ドナーリンパ球による抗腫瘍効果(graft-versus-leukemia；GVL効果)の存在が1970年代から示唆されていた。GVL効果の存在を確実なものにしたのは、同種造血幹細胞移植後に再発した白血病患者に対し、ドナーのリンパ球を輸注することによって、抗がん薬や放射線照射を行うことなく白血病が再寛解に至ったという報告である。その後、このような免疫学的な抗腫瘍効果は白血病に限らず、リンパ腫や骨髄腫などでも認められることが示唆されている。

(神田善伸)

■ 文 献 ■

1) Greenberg P, et al：International scoring system for evaluating prognosis in myelodysplastic syndromes. Blood 89：2079-2088, 1997.
2) Wattel E, et al：Long-term follow-up of de novo myelodysplastic syndromes treated with intensive chemotherapy；Incidence of long-term survivors and outcome of partial responders. Br J Haematol 98：983-991, 1997.
3) Estey E, et al：Effect of diagnosis[refractory anemia with excess blasts, refractory anemia with excess blasts in transformation, or acute myeloid leukemia(AML)]on outcome of AML-type chemotherapy. Blood 90：2969-2977, 1997.
4) Bowen D, et al：Guidelines for the diagnosis and therapy of adult myelodysplastic syndromes. Br J Haematol 120：187-200, 2003.
5) Sierra J, et al：Bone marrow transplantation from HLA-identical siblings as treatment for myelodysplasia. Blood 100：1997-2004, 2002.
6) Nakai K, et al：Value of chemotherapy before allogeneic hematopoietic cell transplantation from an HLA-identical sibling donor for myelodysplastic syndrome. Leukemia(in press).
7) Castro-Malaspina H, et al：Unrelated donor marrow transplantation for myelodysplastic syndromes；Outcome analysis in 510 transplants facilitated by the national marrow donor program. Blood 99：1943-1951, 2002.
8) de Witte T, et al：Haematopoietic stem cell transplantation for patients with myelo-dysplastic syndromes and secondary acute myeloid leukaemias；A report on behalf of the chronic leukaemia working party of the european group for blood and marrow transplantation(ebmt). Br J Haematol 110：620-630, 2000.
9) Cutler CS, et al：A decision analysis of allogeneic bone marrow transplantation for the myelodysplastic syndromes；Delayed transplantation for low risk myelodysplasia is associated with improved

outcome. Blood 104 : 579-585, 2004.
10) Runde V, et al : Bone marrow transplantation from HLA-identical siblings as first-line treatment in patients with myelodysplastic syndromes ; Early transplantation is associated with improved outcome, Chronic leukemia working party of the european group for blood and marrow transplantation. Bone Marrow Transplant 21 : 255-261, 1998.
11) Nakai K, et al : Value of chemotherapy before allogeneic hematopoietic cell transplantation from an HLA-identical sibling donor for myelodysplastic syndrome. Leukemia(in press).
12) Bertz H, et al : Allogeneic stem-cell transplantation from related and unrelated donors in older patients with myeloid leukemia. J Clin Oncol 21 : 1480-1484, 2003.
13) Taussig DC, et al : Durable remissions of myelodysplastic syndrome and acute myeloid leukemia after reduced-intensity allografting. J Clin Oncol 21 : 3060-3065, 2003.
14) de Witte T, et al : Intensive chemotherapy followed by allogeneic or autologous stem cell transplantation for patients with myelodysplastic syndromes(mdss)and acute myeloid leukemia following mds. Blood 98 : 2326-2331, 2001.

20 中枢神経白血病

● はじめに

　白血病細胞の中枢神経系への浸潤により種々の神経症状を生ずる病態を、中枢神経白血病（central nervous system leukemia；CNS-L）と呼び、初診時には、小児急性リンパ性白血病（小児 ALL）で 5〜8％、成人 ALL で 10％未満の症例に認められる[1)-3)]。

　CNS-L に対する適切な予防処置が確立する以前は、寛解導入療法で完全寛解（Complete Remission；CR）に導入されても、臨床経過中に 50〜70％で CNS-L（再発 CNS-L）を呈し、小児 ALL の長期生存の妨げになっていた。CNS-L に対する予防治療（Prophylaxis）が導入されてからは、小児 ALL の長期予後は著しく改善し、CNS-L 再発率は 5〜10％に減少した。成人 ALL においても同様で、CNS-L 予防治療をしなければ、約 1/3 を超える症例で CNS-L 再発をきたし予後不良となる。

　ここでは、CNS-L について発症機序、浸潤白血病の種類と頻度、診断、危険因子、CNS-L の治療（予防治療、CNS-L の治療）、副作用を概説するが、ALL、急性骨髄性白血病（AML）、慢性骨髄性白血病（CML）のそれぞれの臨床像については他章を参照にしてほしい。

1 発症機序

　小児 ALL の剖検所見から、分析された白血病細胞の浸潤過程は以下のような発症機序が考えられる[1)]。まず、くも膜静脈の管壁に白血病細胞浸潤が起こり、くも膜と軟膜との間（髄膜腔）に拡大し、髄膜腔で白血病細胞の増殖が起こるようになる。次に、血管周囲に沿って脳実質内へ流れ込み、脳軟膜との間（Virchow-Robin 腔）で増殖し、ついには脳軟膜を破って実質内へ及ぶと考えられている。また、頭蓋骨髄からの直接浸潤として、bridging vein 外膜や硬膜腔を貫通する神経周膜から髄膜へ達する経路も考えられている。

2 浸潤する白血病の種類と発症頻度

　臨床病理学的に CNS-L は、脳脊髄腔への浸潤による髄膜白血病、脳実質・脊髄に腫瘤を形成する緑色腫(chloroma)、そして中枢神経および末梢神経根への浸潤タイプの 3 つの病態が認められる。

　初診時より合併する CNS-L は、ALL では 5〜10%未満であり、AML は、259例中の 3 例(1.4%)との報告[4]があり、いずれも臨床症状を呈することは少ない。CNS-L の予防治療が施行されず発症する再発 CNS-L は、小児 ALL の 50%以上、成人 ALL の 20〜60%、小児 AML の 10〜38%、成人 AML の 5〜20%の症例に発症すると報告され、ALL での頻度が高い[1]-[5]。当科においても同様の傾向が認められた(ALL 32.4%、AML 8.3%)[6]。ALL に限ると、バーキット腫瘍である mature B-ALL(13%)、T-ALL(8%)、precursor B-ALL(3%)の順に頻度が高いとの報告がある[3][7]。

3 診断

　CNS-L は、髄液中に白血病細胞を認めるか、CNS-L を疑う神経症状を認めるか、その両方を認めることで診断される。

　臨床症状としては脳圧亢進による悪心・嘔吐・頭痛の頻度が高く、意識障害や精神症状のほか、浸潤による多彩な神経症状を認めることがある。神経学的所見として、髄膜刺激症状・脳神経麻痺(Ⅶ、Ⅱ、Ⅲ、ⅣⅧ)の頻度が高く、対麻痺や四肢麻痺、膀胱・直腸障害などの脊髄浸潤症状を認めることもある[8](表1)。これらの症状・所見を認めた場合、腰椎穿刺-髄液検査を行うことはもちろんであるが、CNS-L 発症のリスクが高い白血病では無症状であっても髄液中に白血病細胞を認めることもあり、初診時や CR 時の髄液検査が必要となる。

　髄液検査において CNS-L と診断されるためには、髄液細胞診検査で白血病細胞が確認され、髄液細胞数増加($1\,\mu l$ 中に 5 個の白血球以上)を伴うことと定義されている[9]。髄液細胞診検査で白血病細胞の確認をする際、サイトスピン標本により髄液中の細胞を濃縮することは、診断の確実性

表 1 ● 中枢神経白血病の症状

	%
・なし	26.1
・頭痛	56.5
・吐気・嘔吐	30.4
・意識障害	4.3
・精神障害	4.3
・脳神経麻痺	
視神経	4.3
顔面神経	4.3
・脊髄麻痺	13.0

(文献 3)6)7) より改変)

表 2 ● 成人 ALL における中枢神経白血病の危険因子と予後

1）危険因子

因子	ハイリスク
年齢	20 歳未満
ALL サブタイプ	Mature B-ALL（バーキット腫瘍、L 3 as FAB）
	Ph 陽性-ALL
LDH 値	>600 U/l
WBC 数	>50×10³/ml
芽球の細胞周期比率	>14% of S+G 2 M
β_2 ミクログロブリン	>4 mg/l

2）危険因子と予後

因子 LDH(U/L)	S+G 2 M(%)/細胞周期	1 年-予測発症率(%)
<600	<14	4
	>=14	13
>600	<14	29
	>=14	56
	β_2 ミクログロブリン(mg/l)	
>600	<4	21
	>=4	67

(文献 3)より改変)

を高めるうえで重要である。症状を有する症例の 80〜90%に髄液圧の上昇と細胞数増加が認められ、蛋白の増加と糖の減少は約 50%の症例に認められる。また、腫瘤形成型の中枢緑色腫では CT/MRI などの画像検査も有用である。

4 危険因子

ALL において CNS-L 発症の危険因子として、年齢、ALL のサブタイプ、初診時 WBC 数、血清 LDH 値、骨髄中の白血病細胞の増殖割合（分裂期＝S+G 2 M 期にある割合）、血清中の β_2 ミクログロブリン（β_2-MG）が多変量解析により挙げられている。AML においては単球系白血病（M 4/M 5 a）が挙げられている[5]。これら危険因子を考慮して、中枢神経系に対する治療強度を決定する必要がある。表 2 に成人 ALL における CNS-L の発症の危険因子と予後について示した[3]。

5 治療方法

1 予防治療（CNS-prophylaxis）

CNS-L の発症を予防する治療方法として、頭蓋放射線療法、髄腔内化学療法

(intrathecal chemotherapy)、大量化学療法がある。髄腔内化学療法(髄注療法)には、メソトレキセート®(methorexate；MTX)が多く用いられるが、シタラビン(Ara-C)や副腎皮質ステロイド剤(dexamethasone；DXM, hydrocortisone；HC, prednisolone；PSL)を併用することもある。全身的な化学療法で、CNS-Lの予防が可能な薬剤もあるが、抗がん薬の多くは血液脳関門を通過しにくいため、通常量の全身投与では髄液中濃度が治療レベルに到達しない。その中でMTXやAra-Cは大量に投与すると髄液への移行が得られ、CNS-L予防に有効となる。大量MTX療法は小児ALLに対する寛解後療法として有用性が認められており[10]、CNS-Lの予防治療としても効果的であると考えられる。

a ALLにおけるCNS-L予防治療

小児ALLではCNS-L予防治療が確立される以前には約60%であったCNS-Lの発症率は、24 Gyの頭蓋脊髄照射で10%以下に減少した[1]-[3]。その後MTX髄注と18 Gyの頭蓋照射の組み合わせが標準的予防治療となり、治癒率は大幅に改善され、生存期間の延長も確認されている。しかしMTXと頭蓋照射の併用例では、後述する非可逆性の副作用や晩期障害を認めることが明らかとなり、頭蓋照射は回避される傾向がみられる[11]。これまでの小児B precursor ALLに対するCNS-L予防治療研究によると、リスクに合わせた治療が選択される必要があるとされている[9]。スタンダードリスク群では、髄注療法を寛解導入から維持療法まで長期間行う髄注療法で、また中間リスク群では強化髄注と中等量MTX・Ara-Cを含む強化化学療法の組み合わせで良好な結果が得られている。ハイリスク群では通常は頭蓋照射が併用されていたが、大量MTX療法を組み込む非照射治療法や[12][13]、照射線量を12〜18 Gyに減量する試みもなされている。小児ALLにおけるCNS-L発症リスクとしては、フィラデルフィア染色体陽性などの遺伝子異常、白血球増多(100,000/μl以上)、T-ALL、男性、髄液中に白血病細胞検出が挙げられており、白血球数の多いT-ALLにおいては、今でも頭蓋照射は必要であるとされている[13]。一方、mature B-ALLも早期の中枢神経再発リスクが高いとされるが、大量MTXにより予防的頭蓋照射なしで良好な成績が得られている。

成人ALLの長期生存率は30%台に留まっており、CNS-Lの予防治療について一定の見解は得られていない。但し、成人でもその発症率が高いことから予防治療がなされ、生存期間に差を認めないまでもCNS-Lの発症率を低く抑えることができるとする報告が多い[3]。Kantarjianら[14]のHyper-CVAD療法では、MTX, Ara-Cの大量投与に加えて、表2に示した危険因子により、CNS-Lリスクの低い群と高い群に分けて、前者は4回の後者は16回の髄注療法を施行し、CNS-Lを3%(CR中に1%、骨髄再発中に2%)に抑制している。JALSG(Japan Adult Leukemia Study Group)ALL-97でも、中等量MTXを含む寛解導入療法と全例に地固め・強化療法期間中に全8回の髄注を施行している[15]。

b AMLにおけるCNS-L予防治療

　AMLに対しては、CNS-Lの発症頻度が低いこと、初回再発の多くが骨髄再発であること、強力な化学療法を短期間で行うことで治療強度を高める必要があり、CNS-Lの予防治療が治療強度を下げる可能性があることなどの理由から、予防治療研究は少ないようである。小児AMLでは、CNS-L予防治療を行わない場合は、CNS-Lの発症率は20%に及ぶと報告されており、通常予防治療を行っている。

　治療プロトコールとしては、Ara-C＋PSLまたは三種併用（MTX＋Ara-C＋PSL）の髄注療法と中等量―大量Ara-C療法の組み合わせ（非照射プロトコール）が標準的予防治療と考えられる。大量Ara-C療法は、特にt(8；21)、inv(16)を有する予後良好群でその有用性が認められており、寛解後療法に組み込まれてきている[4)16)]。

　成人AML症例に対しての予防治療は必須ではないが、大量Ara-C療法を含む地固め療法が有効と考えられ、少なくともM4/M5症例や初診時白血球増多・LDH高値・リンパ節腫脹・著明な脾腫などを認めるリスクの高い群に対しては、予防的治療が考慮される[5)]。

2 中枢神経白血病の治療

　顕性CNS-Lの標準的な治療方法は十分には確立されてはいない。CNS-Lは初発時に合併しているCNS-Lと再発時CNS-L（±骨髄再発）の2つのパターンがある。

　初発時に合併するCNS-Lでは、強力な髄注化学療法（強化髄注療法）とともに寛解導入療法が施行され、時に放射線療法が組み込まれる。Hyper CVAD療法では、寛解導入療法の全身的な化学療法に加えて、MTXとAra-Cの髄注を交互に2回/週で施行し、髄液中の白血病細胞を除去した後に、標準的な（各治療ごとに2回の計16回）髄注療法を行い、神経根への浸潤が認められる場合は全脳照射や頭蓋底への放射線療法を施行している[14)]。

　再発CNS-Lの治療は、強化髄注療法、MTXやAra-Cの中等量から大量の化学療法、頭蓋脊髄放射線療法の組み合わせで、ALLとAMLでほぼ同様に施行される。予防治療と同様にMTX＋PSL（±Ara-C）の髄注療法が、1～2回/週の頻度で髄液から白血病細胞が消失するまで続けられる。髄注療法単独でも、80～90%の症例に髄液所見の改善が得られる。また、リザーバー（Ommaya）を埋め込んで、薬剤を脳室内に投与することもある。

　放射線療法は、化学療法に比べて症状の改善は速やかであり、緑色種など病変部に絞って照射される場合と、脳脊髄照射が試みられる。再発CNS-Lへの頭蓋照射は、30～36Gyと予防照射（18～24Gy）を上回る線量を必要とする。しかし、脳脊髄照射は骨髄造血障害が強く、その後の全身化学療法が困難となるため髄注療法で

十分な効果が得られない場合に限られる。再発 CNS-L では、骨髄が CR であっても遅れて骨髄再発や精巣などへの浸潤をきたすことが多く、十分な全身的化学療法を併用する必要があり、MTX や Ara-C 大量化学療法は CNS-L 治療と全身的治療を兼ねて行うことができ有用である。

一般に、初発時併発の CNS-L は化学療法に感受性が高く、非併発例の予後とは有意な差はないが、再発 CNS-L は治療抵抗性のことが多く、予後は不良である。

3 CNS-L 治療の実際

いずれの治療法も熟練した血液腫瘍専門医や腫瘍内科医が、各治療プロトコールに則って施行しなければならない。

a 髄腔内化学療法(髄注療法)

CNS-L の予防治療および治療に必須の髄注療法には、腰椎穿刺(メモ1)が必要である(図1)。髄注投与量(3 ml 程度とする)と同量の髄液を採取した後、薬剤を無菌的に髄腔内へ注入する。髄液の逆流を確認しながら、薬剤をゆっくりと髄注する。

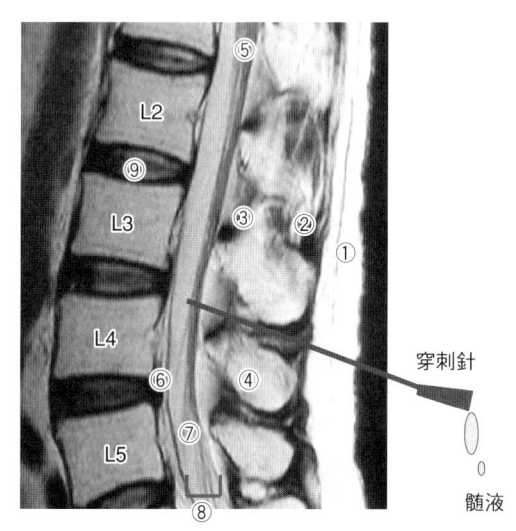

図 1 ● 腰椎穿刺

MRI腰椎矢状断(正中)
T2強調画像(脂肪組織は白く強調されている)

L2：第2腰椎
L3：第3腰椎
L4：第4腰椎
L5：第5腰椎

①皮下脂肪組織
②棘上靱帯
③棘間靱帯
④棘突起
⑤脊髄神経
⑥硬膜
⑦脊髄馬尾神経
⑧脳脊髄腔
⑨椎間板

表 3 ● 年齢別薬剤髄注量

薬剤	年齢			
	1歳	2歳	3～8歳	9歳～成人
MTX(mg)	8	10	12	15
Hydrocortizone(mg)	8	10	12	15
Ara-C(mg)	16	20	24	30

MTX：メソトレキセート、Ara-C：シタラビン　　　　(文献9)による)

髄注後は背臥位で安静にする。髄腔内にはMTX、ARA-C、PSLが単独または併用で投与され、MTXの全身的副作用（腎障害・粘膜障害）の予防として、ロイコボリン®投与を行うこともある（表3）。

> **MEMO** 【1．髄液検査＝腰椎穿刺（図1）】
>
> 　腰椎穿刺による髄液検査は、CNS-Lの診断には不可欠な検査である。患者の体位は側臥位で、股関節・膝関節を十分に屈曲してもらい、背中がベッドに垂直になるよう位置を決める。消毒（イソジン®・ハイポアルコール®）後、ヤコビ線上の第3-4腰椎の椎間から穿刺を行う。図1に示すように、穿刺針は、皮膚-皮下組織-棘上・棘間靱帯-硬膜へと進み、脳脊髄腔内に到達する。第3-4腰椎レベルでは、脊髄腔内は髄液で満たされ、脊髄は馬尾神経となっている。穿刺針が正しく脊髄腔内に入り、内筒を抜くと透明な髄液が流れ出てくる。
>
> 　髄液圧を測定した後、髄液を採取し、一般検査（細胞数・蛋白・糖定量）・細胞診検査を提出する。中枢神経症状が存在する場合、培養検査・ウイルス検査など白血病細胞浸潤以外の原因検索も行う。

b 大量化学療法

ⅰ）MTX大量療法

　MTXの投与量は、それぞれの治療プロトコールにより異なるが、1.5〜3.0 g/m²が1〜2週ごとに投与される。

　1.5 g/m²以上を24時間で投与する場合は、十分な補液とともに尿のアルカリ化（pH＞7.0）を図り［フロセミドやエタクリン酸などの利尿薬、非ステロイド性抗炎症薬（NSAIDs）は使用禁忌である］、投与48時間と72時間のMTXの血中濃度を、それぞれ1.0 μmol/lと0.2〜1.0 μmol/l以下になるように、ロイコボリン®レスキュー（メモ2）をかけることが重要である。

ⅱ）Ara-C大量療法

　大量Ara-Cは、通常2 g/m²/3時間静注で12時間ごとに3〜5日間投与される。60歳以上では1 g/m²へ減量されるが、60歳未満でも腎機能によっては1 g/m²へ減量される。Ara-C大量投与時は、ステロイド点眼薬を1日に数回予防点眼する。薬剤熱や発疹の予防としてHC：100 mgを投与する。Ara-C大量投与後に中枢神経症状（小脳失調、眼振、頭痛、痙攣など）を合併することがあるので、これらを認めた場合は、直ちに投与を中止する。

> **MEMO 【2. ロイコボリン® レスキュー】**
>
> ロイコボリン® は抗葉酸代謝拮抗薬で、MTX の毒性を減ずる薬剤である。大量 MTX 療法や MTX の髄腔内投与より生ずる骨髄抑制、腎障害、粘膜障害などを抑制する。例えば、MTX 投与開始 42 時間後(投与終了 16 時間後)から、6 時間ごとにロイコボリン® を 15 mg/m²静脈内に 6 回投与する。その後 MTX 血中濃度を測定し、0.1 μM 未満になるまでロイコボリン® 投与を行う。

6 CNS-L 治療の副作用

髄腔内化学療法や頭蓋脊髄放射線療法のさまざまな副作用は特に小児について報告されているが、重篤な副作用や非可逆的な副作用を伴うこともある[1,3,5,8-11,13]。髄注療法による急性の副作用として、薬剤が血中に移行することで生じる全身的影響(骨髄抑制・粘膜障害など)、化学的髄膜炎、頭痛、一過性対麻痺などが認められる。頭蓋放射線療法では、一過性の脳浮腫による頭痛や嘔気などが認められる。

遅発性の副作用には、頭蓋照射による白質脳症(知能低下、学習障害、人格崩壊などの精神神経障害)、脊髄照射による成長障害や心機能障害が挙げられる。長期生存症例においては放射線照射の晩期障害として、二次性の脳腫瘍の合併が 1～1.39%と報告され[17]、特に MTX、Ara-C の大量化学療法との組み合わせでそのリスクが高い。

● おわりに

CNS-L の最良の治療法は、CNS-L の発症阻止であり、そのためには有効な予防治療を施行することが大切である。CNS-L 発症のリスクを適切に評価し、至適な化学療法(髄注療法や大量化学療法)が求められる。また、再発 CNS-L に対しては、化学療法と放射線療法の至適な集学的治療法の確立が急がれる。これらを解決し、急性白血病の治療成績を向上させるために、さらなる臨床研究が必要である。

(小笠原洋治、薄井紀子)

■ 文 献 ■

1) Price RA, Johnson WW：The central nervous system in childhood leukemia ; I. the arachnoid. Cancer 31：520-533, 1973.
2) McCauley DL：Treatment of adult acute leukemia. Clin Pharm 11：767-796, 1992.
3) Cortes J：Central nervous system involvement in adult acute lymphocytic leukemia. Hematol Oncol Clin Noirth Am 15：145-162, 2001.
4) Billstrom R, Ahlgren T, Bekassy AN, et al：Acute myeloid leukemia with inv(16)(p 13 q 22) ; involvement of central lymph node and tonsil is common and may be negative prognostic sign. Am J Hematol 71：15-19, 2002.

5) Peterson BA, Brunning RD, Bloomfield CD, et al：Central nervous system involvement in acute nonlymphocytic leukemia. Am J Med 83：464-470, 1987.
6) Ozeki H：Central nervous system leukemia in adult acute leukemia. Tokyo Jikeikai Med J 109：1213-1226, 1994.
7) Hoeltzer D：Acute lymphoblastic leukemia in adults. Textbook of malignant haematology. Degos L, Linch DC, Lowenberg B(eds), pp 539-562, Martin Dunitz, London, 1999.
8) Bleyer WA：Biology and pathogenesis of CNS leukemia. Am J Ped Hem Oncol 11：57-63, 1989.
9) Pinkel D, Woo S：Prevention and treatment of meningeal leukemia in children. Blood 84：355-366, 1994.
10) Reiter A, et al：Chemotherapy in 998 unselected childhood acute lymphoblastic leukemia patients, Results and conclusions of the multicenter trial ALL-BFM 86. Blood 84：3122-3133, 1994.
11) Pui CH, Cheng C, Leung W, et al：Extended follow-up of long-term survivors of childhood acute lymphoblastic leukemia. N Engl J Med 349：640-649, 2003.
12) Whitlock JA, Gaynon PS：Acute lymphocytic leukemia. Wintrobe's Clinical Hematology, 10 th ed, Lee GR, Foerster J, Lukens J, et al(eds), pp 2241-2271. Williams & Wilkins, Baltimore, USA, 1999.
13) 鶴澤正仁：中枢神経白血病．小児白血病診療ハンドブック，第1版，月本一郎（編），pp 170-182, 中外医学社，東京，2003．
14) Kantarjian HM, O'Brien S, Smith TL, et al：Results of treatment with Hyper-CVAD, a dose-intensive regimen, in adult acute lymphocytic leukemia. J Clin Oncol 18：547-561, 2000.
15) 竹内　仁：成人急性白血病．2)急性リンパ性白血病(ALL)，改訂版，大野竜三（編），pp 26-41, 医薬ジャーナル社，大阪，2003．
16) Mayer RJ, Davis RB, Schiffer CA, et al：Intensive post-remission chemotherapy in adults with acute myeloid leukemia, Cancer and Leukemia Group B. N Engl J Med 331：896-903, 1994.
17) Relling MV, Rubnitz JE, Rivera GK, et al：High incidence od secondary brain tumours after radiotherapy and antimetabolites. Lancet 354：34-39, 1999.

21 白血病治療時の感染症対策

● はじめに

白血病の治療成績の向上には強力な化学療法や移植療法後に起こる感染症対策が必須である。本稿では主として急性白血病化学療法後の感染症対策について述べる。

1 白血病に伴う感染症の種類、特徴

白血病の中で感染症の合併が最も多いのは急性骨髄性白血病(AML)である。Japan Adult Leukemia Study Group(JALSG)で1987〜1991年のAML-87とAML-89プロトコールに登録された577例の感染症の解析結果を表1に示す。起炎菌が同定された感染症(Microbiologically documented infection；MDI)が21.0%、起炎菌は不明であるが感染巣が同定された感染症(Clinically documented infection；CDI)が31.9%、発熱や炎症反応はあるが起炎菌や感染巣が同定されない不明熱(Unexplained fever；UF)が41.1%で、感染なしは6.1%であった[1]。最も重篤な病態である敗血症は68例(11.8%)で、死亡率は敗血症全体では26.5%で、真菌血症が最も予後不良であった(54.5%)。内訳はグラム陽性菌(Gram-positive bacteria；GPB)が27例(39.7%)、グラム陰性菌(Gram-neg-

表 1 ● 急性骨髄性白血病寛解導入中の感染症

感染症	患者数(%)	死亡	死亡率(%)
起炎菌が同定された感染	121(21.0)	27	22.3
敗血症	68*(11.8)	18	26.5
肺炎	33(5.7)	8	24.2
肛門周囲膿瘍	4(0.7)	0	0
その他	16(2.8)	1	6.3
感染巣が同定された感染	184(31.9)	27	14.7
肺炎	80(13.9)	21	26.3
間質性肺炎	5(0.9)	1	20.0
肛門周囲膿瘍	38(6.6)	4	10.5
その他	61(10.6)	1	1.6
不明熱	237(41.1)	12	5.1
感染なし	35(6.1)	4	11.4
合計	577(100)	70	12.1

(文献1)より改変)

*29例は肺炎を合併し内14例は肺炎の起炎菌も同定あり。
1987〜1991年の間にAML-87/-89プロトコールで治療された577症例の解析。

表 2 ● 急性骨髄性白血病寛解導入中の敗血症の起因菌

起因菌	分離頻度(%) 1987〜1991 (n=68)	分離頻度(%) 1997〜2001 (n=74)
グラム陽性菌	27(39.7)	44(59.5)
Staphylococcus aureus	4	8
Methicillin 感受性	4	1
Methicillin 耐性	0	7
Coagulase negative Staphylococci	5	16
Streptococci	9	6
Enterococci	2	7
その他	7	7
グラム陰性菌	28(41.2)	19(25.7)
Pseudomonas aeruginosa	16	10
その他	12	9
真菌	11(16.2)	8(10.8)
Candida sp	9	5
その他	2	3
複数菌	2(2.9)	3(4.1)

AML-87/-89 プロトコールと AML-97 プロトコールで治療された 577 例と 808 例で敗血症を合併した症例の解析.

ative bacteria；GNB)が 28 例(41.2%)、真菌が 11 例(16.2%)で複数菌敗血症が 2 例(2.9%)であった(**表2**)。特に緑膿菌が単独で 16 例(23.5%)にみられた。これに対し 1997〜2001 年の AML-97 プロトコールに登録された 808 例の解析では敗血症は 74 例(9.2%)で減少傾向がみられた。起因菌ではメチシリン耐性黄色ブドウ球菌(MRSA)やコアグラーゼ陰性ブドウ球菌などの GPB が 44 例(59.5%)と増加傾向がみられた。

　AML-87/-89 では肺炎は 113 例にみられたが、敗血症 68 例中 29 例も肺炎を合併したため全体では 142 例を数えた。肺炎と敗血症を合併した 29 例中のうち、喀痰から菌が検出された 14 例と、敗血症を伴わない肺炎のうち喀痰より起炎菌が同定された 33 例、合計 47 例の起炎菌の内訳は GNB が 13 例(27.7%)、GPB が 11 例(23.4%)、真菌が 18 例(38.3%)、複数感染が 5 例(10.6%)で、菌種別では緑膿菌 8、アスペルギルス 7、黄色ブドウ球菌 6、カンジダ 6 の順で、敗血症と比較して真菌の頻度が高く複数感染の 3 例を加えて 21 例(44.7%)を数えた。肺炎の死亡率は全体では 28.9%であった。

　不明熱は全例の 41.1%にみられ、12 例(5.1%)が死亡したが、出血や原病による死亡が大半で、感染症死は 1 例のみであった。一方、急性リンパ性白血病(ALL)では JALSG の ALL-87 および ALL-90 プロトコールに登録された 293 例の寛解導入療法時に合併した感染症の解析で、発症頻度は 197 例(67.2%)と AML に比較して少ないが、敗血症や肺炎の起因菌の動向は同様であった。

2 感染症の予防

1 治療環境

　清潔な治療環境は感染症の予防に重要で、無菌環境での治療は肺炎や侵襲性肺アスペルギルス症の予防に有効とされている。しかしすべての白血病患者を無菌室で治療することは現実的には不可能で、各施設が苦心しているところである。JALSGでは2001年に各施設での感染症の予防と治療に関する実体調査アンケートを行った[2]。全196施設中125施設(63.8%)から回答が得られ、AMLの寛解導入時は無菌室で治療が23%、個室でクリーンベッドを使用が44%、2〜3人部屋でクリーンベッドを使用が4%、大部屋でクリーンベッドを使用が6%で、合計78%がなんらかの無菌環境下で治療されていた。特に肺炎の予防のためにはクリーンベッドの使用が推奨される。

2 細菌感染予防

　細菌感染症の予防には腸管滅菌としてポリミキシンBやST合剤が投与され、近年はニューキノロン系薬が好んで使用される。ニューキノロン系薬を用いた細菌感染予防に関するメタアナリシスの結果では、GNBによる感染症の頻度が有意に低下した[3]。一方GPBによる感染症や真菌感染症の頻度は変わらず、全体として本剤を投与しても感染症関連死の減少は得られなかった。米国感染症学会(IDSA)のガイドラインでは抗菌薬の細菌感染予防は、耐性菌の増加も懸念されるため推奨されていない[4]。但しリンパ系腫瘍におけるST合剤の投与はカリニ肺炎の予防に有効である。

　JALSGでは細菌感染予防として94%の施設がなんらかの薬剤投与を行っており、ニューキノロン系薬(38%)、ポリミキシンB(31%)、ST合剤(16%)の順であった[2]。敗血症の起因菌の推移などからみると、GNBに対する一定の予防効果はあると考えられる。

3 真菌感染予防

　真菌感染症の予防が必要な高リスク患者として同種造血幹細胞移植やAMLの寛解導入療法などがある。カンジダ症の予防では経口のアムホテリシンB(AMPH)、ナイスタチンなどが試みられたが、近年同種骨髄移植領域でのフルコナ

ゾール（FLCZ）投与の有用性が確立した[5]。一方 AML においては FLCZ の投与は真菌のコロニゼーションの減少は認めるものの、深在性真菌症の予防効果は必ずしも明らかではない[5]。

　アスペルギルス症の予防では AMPH の経口、少量の静脈注射や吸入などが試みられてきたが、有用性は明らかではない。本症は空気感染のため high-efficiency particulate air（HEPA）フィルター装備のクリーンベッド使用が最も確実な予防手段である。近年本菌に感受性があり、吸収効率が改善されたイトラコナゾール（ITCZ）の液剤による成績が報告されている。メタアナリシスの結果からは ITCZ の液剤では十分な血中濃度が得られ、予防効果が期待できる[6]。但し ITCZ は薬物相互作用に注意が必要である。

　JALSG では 97％の施設で真菌感染予防が行われており、AMPH が 42％、FLCZ が 41％、ITCZ（カプセル）が 10％、その他が 4％で、予防を行わない施設は 3％であった[2]。AMPH の吸入については行わない施設が 66％であった。AML-97 では真菌による敗血症も減少傾向がみられており、AML においても一定の予防効果はあると考えられる。

4 ウイルス感染予防

　白血病の化学療法後の発熱の原因としてウイルスが原因であることは少ない。もし単純ヘルペスウイルスが皮膚や口腔にみられる場合にはアシクロビルの投与が行われる。CMV 感染症は造血幹細胞移植や成人 T 細胞白血病患者を除けば稀である。

3 発熱性好中球減少症（FN）対策

1 FN で行う検査

　近年、好中球減少時の発熱を発熱性好中球減少症（Febrile neutropenia；FN）と称することが多い。ここには前述の MDI や CDI と不明熱が含まれる。FN と診断したら、まず全身の診察と各種培養や血液検査および胸部 X 線撮影を行う。特に血液培養は必須で、敗血症の起因菌を確定するためには抗生剤投与開始前に 2 回（または同時期に別ルートから 2ヵ所）行うことが推奨される。それ以外の培養部位として尿、便、咽頭、喀痰などがあるが、これらは抗生剤投与開始後の施行もやむを得ない。血液検査では血算と肝腎機能、CRP などは必須である。症状により胸腹

部CT検査や超音波検査も選択される。

2 FNの治療

FNでは上記の培養結果を待たずに広域抗生物質の投与を開始する(Empiric therapy;ET)。その理由は好中球減少患者では起炎菌の検出がしばしば困難なことと、緑膿菌敗血症において治療開始の遅れが予後に悪影響を及ぼすことが示されているからである。FNの治療についてのわが国のガイドラインも発表されている[7]。図1に現時点で標準的と考えられるFNのETのフローチャートを示した。通常はセフェムまたはカルバペネムの単独療法か、それにアミノ配糖体を加えた併用療法を開始する。その後3〜4日間臨床症状を観察し、この間の培養結果や治療効果を判定する。文献的には単独療法と併用療法の間で有効性に差は認められていないが[4]、白血病患者で敗血症や肺炎など重症感染症を疑う場合には併用療法が望ましい[8]。ETの効果が不十分の場合は単独療法で開始した症例は併用療法に、併用療法で開始した症例も抗生剤の変更を行う。全身状態が不安定の場合には培養でMRSAが検出されなくとも経験的なVancomycin(VCM)の追加投与もやむを得ない。但しVCMの効果がない場合には漫然と使用し続けるべきではない。この時期にはγグロブリン製剤や顆粒球コロニー刺激因子(G-CSF)の投与も考慮する[7]。さらに2〜3日間経過を観察し、それでも解熱傾向が得られない場合には深在性真菌症を想定し、経験的な抗真菌薬の投与を行う。

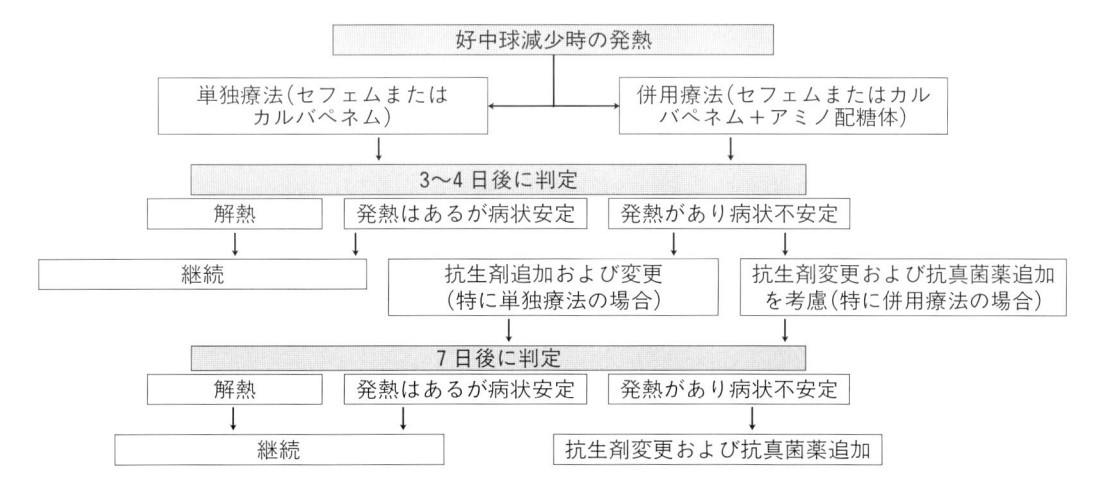

図1●好中球減少時の発熱に対する経験的治療法

4 深在性真菌症対策

1 深在性真菌症の診断

　血液疾患に併発する深在性真菌症の起因菌はカンジダとアスペルギルスが多く、特に最近は後者の増加傾向が指摘されている。本症は一般に確定診断が困難で、有効な治療薬も少なく、現在最も対策に難渋する感染症である。血液領域では既に欧米の診断ガイドラインがあるが[9]、わが国でも2003年に診断・治療ガイドラインが発表された(図2、3)[10]。

　本症の確定診断には菌学的ないし病理組織学的診断が必須で、真菌血症では血液培養陽性が、播種性真菌症では感染部位の培養ないし組織検査での真菌の証明が必要である。一般に白血病患者では肝臓や肺の組織生検が行えないため、真菌血症以外は確定診断例(Proven fungal infection)は少ない。

A．どのような患者がハイリスクか
- 遷延する好中球減少(好中球<500/mm³が10日以上)の存在
- 遷延する好中球減少が過去2ヵ月以内にある
- 30日以内に強力な免疫抑制薬の投与歴
- 過去に深在性真菌症を発症
- Graft Versus Host Disease(GVHD)の存在
- 3週間以上のステロイド薬投与歴

B．どのような場合に発症を疑うか
- 臨床症状：3〜4日以上持続する広域抗菌薬に不応性の発熱(共通)、皮疹(①)、右季肋部痛(②)
- 一般検査所見：CRP↑(共通)、Al-P↑(②)、WBC↑(②)

C．どのような検査を実施するか
- 確定診断法
  - 組織学的診断：肝組織生検
  - 真菌学的診断：血液、肝穿刺液培養
- 補助診断法
  - 眼底検査：眼内炎(①)
  - 画像所見：腹部CT、MRI、エコーなどで小型、末梢性の標的様の肝脾膿瘍、Bull's eye(②)
  - 血清学的補助診断：β-D-グルカン、カンジダ抗原、D-アラビニトール
  - 遺伝子診断：カンジダDNA

予防投与
- FLCZ経口投与：200〜400 mg/day
- AMPH経口投与：600〜2,400 mg/day
- AMPH点滴静注：0.2〜0.5 mg/kg/day
- ITCZ経口投与：200 mg/day

経験的治療（真菌症疑い例）
- AMPH点滴静注：0.5〜0.7 mg/kg/dayを維持量
- FLCZ点滴静注：200〜400 mg/day
- MCFG点滴静注：100〜150 mg/day
- MCZ点滴静注：1,200〜2,400 mg/day

標的治療
- 確定診断例／臨床診断例／真菌症疑い例
- AMPH点滴静注：0.5〜1.0 mg/kg/dayを維持量
- FLCZ点滴静注：200〜400 mg/day
- MCFG点滴静注：150 mg/day
- MCZ点滴静注：1,200〜2,400 mg/day

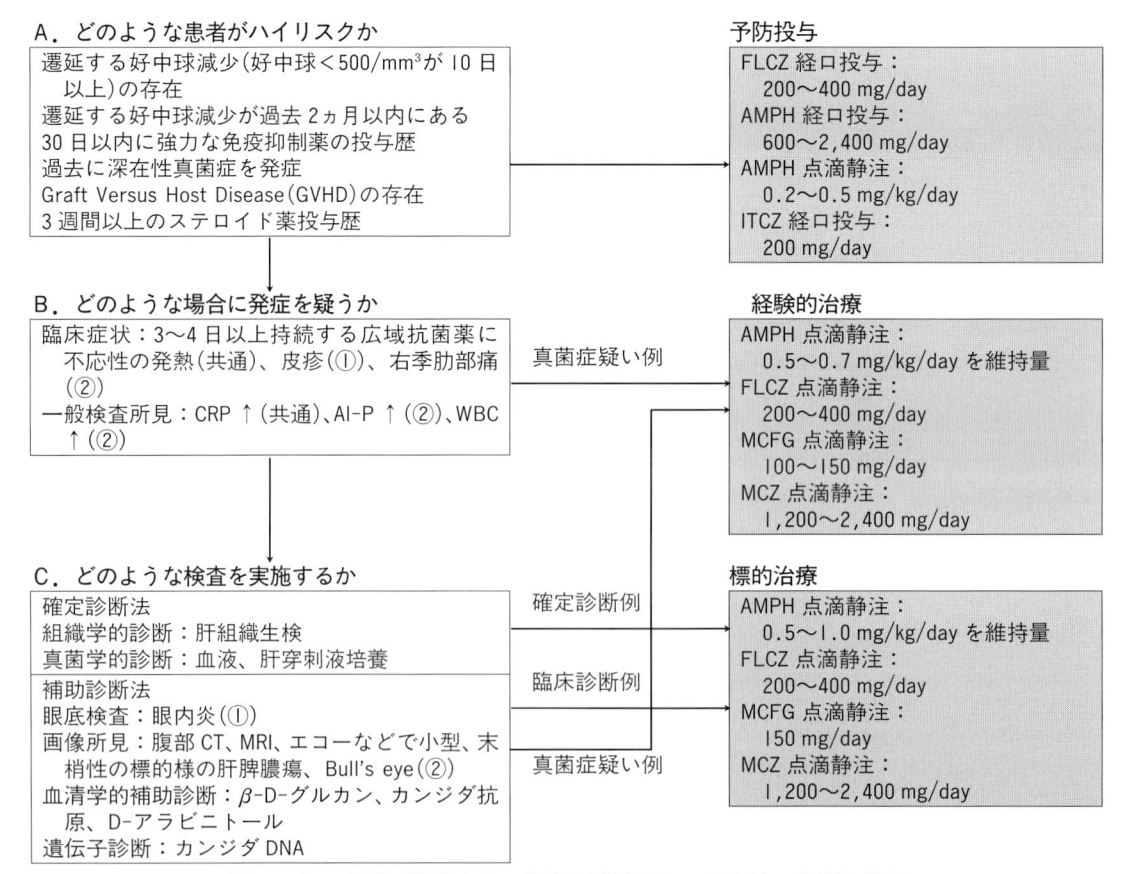

図2 ● カンジダ症(①敗血症、②慢性播種性カンジダ症)の診断と治療

組織検査は施行できないが、種々のリスクファクターを有し、真菌症を疑わせる臨床症状や検査所見がある患者で、典型的な画像所見と血清診断ないし遺伝子診断が陽性の場合を臨床診断例(Clinically documented fungal infection)とする。これは欧米のProbable fungal infectionに相当する。最も利用されている血清診断はβグルカンで、カンジダやアスペルギルスをはじめ、種々の真菌症で陽性となる[10]。アスペルギルスガラクトマンナン抗原は欧米で評価が高く、侵襲性肺アスペルギルス症の診断に有用である。但し血液領域では従来のカットオフ値1.5では感度が悪く、0.5程度を採用することが推奨されている。遺伝子診断は特にアスペルギルス症で期待されており、リアルタイムPCR法を用いたGeniQアスペルギルスは症例によってはβグルカンやガラクトマンナン抗原よりも早期に検出される。

これらの条件を満たさない場合は深在性真菌症としてのエビデンスは不十分と考え、真菌症疑い例(Possible fungal infection)となる。この場合は抗菌薬不応の細

A．どのような患者がハイリスクか
- 遷延する好中球減少(好中球<500/mm³が10日以上)の存在
- 遷延する好中球減少が過去2カ月以内にある
- 30日以内に強力な免疫抑制薬の投与歴
- 過去に深在性真菌症を発症
- Graft Versus Host Disease(GVHD)の存在
- 3週間以上のステロイド薬投与歴

予防投与
- AMPH経口投与：600～2,400 mg/day
- ITCZ経口投与：200 mg/day
- AMPH点滴静注：0.2～0.5 mg/kg/day
- AMPH吸入療法：1回10～15 mgを連日吸入

B．どのような場合に発症を疑うか
- 臨床症状：3～4日以上持続する広域抗菌薬に不応性の発熱(共通)、咳嗽、胸痛、喀血、血痰、呼吸困難など(以上①)、鼻汁、鼻閉、鼻出血、眼窩周囲の腫脹と疼痛、上顎骨圧痛など(以上②)、痙攣、片麻痺、中枢神経麻痺、意識障害など(以上③)
- 一般検査所見：CRP↑(共通)

→ 真菌症疑い例

経験的治療
- AMPH点滴静注：0.7～1 mg/kg/day
- MCFG点滴静注：150 mg/day
- ITCZ経口投与：200～400 mg/day
- MCZ点滴静注：1,200～2,400 mg/day

C．どのような検査を実施するか
確定診断法：
- 組織学的診断：喀痰、BALの細胞診や肺、副鼻腔、脳などの生検
- 真菌学的診断：喀痰、BAL、副鼻腔吸引物、髄液、血液

補助診断法：
- 画像所見：胸部X線で肺浸潤影(楔状影など)の出現、胸部CTにおけるhalo sign、air-crescent sign、空洞を伴う浸潤影およびそれ以外の新たな浸潤影(以上①)、頭部CTにおける副鼻腔壁や頭蓋底部の破壊像(以上②)、髄膜炎、脳膿瘍、脳梗塞を示唆するMRIやCT像(以上③)
- 血清学的補助診断：β-D-グルカン、アスペルギルスガラクトマンナン抗原
- 遺伝子診断：アスペルギルスDNA

→ 確定診断例
→ 臨床診断例
→ 真菌症疑い例

標的治療
- AMPH点滴静注：1.0～1.5 mg/kg/day
  効果不十分の場合
  ＋ITCZ経口投与 200～400 mg/day
  ＋5-FC経口投与 100 mg/kg/day
- MCFG点滴静注：150～300 mg/day
- MCZ点滴静注：1,200～2,400 mg/day

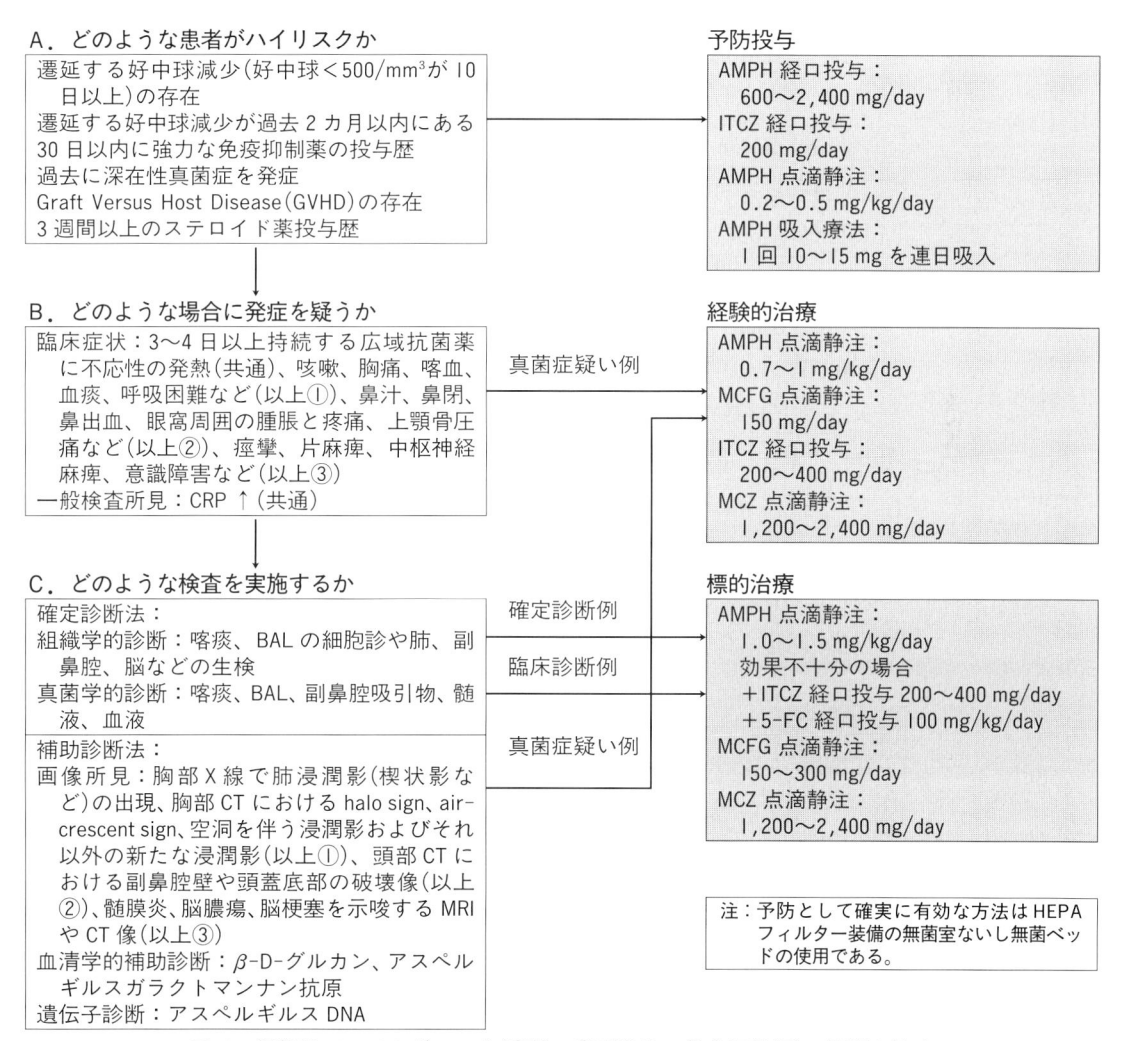

注：予防として確実に有効な方法はHEPAフィルター装備の無菌室ないし無菌ベッドの使用である。

図3● 侵襲性アスペルギルス症(①肺、②副鼻腔、③中枢神経)の診断と治療

菌感染症やウイルス感染症のほかに腫瘍熱など感染症以外の要因も考慮する必要がある。

2 深在性真菌症の治療

治療は確定診断例と臨床診断例では標的治療（Targeted therapy）を、疑い例に対しては経験的治療を行う。

a カンジダ症

カンジダ敗血症の起因菌は *Candida albicans* が最も多く、次いで *C. tropicalis*、*C. glabrata*、*C. krusei* などがある。標準治療薬は AMPH で、投与量は 0.5〜1 mg/kg/day である。比較的状態が安定している場合には FLCZ 400 mg/day も同様に有効である。ミカファンギン（MCFG）150 mg/day も有用と考えられる（図2）。なお *C. parapsilosis* はカテーテル感染症であることが多く、可能なら抜去を考慮する。一般に *C. lusitaniae* は AMPH に耐性で、*C. glabrata* や *C. krusei* は FLCZ に耐性である。一方、*C. parapsilosis* に対する MCFG の抗菌力はやや劣る。

慢性播種性カンジダ症（肝脾膿瘍）の治療には特に長期間の抗真菌薬投与が必要で、通常は AMPH 0.5〜1.0 mg/kg/day を点滴静注し、改善傾向を認めたら FLCZ 200〜400 mg/day に変更する。MCFG 150 mg/day も有用と考えられる。

b 侵襲性肺アスペルギルス症

菌種では *Aspergillus fumigatus* が最も多く、次いで *A. flavus*、*A. niger*、*A. terreus* などがある。治療は AMPH で、1.0〜1.5 mg/kg/day と高用量の点滴静注が推奨される（図3）。AMPH は以前は少量からの漸増法が行われたが、本症はそれでは手遅れとなるため初回から維持量を投与すべきである。MCFG 150〜300 mg/日も有用で、より安全と考えられる。AMPH 単独で効果が不十分な場合は、従来はフルシトシン、ITCZ、ミコナゾールなどを併用したが、今後は MCFG との併用効果が期待される。

MEMO 【新規抗真菌薬】

2005年6月にボリコナゾール（VRCZ）が発売された。本剤は欧米では侵襲性肺アスペルギルス症の第一選択薬である。さらに今後リポソーム AMPH、ITCZ の注射薬、吸収が改良された液剤が発売予定である。これらはいずれも従来の標準治療薬の AMPH と比較して同等以上の効果があり、副作用が少ない。今後は FLCZ と MCFG に加え、上記の新規抗真菌薬が治療の主体になると思われる。

c その他の真菌症

わが国ではトリコスポロン症がしばしば経験される。病型は敗血症が多く、臨床症状はカンジダ敗血症に類似するが、予後はより不良である。本症にはMCFGは効果がなく、FLCZやAMPHで治療する。このほかにはクリプトコッカス、ムーコル、フサリウム、アクレモニウムなどが起因菌となる[10]。

d 真菌症疑い例の経験的治療（図2、3）

真菌症疑い例の経験的治療はカンジダ症の疑いではAMPH 0.5〜0.7 mg/kg/dayの点滴静注またはFLCZ 200〜400 mg/dayの点滴静注が、アスペルギルス症の疑いではAMPH 0.7〜1.0 mg/kg/dayの点滴静注が行われる。MCFG 100〜150 mg/dayの点滴静注も有用と考えられる。薬剤間の比較ではAMPHは治療効果は最も期待できるが、副作用に対する注意が必要となる。FLCZはアゾールによる予防が行われておらず、肺病変のない場合にはAMPHと同等の有効性が期待され、安全性も高い。MCFGも安全性は高いと考えられ、カンジダとアスペルギルスの両者に効果が期待できる。

おわりに

白血病治療時の感染対策について解説した。1980年代に最大の問題であったGNB感染症はキノロンによる予防や第三世代セフェムやカルバペネム系抗菌薬の開発によりかなり制圧された。現在最も多い感染症はMRSAなどのGPB感染症で、一般的には起因菌が検出されてからの薬剤投与で対処できるが、重篤化する場合もある。真菌感染症の治療については、従来のAMPHとFLCZに加え、作用機序の異なるMCFGが登場したことで、難治例における併用療法もようやく可能となった。さらに近い将来、数種類の薬剤が認可予定であり、一層の治療成績の向上が期待される。

（吉田　稔）

文献

1) Yoshida M, Tsubaki K, Kobayashi T, et al：Infectious complications during remission induction therapy in 577 patients with acute myeloid leukemia in the Japan Adult Leukemia Study Group studies between 1987 and 1991. Int J Hemato 70：261, 1999.
2) 吉田　稔, 秋山　暢, 高橋正知, ほか：急性白血病の化学療法後に合併する感染症対策の現状；Japan Adult Leukemia Study Groupの実態調査の解析．日本化学療法学会雑誌 51：703, 2003.
3) Engels EA, Law J, Barza M：Efficacy of quinolone prophylaxis in neutropenic cancer patients；a meta-analysis. J Clin Oncol 16：1179, 1998.
4) Hughes WT, Armstrong D, Bodey GP, et al：2002 guidelines for the use of antimicrobial agents in neutropenic patients with cancer. Clin Infect Dis 34：730, 2002.
5) Kanda Y, Yamamoto R, Chizuka A, et al：Prophylactic action of oral fluconazole against fungal infection in neutropenic patients；A meta-analysis of 16 randomized, controlled trials. Cancer 89：1611, 2000.
6) Glasmacher A, Prentice A, Garschluter M, et al：Itraconazole prevents invasive fungal infections in

neutropenic patients treated for hematologic malignancies ; evidence from a meta-analysis of 3,597 patients. J Clin Oncol 21 : 4615, 2003.
7) Masaoka T : Evidence-based recommendations for antimicrobial use in febrile neutropenia in Japan ; executive summary. Clin Infect Dis 39 : S 49, 2004.
8) Tamura K, Imajo K, Akiyama N, et al : Randomized trial of cefepime monotherapy or cefepime in combination with amikacin as empirical therapy for febrile neutropenia. Clin Infect Dis 39 : S 15, 2004.
9) Ascioglu S, Rex JH, de Pauw B, et al : Defining opportunistic invasive fungal infections in immunocompromised patients with cancer and hematopoietic stem cell transplants ; an international concensus. Clin Infect Dis 34 : 7, 2002.
10) 深在性真菌症のガイドライン作成委員会(編)：深在性真菌症の診断・治療ガイドライン．p 1，医歯薬出版，東京，2003．

22 顆粒球コロニー刺激因子の使い方

●はじめに

　顆粒球コロニー刺激因子(granulocyte colony-stimulating factor；G-CSF)は、骨髄系細胞の増殖と分化を特異的に促進する造血因子である。白血病治療におけるG-CSFの役割は大きく2つに分けられる。1つは、化学療法後の支持療法としての使用である。1980年代後半から1990年代前半にかけて多くの臨床試験が行われ、G-CSF投与は好中球減少期間の短縮と感染症発生率の低下に有効であることが実証された。今では、無菌室、輸血類、抗菌薬の使用などと並んで、欠かすことのできない支持療法の1つとなっている。2つ目としてはG-CSFの急性骨髄性白血病(AML)の芽球を刺激する性質を利用した、化学療法剤としての使用である。G-CSFにより静止期にあるAML芽球を刺激(白血病細胞のpriming効果)して細胞周期にのせ、シタラビン(Ara-C)などのS期特異的抗がん薬と組み合わせることにより、化学療法の効果を上げようとする試みである。

　ここでは、白血病治療におけるG-CSFの使い方について具体的に述べ、マクロファージコロニー形成刺激因子(macrophage colony-stimulating factor；M-CSF)についてもふれたいと思う。

1 G-CSF使用のガイドラインについて

　現在G-CSFは臨床の現場で積極的に使用され続けているが、1996、2000年にASCO(American Society of Clinical Oncology)よりG-CSF使用についてのガイドラインが発表され、化学療法後の適正な使用方法が示された[1]。日本でもASCOのガイドラインをもとに、日本の現状を加味した日本癌治療学会ガイドラインが2001年に発表された。但し、日本国内の承認内容である保険適応と異なった部分もあるので注意されたい。

　以下、ガイドラインの内容に沿って、またそれ以後に報告された論文結果をも加味し、保険適応にも目を向けながらG-CSFを使用するうえでの考え方について述べたい。

> **【1．G-CSF の一次的予防投与】**
>
> 　G-CSF の一次的予防投与とは化学療法による重度の好中球減少を避ける目的で抗がん薬投与すぐに（24時間後から）G-CSF を投与することである。各種ガイドラインでは推奨されていないが発熱性好中球減少症の発生率を低下させるためには症例によっては用いた方がよいと考えられる。日本では急性白血病、悪性リンパ腫、小細胞性肺癌など化学療法に感受性が高いものには G-CSF の一次的予防投与が保険適応とされている。但し、医療費節減がいわれる今日、現場での適正な判断が必要である。

> **【2．G-CSF の二次的予防投与】**
>
> 　G-CSF の二次的予防投与とは前回の化学療法時に発熱性好中球減少症を発症した場合に、次回の発症を予防するため G-CSF を投与することである。これは化学療法を完遂し不用な抗がん薬の減量を避けるために推奨される方向にある。日本でも一次的予防投与が保険適応になっていないがんでも二次的予防投与は認可されているものもある。

2　G-CSF の白血病における使用について

1　G-CSF の化学療法後の好中球回復に対する使用

　AML 患者に G-CSF を寛解導入終了後翌日から好中球回復時まで使用した無作為試験によると、高齢者では好中球が $1,000/\mu l$ 以上に回復するまでに要する日数が、G-CSF 投与群 21日に対し、非投与群 27日と有意に短縮することが報告された[2]。成人でも 2002 年に Usuki らは[3]、寛解導入終了後2日目より G-CSF を投与すると好中球が $1,000/\mu l$ 以上に回復するまでに要する日数が G-CSF 投与群では非投与群に比較して約1週間短縮したことを報告している（図1）。G-CSF 投与時に発熱がみられなかった患者では感染を起こした期間と抗生剤の投与期間が非 G-CSF 投与群に比較して有意に短かったとしている。この結果から AML 寛解導入時の G-CSF の予防的投与は感染期間の短縮、抗生剤使用量の減量をもたらすとしている。さらに Ohno ら[4]は寛解導入療法2日目より抗がん薬と G-CSF を併用し好中球が回復するまで投与した場合、G-CSF 投与群で好中球回復が有意に促進されるとともに、発熱期間の短縮傾向や完全寛解率の増加傾向が認められたと報告している。しかし、G-CSF の投与は寛解率、生存率、無イベント生存率、無再発率

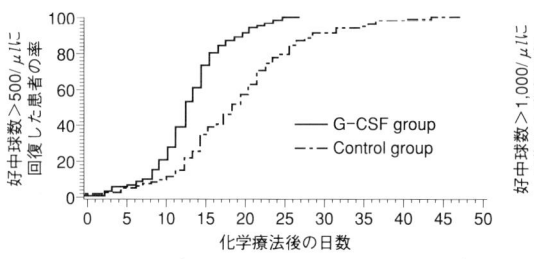

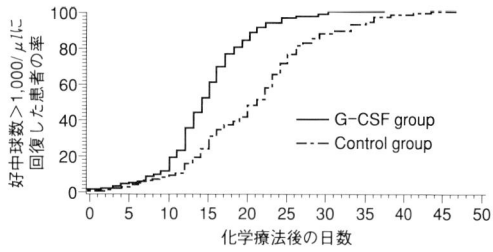

a．好中球が 500/μl 以上に回復するまでの日数(中央値) G-CSF 群 12 日対照群 18 日(p=0.0001)

b．1,000/μl 以上に回復するまでの日数 G-CSF 群 14 日対照群 22 日(p=0.0001)

図 1 ● AML 患者に対し G-CSF を投与した場合の好中球回復に及ぼす影響
(Ohno R, Naoe T, Kanamaru A, et al：Effect of granulocyte colony-stimulating factor after intensive induction therapy in relapsed or refractory acute leukemia. New Engl J Med 323：871-877, 1990 による)

には影響を及ぼさないとする報告が多い。

　急性リンパ性白血病(ALL)においても、Larson らは初回寛解導入療法開始 4 日目から好中球が回復するまで、または地固め療法後に G-CSF を投与した場合、好中球減少期間が約 1 週間短縮され、重症感染症の頻度が少なくなると報告している[5]。

　一方で、G-CSF による AML 芽球の増殖刺激が懸念されてきた。*In vitro* ではほとんどの AML 芽球が G-CSF 受容体を発現しており、G-CSF に反応して増殖する。しかし、顆粒球単球コロニー形成刺激因子(granulocyte-macrophage colony-stimulating factor；GM-CSF)やインターロイキン 3(interleukin-3；IL-3)に比し G-CSF の白血病コロニー形成能は有意に弱く、また AML 芽球の G-CSF 受容体数は正常好中球に比較して、1/4〜10 であることが報告されている[6,7]。今までの研究においても、G-CSF 投与は臨床的に芽球を増殖させないことが明らかになってきており[4]、末梢血中に芽球を認めない場合や骨髄中に芽球が多くない場合の G-CSF 投与は問題がない。

　以下、日本の G-CSF 製剤の種類と用量を含めて、AML、ALL に対しての具体的な使用方法について述べたい。

> **MEMO 【3．発熱性好中球減少症(febrile neutropenia)】**
> 化学療法後、好中球 1,000/μl 未満で 38℃以上の発熱、または 1 時間以上持続する 37.5℃以上の発熱を認める状態をいう。

a 白血病治療における G-CSF 製剤について

　G-CSF 製剤として、現在日本では 3 種類の商品が市場に出ており、適応症や用法・用量がそれぞれ異なっている(**表 1**)。

　①filgrastim(グラン®)：化学療法剤投与終了後(翌日以降)で、骨髄中の芽球が十分減少し末梢血中に芽球が認められない時点から、filgrastim 200 μg/m² を 1 日 1 回静脈内投与する。出血傾向がない場合は、100 μg/m² を 1 日 1 回皮下投与する。

表1 ● 白血病に対するG-CSF製剤

一般名	Filgrastim	lenograstim	nartograstim
商品名	グラン	ノイトロジン	ノイアップ
製造発売	キリン・三共	中外製薬	協和発酵
急性骨髄性白血病	化学療法終了翌日以後 骨髄中芽球減少 末梢血中芽球なしにて開始 200 μg/m² 1日1回静脈内投与 100 μg/m² 1日1回皮下注	同左 同左 5 μg/kg 1日1回静脈内投与 2 μg/kg 1日1回皮下注	不認可
急性リンパ性白血病	化学療法終了翌日以後 骨髄中芽球減少 末梢血中芽球なしにて開始 200 μg/m² 1日1回静脈内投与 100 μg/m² 1日1回皮下注	同左 同左 5 μg/kg 1日1回静脈内投与 2 μg/kg 1日1回皮下注	化学療法終了翌日以降 2 μg/kg 1日1回静脈内投与 1 μg/kg 1日1回皮下注

②lenograstim(ノイトロジン®)：用法は同様でlenograstim 5 μg/kgを1日1回静脈内投与、または2 μg/kgを1日1回皮下投与する。

③nartograstim(ノイアップ®)：白血病では、ALLでのみ使用が認可されており、同様にnartograstim 2 μg/kgを1日1回静脈内投与、または1 μg/kgを1日1回皮下投与する。

いずれも、使用開始時期は主治医の判断に任されており、添付文書によれば中止時期は好中球数5,000/μlに達した場合となっている。しかし、実際の現場では使用対象患者の状態と日本の保険制度を踏まえたうえで、主治医の判断が必要とされる。

注意点

基本的にガイドライン、添付文書と保険適応は異なる。

重要事項【1．G-CSFの現場での一般的な使い方】

①急性骨髄性白血病の寛解中およびリンパ性白血病

化学療法終了後、好中球数1,000/μlとなり明らかな感染症あるいはそれを疑わせる発熱を認めたら、G-CSFを規定どおりの用量で開始する。骨髄の回復を認め、好中球数1,000/μl以上となったら感染症の改善を確認しつつ半量に減量しながら速やかに中止する。

②急性骨髄性白血病の寛解導入療法時

上記に準じるが、化学療法後の白血球減少期に重症感染症や持続性の発熱を認めたら、骨髄中の芽球が15％以下であることを確認してからG-CSFを開始するのが望ましい。

b ─ AML における化学療法後の G-CSF の使い方

AML に対する投与が認可されているのは、filgrastim（グラン®）と lenograstim（ノイトロジン®）である。

ⅰ）投与開始時期

寛解導入療法においては、抗がん薬投与終了後 1〜2 日経過してから、または好中球が最低になってから G-CSF を投与しても好中球回復までの期間短縮や感染頻度の減少などの効果には大きな差異がないと考えられる。G-CSF を予防的に用いるのがよいか否かは G-CSF の費用と感染症併発時の抗生剤の費用との経済的な効果から判断するのがよい。ASCO のガイドラインによると特に 55 歳以上での G-CSF の予防投与は勧められるとしている。成人患者でもシタラビン大量療法後などで高度な骨髄抑制が長引く場合には G-CSF の予防投与は十分考慮されるべきである。感染症や発熱を認める場合には、抗生剤とともに G-CSF を積極的に使用するのがよい。但し、いずれの場合においても骨髄中の白血病細胞が 15％以下であることが望ましい。

一方、寛解後の地固め療法においては寛解導入時に比べると G-CSF はより安全に使用できるものの、その使用は G-CSF の費用と感染症併発時の抗生剤の費用との経済的な比較から判断するのがよい。化学療法後の白血球減少時期の発熱および感染症については、抗生剤とともに速やかに G-CSF を開始するのがよい。

ⅱ）投与量・投与方法

成人、小児とも filgrastim 200 μg/m^2、lenograstim 5 μg/kg を 1 日 1 回静脈内投与する。出血傾向を認めない場合は、filgrastim 100 μg/m^2、lenograstim 2 μg/kg を 1 日 1 回皮下投与する。

ⅲ）投与中止時期

添付文書においては、好中球 5,000/μl 以上が投与を中止する基準となっているが、好中球が 1,000/μl 以上に増加し感染症が改善したら半量に減量しつつ速やかに中止するのがよい。

c ─ ALL における化学療法後の G-CSF の使い方

ALL に対する投与が認可されているのは filgrastim（グラン®）、lenograstim（ノイトロジン®）と nartograstim（ノイアップ®）である。

ⅰ）投与開始時期

ALL における化学療法後の G-CSF 使用は AML の場合に比し積極的に行われる。特に小児、高齢者、重度の骨髄抑制や重症な感染症の合併などが予測される場合には G-CSF の予防投与を考慮する。それ以外においても好中球減少期の発熱に対しては抗生剤とともに直ちに G-CSF を開始する。上記のことは、寛解中・非寛解中を問わない。

■■■ ⅱ）投与量・投与方法

　成人、小児とも filgrastim 200 μg/m²、lenograstim 5 μg/kg nartograstim 2 μg/kg を1日1回静脈内投与する。出血傾向を認めない場合は、filgrastim 100 μg/m²、lenograstim 2 μg/kg、nartograstim 1 μg/kg を1日1回皮下投与する。

■■■ ⅲ）投与中止時期

　急性骨髄性白血病の場合と同様で、添付文書においては好中球 5,000/μl 以上で投与を中止する基準となっているが、好中球が 1,000/μl 以上に増加し感染症が改善したら、半量に減量しつつ速やかに中止するのがよい。

2 G-CSF の化学療法剤としての使用

　まず最初に、以下に述べる G-CSF の使用法は日本の保険制度では認可されていない。ASCO のガイドラインにおいても、「臨床試験以外では勧められない」とされている。しかしその有効性を評価する研究成果が最近報告され、依然として無視できない G-CSF の1つの使用方法であるため、敢えてふれておくことにする。

　G-CSF は、静止期にある AML 芽球を刺激して細胞周期（メモ4）にのせ S 期へ移行させることが知られている。そこで S 期に特異的な抗がん薬であるシタラビンを併用した場合、シタラビンの AML 芽球の DNA へ取り込まれる作用が増強され、殺細胞効果が高まる。この、化学療法による細胞殺傷作用に対して白血病芽球の感受性を高めることを、priming 効果という。

　多くの場合、抗がん薬投与1〜2日前より G-CSF を開始し抗がん薬と併用して治療終了日まで継続する。現在までいくつかの報告はあるが、G-CSF の priming 効果を積極的に支持するほどの成果はなかった。しかし、2003年 Löwenberg らは G-CSF の投与（治療開始前日より治療終了日まで lenograstim 150 μg/m²/day）により全体の無病生存率が改善し、標準リスク群においては、全生存率、無イベント生存率、無病生存率すべてにおいて G-CSF 使用の有効性が認められたと報告し

MEMO 【4．細胞周期の概念】

　多くの AML 芽球は G₀ という細胞周期上の休止期にある。G-CSF を用いて AML 芽球を強制的に細胞周期に入れ、S 期特異的に作用する Ara-C の効果を高める治療法を G-CSF priming 療法という。

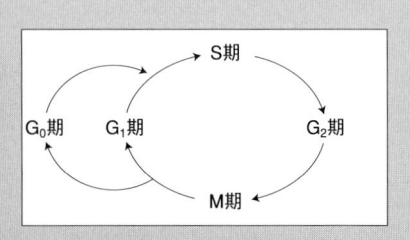

S：DNA 合成期　M：細胞分裂期
G₁、G₂：細胞間期　G₀：休止期

た[8]。これは、症例を層別化して解析したことがG-CSFのpriming効果をさらに明確にしたと評価されている。Amadoriらも2003年G-CSF投与群（治療開始日より終了日までlenograstim 150 μg/m²/day）で寛解導入療法関連死および治療抵抗症例の減少と有意に高い完全寛解率を認めたことを発表し、G-CSFのpriming効果を支持した[9]。

今後の研究成果が集積され、特に難治性白血病に対する1つの選択肢として、日本においてもpriming効果を得るためのG-CSFの使用が可能になることを期待する。

3 G-CSFの副作用について

約10%に副作用を認め、主なものは胸痛、腰痛などの骨痛や発熱、肝障害である。頻度は不明であるが、ショック、間質性肺炎、急性呼吸窮迫症候群などの重症化を招くものもあるため周知しておく必要がある。

3 M-CSFについて

M-CSFは単球の産生を刺激し、殺菌能を活性化する。単球を刺激することにより、GM-CSF、G-CSF、interleukin-6(IL-6)の産生を促し、結果として好中球や血小板を増加させる。さらにinterleukin-8産生を刺激して好中球の殺菌能を高める。

AMLに対する1990年代前半の二重盲検比較試験においては、化学療法後の好中球回復はPlacebo群に比し明らかに速く、感染症の総頻度と総期間も大幅に減少していた[10]。特にMRSAと真菌の検出頻度が激減しており、さらに血小板の回復も速かった。

M-CSF製剤としては、現在mirimostim（ロイコプロール®）が市場に出ている。白血病治療に対する適応はAMLのみで、抗悪性腫瘍薬（シタラビン、エノシタビン）を投与することにより、顆粒球数500/μl（白血球数1,000/μl）以下が観察された重度の顆粒球減少症に対しての使用が認可されている。通常成人には、mirimostimとして1日1回800万単位を1～2週間連日投与する。

M-CSFに関しては、現在の保険適応が卵巣癌、AML、骨髄移植後の3者に限られていることもあり頻用されてはいないものの、その強い感染防御効果は評価されるべきものである。さらに、好中球増加作用とは別に、M-CSFが単球の腫瘍活性を刺激することや、IL-6を介して血小板増加をもたらすことなどは、化学療法を行ううえで強力な随伴作用である。今後M-CSFへの認識がさらに深まり、さまざ

まな場面での活用方法が広く認可されることを期待する。

● おわりに

　血液病学においてこの 20 年はまさに造血因子の時代であった。優秀な抗がん薬の開発だけでなく、造血因子による支持療法の充実は白血病を含めた造血器疾患の治療成績を大きく改善させた。特に G-CSF の使用によって、医師は化学療法後の重篤な感染症と向き合うことが回避可能となった。今後は G-CSF が適正な使用法を踏まえたうえで現場にてさらに活用されること、また、新たな造血因子の製剤化や、priming に代表される異なった方向性での使用についての研究成果が俟たれる。

（塩崎宏子、泉二登志子）

上記グラン®、ノイトロジン®、ノイアップ®、ロイコプロール® については、それぞれの添付文書を参考にした。

■ 参考文献 ■

1) Ozer H, Armitage JO, Bennett CL, et al：2000 update of recommendations for the use of hematopoietic colony-stimulating factors；evidence-based, clinical practice guidelines. J ClinOncol 18：3558-3585, 2000.
2) Dombret H, Chastang C, Fenaux P, et al：A controlled study of recombinant human granulocyte colony-stimulating factor in elderly patients after treatment for acute myelogenous leukemia. New Engl J Med 332：1678-1683, 1995.
3) Usuki K, Urabe A, Masaoka T, et al：Efficacy of granulocyte colony-stimulating factor in the treatment of acute myelogenous leukaemia；a multicentre randomized study. Br J Haematol 116：103-112, 2002.
4) Ohno R, Naoe T, Kanamaru A, et al：Effect of granulocyte colony-stimulating factor after intensive induction therapy in relapsed or refractory acute leukemia. New Engl J Med 323：871-877, 1990.
5) Larson RA, Dodge RK, Linker CA, et al：A randomized controlled trial of filgrastim during remission induction and consolidation chemotherapy for adults with acute lymphoblastic leukemia；CALGB study 9111. Blood 5：1556-1564, 1998.
6) Motoji T, Takanashi M, Masuda M, et al：Colony stimulating activities of GM-CSF, G-CSF and IL-3 on blast progenitors from acute myeloblastic leukemia. Leukemia and Lymphoma 2：407-414, 1990.
7) Motoji T, Watanabe M, Uzumaki H, et al：Granulocyte colony-stimulating factor(G-CSF)receptors on acute myeloblastic leukaemia cells and their relationship with the proliferative response to G-CSF in clonogenic assay. Br J Haematol 77：54-59, 1991.
8) Löwenberg B, Putten W, Theobald M, et al：Effect of priming with granulocyte colony-stimulating factor on the outcome of chemotherapy for acute myeloid leukemia. New Engl J Med 349：743-752, 2003.
9) Amadori S, Suiu S, Thomas JX, et al：Use of glycosylated recombinant human G-CSF during and/or after induction chemotherapy in elderly patients with acute myeloid leukemia；final results of AML-13, a randomized phase III study of the EORTC and GIMEMA leukemia groups. Blood 102：177 a, 2003(abstr).
10) Ohno R, Miyawaki S, Hatake K, et al：Human urinary macrophage-colony stimulating factor reduces the incidence and duration of febrile neutropenia and shortens the period required to finish three courses of intensive consolidation therapy in acute myeloid leukemia；a double blind controlled study. J Clin Oncology 15：2954-2965, 1997.

23 白血病治療時の出血対策

1 急性白血病における血小板輸血の基準

　近年の急性白血病治療や造血幹細胞移植の進歩の理由の1つには血小板輸血による出血対策の確立が挙げられる。1970年代以前には、解熱薬として血小板凝集抑制能を有するアスピリン(**メモ1**)が使用されていたこともあり、急性白血病の治療中の重篤な合併症として致死的出血がしばしば認められていた。しかしアスピリンなどの非ステロイド性抗炎症薬(NSAIDs)を血小板減少時に使用することを避けることも一般的になり、アセトアミノフェンが使用されるようになっている。現在ではシングルドナーからの成分献血により、より安全に効率よく血小板輸血が行われるようになっている。現在わが国で赤十字血液センターから供給される血小板製剤は**表1**に示すとおりである。

　血小板輸血を要する高度の血小板減少は、固形腫瘍に対する化学療法後にはあまりみられないが、急性白血病に対する化学療法後や造血幹細胞移植を併用した大量化学療法後では必ずみられる。急性白血病の寛解導入療法などの化学療法の治療関連毒性として、好中球減少時の感染症と並んで血小板減少に起因する出血は大切である。現時点で本邦において血小板増加を促進するサイトカインなどの薬剤は1つも承認されておらず、世界的にもあまり有用な薬剤はないため、化学療法後の出血に関する支持療法としては輸血療法しかないのが現状である。

　予防的な血小板輸血を行う際の血小板数の閾値について、以前から血小板数

> **MEMO 【1. アスピリン】**
>
> 　アスピリンはもともと消炎鎮痛薬として、鎮痛薬・解熱薬として広く使用されていた薬剤である。低用量アスピリンはシクロオキシゲナーゼI(COX-I)を阻害(セリン残基のアセチル化)することにより、トロンボキサンA2(TXA2)の合成を阻害し、血小板凝集抑制作用を示す。この作用を利用して、脳梗塞や心筋梗塞・狭心症における血栓症の予防に用いられている。したがって血小板低下状態で使用すると出血傾向が助長され、重篤な出血が生じるので使用するべきでない。アセトアミノフェンはCOX-I阻害作用を有しないため、血小板減少時にも安全に投与できる。

表 1 ● 赤十字血液センター供給の血小板製剤一覧表

製剤名称	略号	単位数	容量(ml)	血小板含有量
濃厚血小板「日赤」(platelet concentrate ; PC)				
	PC 1	1	20	0.2×10^{11}
	PC 2	2	40	0.4×10^{11}
	PC 5	5	100	1×10^{11}
	PC 10	10	200	2×10^{11}
	PC 15	15	250	3×10^{11}
	PC 20	20	250	4×10^{11}
濃厚血小板 HLA「日赤」(PC-HLA)				
	PC 10	10	200	2×10^{11}
	PC 15	15	250	3×10^{11}
	PC 20	20	250	4×10^{11}

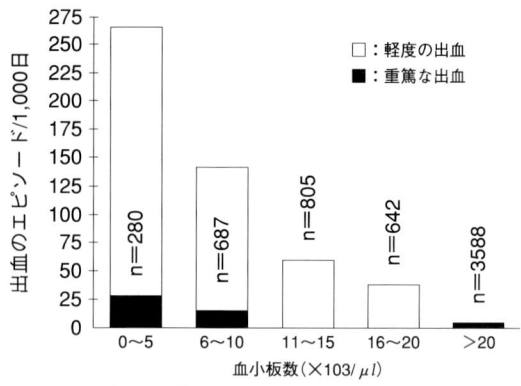

図 1 ● 血小板数と出血のリスク

1,000 日あたりのリスクを示している。重篤な出血は血小板数 10,000/μl を下回ると出現する。10,000〜20,000/μl では軽度の出血は血小板数の低下とともに増加するが重篤な出血はみられていない。

(Gmur J, Burger J, Schanz U, et al : Safety of stringent prophylactic platelet transfusion policy for patients with acute leukaemia. Lancet 338 : 1223, 1991 より改変)

表 2 ● 急性白血病における血小板輸血基準値

血小板数(/μl)	項目
10,000	予防的投与(無熱、出血症状なし、凝固異常なし)
20,000	予防的投与(無熱、出血症状あり、凝固異常あり)
30,000	予防的投与(凝固異常あり、急性前骨髄球性白血病)
50,000	予防的投与(観血的手技時)
	出血に対する治療投与

20,000/μl という数字が使用されてきた[1]。この数値が設定された根拠はあまり明確でなく、1990 年代以降に欧米から急性白血病の化学療法後の血小板輸血を施行する閾値に関する無作為化比較試験を含む複数の研究が報告されている。Gmur らは急性白血病の治療において、無熱で出血のない場合は血小板数 5,000/μl 未満、発熱や出血傾向がある場合には 10,000/μl 未満で血小板輸血を行うと古典的な閾値(この場合 15,000/μl 未満)で輸血する場合と比較して出血の合併頻度は増加しないと報告している[2](図 1)。Rebulla らは急性骨髄性白血病の寛解導入療法において血小板輸血を行う閾値を 20,000/μl 未満の群と 10,000/μl 未満の群の比較試験を行い、大きな出血の頻度に差はなく、血小板輸血回数は有意に減少したと報告している[3]。その他の試験の結果も概ね同様であり、急性白血病の化学療法後の骨髄抑制時期の予防的な血小板輸血では血小板数 10,000/μl が目安となる[4)5]。血小板輸血に関する欧米のガイドラインは上記の臨床試験の結果をもとに作成されている[6]。急性白血病での血小板輸血の基準値のまとめを表 2 に示す。

わが国における日常診療において、上記のような論文あるいは欧米のガイドラインを参考にする際に注意することが 2 点ある(**注意点**参照)。1 点は血小板数 10,000/μl 未満で輸血をするということは、血小板減少時期には連日血液検査を行

表 3 ● 血小板輸血効果の評価

補正血小板増加数(corrected count increment；CCI)
＝血小板増加数($/\mu l$)×体表面積(m^3)/輸血血小板総数(×10^{11})
＊1時間値 7,500/μl 以下が血小板輸血不応状態

表 4 ● 血小板輸血不応状態の原因

1.	免疫学的機序	抗 HLA 抗体
		抗 HPA 抗体
2.	非免疫学的機序	脾腫
		DIC(播種性血管内凝固症候群)
		発熱、重症感染症
		活動性出血
		薬剤(ファンギゾン® など)

う必要があり、かつ血小板製剤が当日のオーダーで必ず入手可能であるということが必要である。日常診療においては保険審査の問題もあり、隔日の血液検査によって翌日の血小板数も予測しながら血小板製剤のオーダーをしている。また最近では当日オーダーで血小板製剤の入手可能な場合も多いものの、地域による差もあり原則的には血小板製剤は前日までに予約することになっている。以上の相違点を留意のうえで血小板輸血を施行する必要がある。

> **注意点** 【血小板輸血のタイミング】
>
> 血小板輸血に関する血小板数の基準値は毎日血液検査をした場合、かつ当日でも血小板製剤が入手できるという条件下での基準である。2つの点を満たしていなければ、慎重に判断すべきであろう。

2 血小板輸血不応状態

血小板輸血にもかかわらず血小板数の増加しない状態を血小板輸血不応状態という。輸注された血小板の1/3は脾臓にトラップされるため、仮に全循環血液量を 4 l とすると 3×10^{11}個の血小板輸血により血小板数が 50,000/μl 増加するはずである。しかし血小板輸血不応状態になると輸血後の血小板増加が得られなくなる。具体的には輸血終了1時間後の補正血小板増加数(corrected count increment；CCI)が複数回において 7,500/μl 以下となる場合である(表3)。原因としては抗血小板同種抗体[抗 HLA 抗体、抗ヒト血小板(HPA)抗体]による免疫学的なものや、播種性血管内凝固症候群(DIC)、脾腫、発熱、重症感染症、活動性出血、薬剤(アムホテリシン B など)などの非免疫学的機序がある(表4)。血小板不応状態がみられた場合には、血液センターに依頼して抗 HLA 抗体のスクリーニングを行う。その結果、抗 HLA 抗体の存在が認められた場合には HLA-PC の適応となり、その後

はHLA-PCの供給が得られる。HLA-PCを使用する場合には、HLAの一致を優先させるため、ABOの血液型は一致しない場合も多い。

3 赤血球輸血について

　急性白血病の化学療法後に生じる骨髄抑制による貧血は緩徐に進行することが多い。平成11年の血液製剤の使用指針に記載されているようにヘモグロビン値7g/dlを目安に輸血を行う。しかし輸血の適応は循環器系の臨床症状をみて決定するべきであり、すべての患者が同じようにヘモグロビン値7g/dlと一律ではない。また急性白血病の化学療法後の貧血は、治療が強力であれば比較的急速に進行することもあるので、輸血のタイミングには注意する必要がある。

4 播種性血管内凝固症候群（DIC）（メモ2）

　急性前骨髄球性白血病（Acute promyelocytic leukemia；APL）に代表されるように急性白血病の初回治療時にはDICはしばしばみられる合併症である。敗血症やショックでみられるDICでは、凝固亢進に伴う微少血栓形成が原因で臓器障害（腎障害や肝障害）がみられる。しかし急性白血病の播種性血管内凝固症候群（Disseminated intravascular coagulation；DIC）で臓器障害がみられることは稀であり、その反対に線溶亢進による出血症状が主としてみられる。治療成績が向上したAPLにおいては、治療初期にみられるDICによる出血の制御は極めて重要な課題である。ここではAPLにおけるDIC対策を中心に述べるが、その他の白血病もおよそAPLに準じた治療を行うことで十分対応できると考える。

> **MEMO　【2．播種性血管内凝固症候群（DIC）】**
>
> 　血液の液体部分である血漿には多くの凝固因子が存在し、凝固因子はその活性化によってフィブリンという物質の形成を生じ血栓を強固にする。敗血症やショックにより、この凝固系の活性化が必要以上に進むことで血管内に微少血栓が形成されて臓器障害が起こる。その反面で血栓を溶解する線溶系の活性化の起こりプラスミンが生成されて血栓形成が進むことを抑える反応も同時に進行する。白血病をはじめとする悪性疾患においては腫瘍細胞そのものが凝固系・線溶系を刺激する因子をもつためにこのような凝固異常がしばしばみられる。

表 5 ● DIC に対する抗凝固療法

薬剤名	投与量	投与法
低分子ヘパリン	75 単位/kg/day	24 時間持続静注
ダナパロイドナトリウム	2,500 単位/day	1 日 2 回静注
メシル酸ガベキサート	39 mg/kg/day	24 時間持続静注
メシル酸ナファモスタット	4.8 mg/kg/day	24 時間持続静注

　APL での DIC 合併時の血小板輸血に関して比較試験はないが、イタリアやスペインの APL に対して優れた治療成績を示しているグループは、血小板数 30,000/μl、フィブリノーゲン 100 mg/dl を維持するように補充療法を行っており、DIC に対する抗凝固療法は、ほとんど行われていない[7,8]。このような線溶系亢進が優位な DIC では出血を防ぐために補充療法が主体となるべきであろう。本邦の日本成人白血病研究グループ (Japan Adult Leukemia Study Group；JALSG) でも APL の DIC の治療指針も出血のハイリスク群を除けば、上述のものと同様である。抗凝固療法は表 5 に示すが、抗血小板凝集作用を示して出血を助長する「未分画ヘパリン」の使用は現代では行うべきではないだろう。抗凝固療法はあくまでも補助的なものであり、原疾患の治療により白血病細胞が減少させることが何よりも重要である。また急性白血病治療の前には DIC がみられない症例でも治療開始後に DIC が生じることがあるので、治療初期は DIC の発症を念頭において凝固系の検査を忘れずに施行するべきである。

（横澤敏也）

■ 文　献 ■

1) Beutler E：Platelet transfusions；the 20,000/microL trigger. Blood 81：1411, 1993.
2) Gmur J, Burger J, Schanz U, et al：Safety of stringent prophylactic platelet transfusion policy for patients with acute leukaemia. Lancet 338：1223, 1991.
3) Rebulla P, Finazzi G, Marangoni F, et al：The threshold for prophylactic platelet transfusions in adults with acute myeloid leukemia, Gruppo Italiano Malattie Ematologiche Maligne dell'Adulto Randomized study of prophylactic platelet transfusion threshold during induction therapy for adult acute leukemia；10,000/microL versus 20,000/microL Safety of stringent prophylactic platelet transfusion policy for patients with acute leukaemia. N Engl J Med 337：1870, 1997.
4) Heckman KD, Weiner GJ, Davis CS, et al：Randomized study of prophylactic platelet transfusion threshold during induction therapy for adult acute leukemia；10,000/microL versus 20,000/microL Safety of stringent prophylactic platelet transfusion policy for patients with acute leukaemia. J Clin Oncol 15：1143, 1997.
5) Wandt H, Frank M, Ehninger G, et al：Safety and cost effectiveness of a 10×10(9)/L trigger for prophylactic platelet transfusions compared with the traditional 20×10(9)/L trigger；a prospective comparative trial in 105 patients with acute myeloid leukemia. Blood 91：3601, 1998.
6) Schiffer CA, Anderson KC, Bennett CL, et al：Platelet transfusion for patients with cancer；clinical practice guidelines of the American Society of Clinical Oncology The threshold for prophylactic platelet transfusions in adults with acute myeloid leukemia, Gruppo Italiano Malattie Ematologiche Maligne dell'Adulto Randomized study of prophylactic platelet transfusion threshold during induction therapy for adult acute leukemia；10,000/microL versus 20,000/microL Safety of stringent prophylactic platelet transfusion policy for patients with acute leukaemia. J Clin Oncol 19：1519, 2001.
7) Di Bona E, Avvisati G, Castaman G, et al：Early haemorrhagic morbidity and mortality during remission induction with or without all-trans retinoic acid in acute promyelocytic leukaemia. Br J Haematol 108：689, 2000.
8) Sanz MA, Martin G, Rayon C, et al：A modified AIDA protocol with anthracycline-based consolidation results in high antileukemic efficacy and reduced toxicity in newly diagnosed PML/RARalpha-positive acute promyelocytic leukemia, PETHEMA group. Blood 94：3015, 1999.

24 造血幹細胞移植後の合併症と対策

● はじめに

　造血細胞移植においては、図1に示すように、移植前治療、同種免疫反応、感染症とそれを防止するための免疫抑制薬を中心とする各種薬剤が原因となって多種多様の臓器障害が引き起こされる。それらの合併症は移植成績に直接的に関与するため、適切な予防・治療策は非常に重要である。移植後合併症の重症度は、通常量の化学療法後治療関連毒性に対するCommon Terminology Criteria for Adverse Events (CTCAE) v 3.0 (日本語訳版はJCOGのホームページ http://www.jcog.

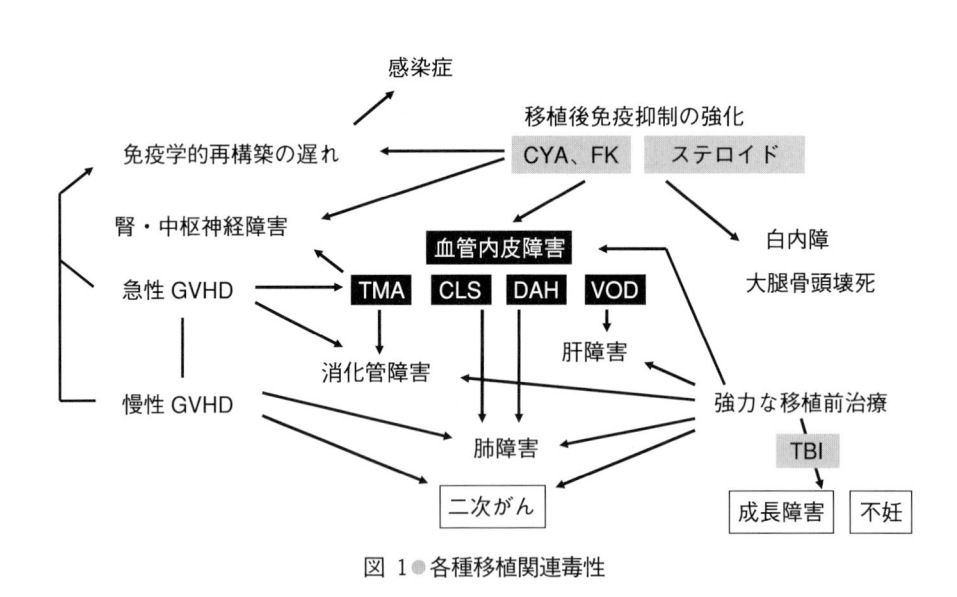

図1 ● 各種移植関連毒性

jp/SHIRYOU/fra_ma_guidetop.htm 参照)により評価される。早期と晩期に分けて代表的な移植後合併症を表1に示した。本稿では紙面の都合上、主たる合併症についてのみ記載する。

表 1 ● 移植後合併症
Ⅰ．早期合併症
　（1）口腔粘膜障害
　（2）嘔気・嘔吐
　（3）下部消化管障害
　（4）出血性膀胱炎
　（5）肝静脈閉鎖症
　（6）心毒性
　（7）神経障害
　（8）腎障害
Ⅰ．その他の移植後早期合併症
　（1）移植関連血栓性微小血管病変
　（2）特発性肺炎症候群
　（3）生着症候群
　（4）びまん生肺胞出血
　（5）多臓器不全

Ⅱ．移植後感染症
　（1）細菌性
　（2）真菌性
　（3）ウイルス性

Ⅲ．移植片対宿主病(GVHD)
　（1）急性GVHD
　（2）慢性GVHD

Ⅳ．晩期合併症
　1．非感染性晩期肺病変
　　（1）閉塞性細気管支炎
　　（2）器質化肺炎を伴う閉塞性細気管支炎
　　（3）リンパ球性気管支炎
　2．その他の合併症
　　（1）内分泌学的異常（甲状腺機能低下症、性腺機能異常症、不妊、低身長）
　　（2）白内障
　　（3）二次がん（固形がん、治療関連白血病・骨髄異形成症候群）

1 移植後早期の合併症

1 移植関連毒性（Regimen-related toxicity；RRT）

　図2は同種造血細胞移植における移植前治療の役割と有害事象を示す。残存腫瘍細胞の根絶とドナー細胞を受け入れるための免疫抑制を目的とする移植前治療（大量の化学療法剤や放射線治療）は一方で、免疫不全と全身の臓器に早期・晩期の障害をもたらす。

a 口腔粘膜障害

　嘔気、嘔吐、下痢や口内炎とそれに伴う疼痛は早期の合併症としては頻度が高く、

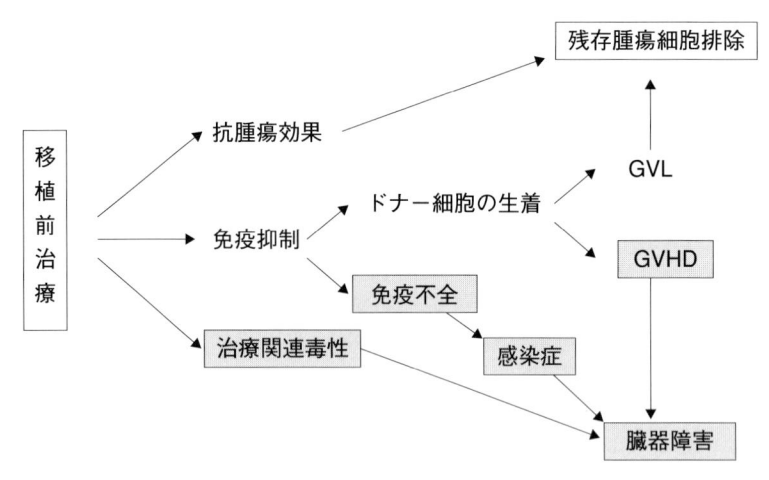

図 2 ● 移植前治療の目的と治療関連毒性

粘膜バリアの破壊による重篤な感染症と関連するためその予防と管理は重要である。対策はうがい、好中球減少期の軟らかいブラシによる歯磨き、義歯の除去による予防と、疼痛コントロールである。予防薬剤として米国 FDA の認可を受けたパリフェルミン（palifermin、組換えヒトケラチノサイト成長因子、KGF、日本では保険未収載）が有力である[1]。アシクロビル（ゾビラックス®）200 mg 1 日 5 回経口内服あるいは 500 mg/m² 点滴静注を移植前 5 日から移植後 35 日まで投与する予防投薬による単純ヘルペスウイルス（HSV）感染症防止は有用である。

b 嘔気・嘔吐

急性嘔吐（前治療施行から 24 時間以内の発現）に対する前治療当日のセロトニン受容体拮抗制吐薬（カイトリル®、granisetron など）とステロイド（デキサメサゾン® 8〜20 mg 点滴静注など）併用療法が標準である。全身放射線照射時の嘔気抑制も同様の併用療法が有効であるが、しばしばグリセオール® も併用される。無効例に対する鎮静薬追加投与、遷延性嘔吐に対するメトクロプラミド（プリンペラン®）追加投与が行われる。

c 消化管障害

下痢、腹痛で発症することが多い。鑑別診断として細菌性、真菌性、ウイルス性［サイトメガロウイルス（CMV）、HSV など］、偽膜性腸炎、内服薬の影響、急性 GVHD（急性移植片対宿主病）、腸管 TMA（thrombotic microangiopathy、血栓性微小血管障害）などがある。非感染性の持続する下痢には止痢薬（塩酸ロペラミド、ロペミン®）を用いて蛋白の漏出を防止するが、無効の場合オクトレオチド（サンドスタチン、日本では保険適応外）が有用である。腸管の安静を保つため食事制限し、高カロリー補液、電解質補正や輸液量の調節を行う。

表 2 ● 肝静脈閉塞症の診断基準

(1) シアトルの基準(McDonald GB, et al：Ann Intern Med 118：255-267, 1003)
移植後 20 日以内に以下の 2 つ以上を満たすとき
　①総ビリルビン＞2 mg/dl
　②肝腫大または右季肋部痛
　③体重増加(基準値の＞2％の増加)

(2) バルチモアの基準(Jones RJ, et al：Transplantation 44：778-783, 1987)
移植後 21 日以内に総ビリルビンが＞2 mg/dl 以上となり、且つ以下の 2 つ以上を満たすとき
　①有痛性肝腫大
　②腹水
　③体重増加(基準値の＞5％の増加)

付帯条件：いずれのクライテリアも以下の疾患が除外されること
　感染症(cholangitis lenta(敗血症)、真菌、ウイルス)
　急性 GVHD
　薬剤性(抗真菌薬、免疫抑制薬、MTX、ST 合剤、など)
　心・腎・循環系障害

d 出血性膀胱炎

　前治療に用いるエンドキサン® による出血性膀胱炎は尿中に排泄された代謝産物のアクロレインが膀胱粘膜を傷害することにより発症し、なんら予防的処置をしない場合の頻度は約 70％に達する。発症時期はエンドキサン® 投与直後から数日後である。その防止法は十分な補液(体表面積あたり 3 l)により尿量(時間 100～150 ml)を確保し、エンドキサン® の 120％量のメスナ(ウロミテキサン®)を 3～4 回に分けて投与する。治療としては疼痛管理と強制利尿(十分な補液と利尿薬投与)を行うが、膀胱灌流や膀胱摘出、尿路変更術を要する場合がある。出血性膀胱炎はウイルス[アデノウイルス(ADV)type 11 など]によることがあり、移植後の高度の免疫抑制状態時に発症する。

e 肝静脈閉鎖症(veno-occlusive disease；VOD)

　ブスルファンや全身放射線照射(TBI)によりグルタチオン系の解毒経路に障害が起こり、そのためエンドキサン® などの毒性の強い代謝産物が肝臓内に蓄積し、特に終末肝静脈周辺領域の血管内皮細胞と肝細胞が障害を受けて発症する。診断基準は 2 種類あり、いずれかのクライテリアを用いて診断する(表 2)。移植後早期の合併症であるが、時に 21 日を超えて遅れて症状が出現することがある。SOS の経過中に、血小板輸血不応性血小板減少や胸水、肺浸潤をきたし、進行性の腎、心、呼吸器不全に中枢神経障害を伴って多臓器不全(multi-organ failure；MOF)に陥ることがある。確実な予防策はないが、適切な補液管理、ブスルファン投与量を血中濃度曲線下面積 AUC により調節する、TBI は分割する、肝毒性のある薬剤を避けることが挙げられる。経口 ursodeoxycholic acid(ウルソ®)600～900 mg/日や低分子ヘパリン(フラグミン®)の持続点滴の有用性が示されてはいるが、生存率の改善までは至っていない。治療は基本的に対症療法である。水分・塩分の摂取制限、血管内脱水や腎血流量減少をきたさない補液、利尿、組織型プラスミノゲンア

クチベーター(r-tPA)製剤＋/－ヘパリンなどが行われている。

f 心毒性

　高用量のエンドキサン®による報告が多く、投与後1〜10日後にうっ血性心不全、心外膜炎にて発症し、心筋の出血性壊死などの所見を呈し重篤である。投与量依存性があり、1回投与量が体表面積あたり1,550 mgを超えると発症頻度が上昇するとの報告がある。移植前治療プロトコールではエンドキサン® 50〜60 mg/kgといった患者体重あたりの投与量設定のため、肥満の場合、標準体重に換算して投与することが勧められている。

2 その他の移植後早期合併症

a 生着症候群(Engraftment syndrome)

　生着時に増加する好中球が内因性のサイトカイン増加や投与されたG-CSFの影響で活性化して、移植前治療で障害を受けた肺病変部位に集積して肺障害を発症する。Spitzer TRの提唱した診断基準[2]を表3に示す。治療はメチルプレドニゾロン(mPSL、ソル・メドロール® 1 mg/kg、12時間ごと3日間、以後1週間にて減量中止)を早期に開始することにより奏功する。肺以外の他病変を伴う場合、毛細管漏出症候群(Capillary leak syndrome；CLS)と呼ばれ、全身水分貯留(24時間以内に体重増加3％以上、利尿薬に反応しない腹水・胸水・心嚢水貯留)を特徴とする。血管内皮細胞障害のために血管内液が漏出する状態であり、しばしばMOFに移行するため予後は不良である。

b 移植関連血栓性微小血管病変(Transplant-associated thrombotic microangiopathy；TA-TMA)

　血管内皮障害のために微小血管に閉塞性の血小板血栓が生じ、その結果として臓器障害をきたす。図1に示す如く、シクロスポリン(CsA、CYA)やタクロリムス(FK)のようなカルシニューリン阻害剤の投与に加えて、強力な移植前治療、急性GVHD、感染症(CMV、真菌)、TBIが発症危険因子である。臨床症状が時に急性GVHDに似る[3]ためTA-TMA合併の可能性を常に考慮する必要がある(**注意**

表 3 ● 生着症候群の診断基準

1. 発症は生着(好中球数500/μl以上が3日間みられる最初の日)の96時間以内であること。
2. 少なくとも病初期にはGVHDの徴候がないこと。
3. 以下の3つすべてのmajor criteriaを有するか、2つのmajor crieriaと1つ以上のminor criteriaを有する
   (1) majorc criteria
   　発熱、皮疹、非心原性肺水腫(胸部X線上のCLS像、低酸素血症)
   (2) minor criteria
   　肝障害、腎障害、体重増加、一過性の中枢神経障害

(文献2)による)

点)。

　対策は虚血性腸炎などの臨床症状を注視すること、CsA や FK の厳密な血中濃度管理と LDH、クレアチニン、破砕赤血球、ハプトグロビンをモニターすることによる早期診断である。しかし検査所見は特異的ではなく補助診断に過ぎず、下痢発症後早期の下部消化管内視鏡検査による生検診断が重要である。治療は血小板輸血を避け、血管内皮障害の少ない免疫抑制薬[セルセプト®（ミコフェノール酸モフェチル、MMF）、抗 T リンパ球グロブリン（ATG）、などいずれも GVHD に対しての保険適応はない]への変更、新鮮凍結血漿の輸注、血漿交換、研究的ではあるがインフリキシマブ(レミケード®、抗 TNFα 単クローン性抗体)がある。

c 特発性肺炎症候群（Idiopathic pneumonia syndrome；IPS）

　胸部 X 線写真上のびまん性肺浸潤影、呼吸困難、乾性咳嗽をきたす非感染性の肺病変で、前治療特に TBI と同種免疫学的反応、成人呼吸切迫症候群（adult respira-

---

注意点　【急性 GVHD と移植関連血栓性微小血管病変（TA-TMA）】

　臨床的に両者の症状がオーバーラップするのが下痢である。移植後の難治性下痢の原因としては、それら以外に RRT、薬剤、CMV などの感染症が挙げられるが、TMA による虚血性腸炎様症状は急性 GVHD に対する治療中に発症することが多く、症状が GVHD による水様性下痢の悪化または再燃と似ている。TMA の合併を強く示唆する所見として、①下痢症状出現早期からみられる腹痛あるいは出血性下痢、②中枢神経・精神症状の存在、③ステロイド不応性（皮疹を除く）、④血小板輸血不応性血小板減少、⑤網赤血球増加を伴う貧血の進行、がある。鑑別診断のために下部消化管内視鏡検査による生検が有用であるが、病変が回盲部から直腸まで非連続的に存在するため全大腸を観察して粘膜下層に及ぶ生検組織が必要である。

　両者はしばしば合併するが、治療上悩ましいのは急性 GVHD 治療に用いる薬剤が TMA には有害である点である。急性 GVHD を発症している患者においては、TMA を常に念頭において対処することが重要である。完成された形での TMA の治療は難しく、GVHD 治療目的の免疫抑制薬の使用は過度にならぬよう留意する。

表 4　特発性肺炎症候群の定義

1．広範な肺胞障害の存在
　①胸部写真または CT 上の多発陰影
　②肺炎の臨床症状（咳、呼吸困難、ラ音など）
　③ A-aDO$_2$ の拡大、拘束性肺機能障害

2．下気道感染症の否定
　①気管支洗浄液にて細菌を証明しない、あるいは抗生剤により改善しない
　②気管支洗浄液にて真菌、ウイルス、カリニ感染を認めない（培養、細胞診、抗原検査など）
　③可能であれば経気管支鏡的肺生検により感染症を否定する
　④理想的には 2〜14 日以内の再検査（気管支洗浄液、肺生検）により感染症を否定する

(Clark JG, et al. Am Rev Respir Dis 147：1601-1606 による)

tory distress syndrome；ARDS)様の病態が加わったもので、移植後20～40日にピークがある。診断基準を**表4**に示す。治療は対症療法が主体で各種治療抵抗性である。生命予後は不良で、致死率は50～70%に達する。

2 移植後感染症

　移植後免疫不全のため高度の易感染性状態にあり、各種の感染症が発症する。移植種類(同種あるいは自家)、移植片(臍帯血など)、移植前治療強度、移植時の病期などにより感染症の種類と頻度は大きく異なる。免疫学的再構築(**メモ1**)にさまざまな影響を及ぼすからである。移植後の感染対策については米国の Center for Disease Control(CDC)からガイドラインが出されており(http://www.cdc.gov/mmwr/PDF/RR/RR4910.pdf)、環境対策[4]に関しても頻回にアップデートがなされている。またワクチン接種については**重要事項**を参照してほしい。

　移植後感染症を時期別にみてみると、好中球回復までの第1期は、好中球減少、粘膜障害に起因する細菌性感染症が主体であり、敗血症や肺炎が重大である。真菌感染症のうちカンジダ属は抗真菌薬[フルコナゾール(FLCZ)、ジフルカン®]の予防投与が一般化したことにより減少した。ウイルスでは単純ヘルペス(HSV)やヒトヘルペス6型(HHV 6)の再活性化に留意する。

　生着から3～4ヵ月までの第2期は、殺細胞性Tリンパ球による特異的免疫機能が減弱する細胞性免疫不全の状態であり、急性GVHDの存在が免疫回復を遅延させ、易感染性を増大する。特にウイルス(CMV、ADV、エンテロ属、呼吸器系のウイルス)感染症への対策が肝要である。骨髄非破壊的前治療による同種移植では第1期の細菌感染症は減少するがday 100までのGVHD頻度は同等であるため遅発

MEMO 【1．免疫学的再構築】

　ドナー細胞を受け入れるために移植前に強い免疫抑制の状態をつくる必要がある。そして移植後はドナーの免疫担当細胞がホストの免疫能を担うことになる。この移植後の回復過程を免疫学的再構築と称する。その失調はGVHD発症に、その遅延は易感染性、原病の再発、移植後二次がんの発症に直接的に関与するため移植後の予後を大きく左右する。

　移植後免疫回復を担うT細胞のソースとして、①移植後早期の養子免疫と急性GVHDに関連する移植片に混在する成熟T細胞、と②骨髄幹細胞に由来し胸腺依存性に長期の再構築を担当するT細胞、がある。移植後早期には移植片中のメモリー細胞(主としてCD 8＋)がウィルスに対する防御機構を担うが、より広範囲の抗原や腫瘍細胞に対する免疫応答はナイーブT細胞の分化・成熟に依存する。

性の真菌、ウイルス感染症は依然として注意を要する。

　移植後4ヵ月以降の第3期は、液性免疫能の低下（免疫グロブリン IgG_2 の減少）がみられ、有莢膜性細菌（肺炎球菌、インフルエンザ桿菌など）感染症が特徴的である。慢性GVHDの存在下では細胞性免疫能の回復が遅延し、ウイルス[水痘・帯状疱疹ヘルペス（VZV）やCMV]、真菌（アスペルギルス、カリニ）の危険性が高い。自家移植例は移植片が末梢血幹細胞であるために好中球減少期間が短く細菌性感染頻度は低い。しかし移植前の長期間のステロイド投与、低γグロブリン血症のため真菌、ウイルス感染、TBIを含む前治療を受けた患者では移植後晩期の感染症にも留意する必要がある。

● 重 要 事 項　【ワクチン接種】

　造血幹細胞移植患者においては移植前の獲得免疫を移植後次第に失ってしまうことが知られている。移植患者におけるワクチン再接種についてはEBMTGのInfectious Diseases Working Party（IDWP）とCDCのガイドライン（http://www.cdc.gov/mmwr/PDF/RR/RR4910.pdf）がある。それらによると、水痘やロタウイルスの生ワクチン接種は同種移植患者では禁忌であるが、MMR（麻疹、風疹、流行性耳下腺炎）ワクチンの再接種は移植後2年には可能である。しかし活動性慢性GVHD患者や免疫抑制薬治療中の患者は禁忌としている。不活化ワクチンに関しては積極的な接種を推奨しており、インフルエンザウイルスは移植後6ヵ月以降、少なくとも2年間、呼吸器障害のある場合はさらに長期間、家族も含めて流行期前の接種を勧めている。DT（ジフテリア、破傷風、7歳以下では百日咳を含めたDPT）と不活化ポリオは12ヵ月以降3回の接種を勧めている。肺炎球菌ワクチンは12ヵ月後より接種可能であるが1/3の症例には抗体上昇がみられず、慢性GVHD例では3/4に達する。本ワクチンは日本では脾摘後などにのみ保険適応がある。

---

1 細菌・真菌感染症

a 感染予防策

i）外来性病原体に対するもの

　マスク、ガウン、手袋着用と患者隔離は十分な手洗い単独と比較して感染防御能が高いとのデータはない。しかし感染防御の容易さと不必要な患者との接触を避けるためには有用のため多くの施設で行われている。食事について食肉類、魚介類、卵は十分に加熱し、野菜や果物は十分に水洗いを行う。HEPAフィルターの使用はアスペルギルス症のリスクを軽減させるが、長期にわたる隔離は不可能であり、移植後数ヵ月後にみられる第二波アスペルギルス症の防止は困難である。また水回り関連の感染症として緑膿菌、セパシア、アシネトバクタなどのブドウ糖非発酵グラ

ム陰性桿菌やセラチア、レジオネラがありそれらの汚染には十分注意するべきである。

ii) 内因性病原体に対するもの

腸管の無菌化としてニューキノロン系抗菌薬やバンコマイシンの使用はルーチンとして使用するべきではない。ニューキノロンは確かにグラム陰性桿菌の菌血症頻度を減少させ、移植後の有熱期間を減少させるが、生存期間の延長はなく連鎖球菌属菌血症頻度を上昇させ、耐性菌発現の問題があるからである。ST合剤(バクタ®、バクトラミン®)はカリニ肺炎防止に加えて一般の細菌感染率の低下が得られるため投与されるが、生着を阻害する可能性があるため移植日から生着までは避ける。フルコナゾール400 mg/dayを移植日から少なくとも生着日まで内服させることは推奨される。他の抗真菌薬(イトラコナゾールやミカファンギン、ボリコナゾール)の有用性はまだ十分確立されていない。日本の経口イトラコナゾール製剤は腸管吸収に難点があり、十分な血中濃度が得られず、他剤、特に免疫抑制薬との相互作用が問題である。免疫グロブリンの投与は血清IgG 400〜500 mg/dl以上を保持するように投与する。

iii) 中心静脈カテーテル管理

移植後の栄養管理上留置は必須であるが、カテーテル関連の感染症頻度は高い。大部分はコアグラーゼ陰性ブドウ球菌でありカテーテル挿入時、挿入中の感染防御管理が重要である。カテーテル逆流血や末梢血培養にてMRSA、カンジダ、バチルス、コリネバクテリウム、マルトフィリア、院内感染が疑われる緑膿菌、アシネトバクタ属が証明された場合は即座にカテーテルを抜去する。

b 細菌・真菌感染症の治療

移植後30日以内の感染症の多く(>70%)は好中球減少期の発熱(febrile neutropenia)として発症する。初期治療は米国感染症学会(Infectious Diseases Society of America；IDSA)のガイドライン[5](2002年改定)、あるいはわが国で2003年提唱された治療アルゴリズムに従って行う。耐性獲得の少ない広域の抗生剤を選択するが、バンコマイシンの併用に関してはカテーテル感染、βラクタム剤耐性菌のコロニー形成などのほか、施設ごとの基準による。

真菌感染はフルコナゾールの予防投薬がルーチン化されているためアスペルギルス属あるいは耐性カンジダ属による感染を対象とした抗真菌薬が選択される。日本での一般的な治療法はアンホテリシンB(ファンギゾン®)を早期からfull dose(≧1 mg/kg)を投与することであるが有効性は限られる。プロジフ®は短期間に有効血中濃度が得られるためC. glabrataのような高濃度のFLCZ感性真菌には有用である。ミカファンギン(MCFG、ファンガード®)150〜300 mgの移植後の有用性はまだ十分には確立されていない。ボリコナゾール(VCZ、ブイフェンド)は侵襲性アスペルギルス症を対象としたアンホテリシンBとの無作為化試験において抗

菌力が少なくとも同時かそれ以上であることが示された薬剤であり有用である。

2 ウイルス感染症

a HSV感染症

移植後早期の再活性化によるものでRRTと鑑別が困難な有痛性口腔粘膜障害として発症する。アシクロビル（ACV、ゾビラックス®）による予防が一般化されているので頻度は低く、アシクロビル耐性も少ないが、その場合にはfoscarnet（ホスカビル®、日本ではHIV患者のCMV感染症のみ適応）が有効である。

b 水痘・帯状疱疹（VZV）

水痘の形態をとる初感染は稀であるが、移植後晩期にみられる帯状疱疹の頻度は高く、時に播種性病変をみる。治療はACVであるがHSVの倍量（10 mg/kg、1日3回）まで使用できる。ビダラビン（Ara-A、アラセナ-A®）や塩酸バラシクロビル（バルトレックス®、ACVのプロドラッグ）も保険適応がある。

c CMV感染症

以前移植後感染症死の多くの部分を占めていたが、現在では抗原血症（CMV pp 65またはC 10/C 11）あるいは血漿CMV-DNA（定量的PCR、保険適応なし）を指標としたガンシクロビル（デノシン®、GCV）治療により劇的に減少した。GCV投与法は250〜500 mg/day 2週間投与を基本に抗原血症を指標に量と期間を決定する。急性GVHDの合併とステロイドの使用、HLA不適合移植などの危険因子を有する場合、GCV投与中の悪化（rising antigenemia）をきたしやすい。GCVには骨髄抑制（特に好中球減少）があり長期投与時は細菌感染症合併に要注意である。経口剤バリキサ（Val-Ganciclovir）は通院治療には適した剤型であるがHIV患者のCMV網膜症にのみ適応である。

d HHV-6感染症

移植後早期の肺炎、生着遅延（特に血小板）、脳症に関連すると考えられているが、血液中HHV 6-DNAは多くの患者で移植後早期には検出されるため、脳脊髄液中から証明されるHHV 6脳症以外の診断は困難である。

e EBウイルス（EBV）

EBウイルス（EBV）関連リンパ増殖症候群はT細胞除去移植後やATG使用後など、高度のT細胞機能不全時にみられる。EBV感染リンパ球が増殖する稀な病態であるが予後は重篤である。症状は発熱、リンパ節腫脹あるいは肝腫大であり、末梢血に異型リンパ球、M蛋白が検出されることがある。病理学的診断が確定的で

あるが、侵襲的な手技が必要なことから、定量的 PCR 法による EBV-DNA のウイルス量を経時的に検査する方法が有用である。ドナーリンパ球輸注（DLI）が有効であるが GVHD の誘因となる恐れがある。抗 CD 20 抗体であるリツキシマブ（リツキシサン®）が有効である可能性が示されている。

f　アデノウイルス（ADV）

出血性膀胱炎（前出）以外にも全身感染（高熱、肺炎、腎炎など）が HLA 不適合移植や重症 GVHD 症例にみられる。シドフォビル（ビスタイド、HIV 患者の CMV 網膜炎にのみ保険適応）やリバビリン（レベトール®、日本ではインターフェロン併用にて HCV 肝炎治療に適応）などの抗ウイルス薬があるが有効性は限られる。そのほかに少量のドナーリンパ球輸注（DLI）にて軽快した報告がある。

g　呼吸器系ウイルス［respiratory syncytial virus（RSV）、インフルエンザ、パラインフルエンザなど］

CMV 感染症より頻度が高い。RSV 感染症の致死率は高く、リバビリン吸入の有効性も確立されていない。

3　移植片対宿主病（GVHD）

1　急性移植片対宿主病（急性 GVHD、メモ 2 参照）

a　臨床症状と重症度

急性移植片対宿主病（graft-versus-host disease；GVHD）、臓器障害は 3 つの臓器に主として現れるため、皮膚の紅斑や丘疹とその範囲、胆汁うっ滞性肝病障害の指標としての総ビリルビン、消化管障害の指標としての 1 日下痢量により stage が定義され、その組み合わせにより**表 5** の如く急性 GVHD の重症度（grade）が決定される。上部消化器症状のみの場合もあるが、治療反応性が良好のため消化管 stage 1 と定義される。Grade I を除き、グレードが上がるにつれ予後は不良となるが、最も予後に関連する因子は治療に用いるステロイドに対する反応性である。上記の主要三徴候のほかに、発熱をしばしば伴い、粘膜や結膜障害、外分泌腺や気管支粘膜障害およびリンパ臓器障害による免疫不全がみられる。急性 GVHD の診断基準が臨床症状による症候群であるため他の疾患の鑑別のためしばしば障害臓器の生検が行われるが、病理学的にも鑑別困難の場合がある。**表 6** に急性 GVHD と鑑別を要する疾患群を掲げた。

表 5 ● 急性 GVHD 重症度分類

stage の定義

stage	皮膚 皮疹 (%)a)	肝 総ビリルビン (mg/dl)	消化管 下痢 (ml/day)b)
1	<25	2〜3	500〜1,000 または持続する嘔気c)
2	25〜50	3〜6	1,000〜1,500
3	>50	6〜15	>1,500
4	全身性紅皮症（水疱形成）	>15	高度の腹痛・腸閉塞

a）熱傷における "rule of nines"（成人）、"rule of fives"（乳幼児・小児）を適応（図 3）。
b）小児の場合は ml/m² とする。連続する 3 日間の平均値で判定する。
c）胃・十二指腸の組織学的証明が必要。
d）ビリルビン上昇、下痢、皮疹を引き起こす他の疾患が合併する場合は stage を 1 つ以上落とす。

Grade の定義

Grade	皮膚 stage	肝 stage	消化管 stage
I	1〜2	0	0
II	3 or	1 or	1
III	—	2〜3 or	2〜4
IV	4 or	4	—

注）PS が極端に悪い場合（カルノフスキースコア<30%）、臓器障害が stage 4 に達しなくとも grade IV とする。
（日本造血細胞移植学会によるガイドライン、1994 年急性 GVHD の grading に関する consensus conference による）

MEMO 【2. 急性 GVHD の発症に関する新しい展開】

　急性 GVHD の発症にはホスト（移植を受ける患者側）の変化と、ドナー由来の移植片中の免疫担当細胞による攻撃という 2 つの側面がある。移植前治療による組織障害に伴い炎症性サイトカインが放出され、ホストの抗原提示細胞（樹状細胞、dentritic cells）が活性化し、組織の接着分子や HLA 抗原分子の発現が増強する。また腸管粘膜障害のため細菌由来のリポ多糖類が体循環に入ることによっても活性化される。ドナー移植片由来の CD 4+T 細胞がホストの抗原（特異的なものはマイナー組織適合抗原）を認識して IL 2、TNFα などの Th 1 サイトカインを放出する。特異的な組織障害は CD 8+T 細胞を介して、また非特異的組織障害は TNFα を中心としたサイトカインストームや NK 細胞が関与する。最近 GVHD という攻撃的免疫反応を調節する制御性 T 細胞の存在が明らかとなり新しい視点からの治療戦略に期待がもたれている。

　急性 GVHD の重症度は種々の因子（年齢、HLA 不適合度、移植片など）が関与するが、最近サイトカイン産生の強弱がその遺伝子多型性により決定されることが知られ、ドナーあるいはレシピエントの TNFα や IL 10 の多型性が重症 GVHD 発症頻度と関連することが示されている。急性 GVHD の発症予測に役立つ可能性がある。

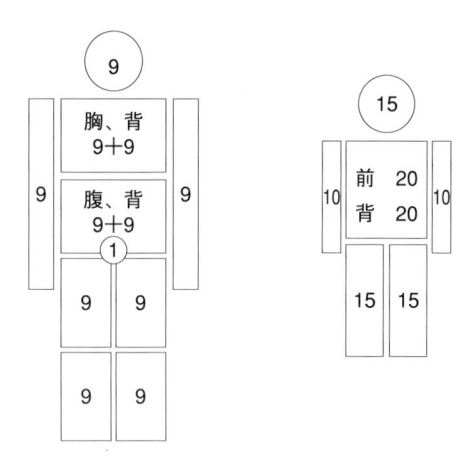

9の法則（成人） 　　　5の法則（小児）
図 3 ● 皮疹範囲の評価法

表 6 ● 急性 GVHD 鑑別診断

皮　疹	黄　疸	下　痢
移植前治療 薬剤性（抗生剤など） 細菌・真菌感染症 ウイルス性（HHV-6 など） 生着症候群	肝静脈閉鎖症 ウイルス性肝炎 移植前治療 薬剤性 脂肪肝 真菌、細菌感染症（肝微小膿瘍） 多臓器不全（敗血症、cholangitis lenta など） 血栓性微小血管病変 溶血（血液型不適合移植）	ウイルス性腸炎 血栓性微小血管病変（虚血性腸炎） 移植前治療 薬剤性（抗生剤、偽膜性腸炎ほか） 細菌・真菌感染症

b 予防

HLA 適合同胞間移植における GVHD 予防の標準的方法は短期メソトレキセート®（MTX）（day 1 10〜15 mg/m², day 3、6、(11) 7〜10 mg/m²）とシクロスポリン（CsA、サンディミュン®）3 mg/kg/day 点滴静注を 1 日目より開始し、50 日目より初期量の 5%ずつを 7 日ごとに減量して 180 日目までに中止する方法である。非血縁者間移植や HLA 不適合移植においては CsA の代わりに、タクロリムス（TAC、FK 506、プログラフ®、開始量 0.02〜0.03 mg/kg 持続点滴にて血中濃度 8〜12 ng/ml を目標）がしばしば用いられている。適正な免疫抑制薬使用を目的として、MMF やシロリマス（ラパミュン）といった非カルシニューリン阻害薬系の免疫抑制薬の臨床研究が欧米で進んでいる。MMF と MTX とのランダム化試験において、急性 GVHD の頻度に有意差がないが好中球の生着と口内炎発症が MMF 群で優る結果が得られている。一方、移植片中の T 細胞除去による GVHD 予防目的に CD 34 陽性細胞をカラムにより選択的に濃縮する方法や抗 T リンパ球抗体［多クローン性の ATG や単クローン性のアルムツズマブ（Campath-1 H、抗 CD 52 抗体）、いずれも保険適応外］を用いた方法が試みられている。しかし拒絶、

易感染性、再発の克服が課題である。

c 治療

　GVHDに対する治療戦略と治療反応性が生命予後に与える影響は絶大なため有効で適切な治療法の確立は急務である。原則的には grade II 以上の急性 GVHD を治療開始適応とする。メチルプレドニゾロン（メドロール®）1〜2 mg/kg、14日間が初期治療の第一選択である。効果（部分寛解以上）が得られる例は約60％であり、臓器別では皮膚、腸管、肝の順である。治療開始72時間後症状悪化、7日後不変、14日後効果不十分のとき初期治療不応例とし、二次治療を行うが、その予後は初期治療のステロイド減量中再燃例を除けば極めて不良である。日本では TAC への変更や高用量ステロイド（5〜20 mg/kg）、ATG（リンホグロビン、サイモグロビンなど、保険適応外）が選択される。欧米では MMF、インフリキシマブ、シロリマスなどを用いた臨床試験が行われている。

2 慢性 GVHD

　移植後晩期（約3ヵ月後）に患者体内で分化・成熟したドナー由来の T 細胞による同種免疫反応の結果発現する自己免疫疾患様の症候群である。最近、抗 CD 20 抗体であるリツキシマブが有効であるとの報告がみられ慢性 GVHD 発症に B 細胞が関与していることが支持された。発症頻度は20年前と比較しても減少傾向はなく、むしろ近年の末梢血幹細胞の利用により増加に転じている。発症形式は急性 GVHD に引き続いてみられる progressive 型（急性 GVHD の症状が活動性を保持したまま慢性型に移行）、quiescent 型（急性 GVHD がいったん収束した後発症）、と急性 GVHD の既往なく発症する de novo 型がある。

a 臨床症状と重症度

　皮膚症状が最も頻度が高く（80％）、扁平苔癬様と呼ばれる発赤・びらん・丘疹を伴う硬結、色素脱失、皮膚や皮下の硬化性病変、脱毛がみられる。次いで口腔内病変（頬粘膜などの白色硬化性変化、潰瘍形成、乾燥化）が約70％にみられる。ほかに ALP 上昇を特徴とする肝機能障害、慢性副鼻腔炎、角膜の乾燥、体重減少、慢性下痢、肺病変（後述）、関節硬縮、胸膜炎など多彩である。

　診断と最近改定された重症度分類（limited と extensive）を**表7**に示す。従来から用いられている重症度分類は必ずしも個々の患者の予後を推定することはできず、最近、新しい予後予測モデルとして Johns Hopkins スコア[6]が提唱されている。予後と関連する因子は診断時の皮膚病変の範囲が50％以上、血小板数が10万未満、発症様式が progressive 型、の3つである。また IBMTR（International Blood and Marrow Transplantation Registry）も予後予測スコアを発表しているが、

表 7 ● 慢性 GVHD の診断と重症度分類

限局型（limited）
　生検で証明された頬粘膜病変
　生検で証明された計 6 個以内の限局性皮膚病変、体表の 20％以内の皮疹や色素変化
　肝機能障害（中等度）：口腔粘膜あるいは皮膚の生検にて証明された場合
　眼球乾燥化（シルマー試験 ≦5 mm）：口腔粘膜あるいは皮膚の生検にて証明された場合

広汎型（extensive）
　生検で証明された 2 つ以上の臓器病変
　15％以上の体重減少：少なくとも 1 つ以上の臓器にて組織学的に証明される場合
　生険で証明された広汎な（限局型のクライテリアを満たさない）皮膚病変
　強皮症（全身あるいは斑状）
　爪甲剝離、萎縮症：少なくとも 1 つ以上の臓器にて組織学的に証明される場合
　筋膜炎
　関節硬縮
　閉塞性細気管支炎
　肝生検で証明された肝機能障害
　消化管の生検により証明された消化管障害

臨床的広汎型 clinically extensive
臓器障害にかかわらず全身状態の悪化をもって、慢性 GVHD 広汎型と見做す考え方である。
　カルノフスキースコア＜60％
　体重減少＞15％
　繰り返す感染症

(The EBMT Handbook. Haemopoietic stem cell transplantation, 2004 revised ed による)

日本人に適応できるかの検証が必要である。

b ─ 予防および治療

　最大の予防法は急性 GVHD のコントロールである。慢性 GVHD が 1 臓器に限局し、かつ軽症であれば局所療法を選択する。全身療法の適応は、2 臓器以上あるいは 1 臓器に限局していても高度の症状であればステロイドを開始するが、血小板 10 万以下あるいはステロイド投与中の発症であれば標準的治療法はなく、研究的治療となる。支持療法として感染症対策、ウルソデオキシコール酸（ウルソ®）、長期間のステロイド投与者に対する骨粗鬆症対策、角膜乾燥に対する人工涙液、などがある。

　一次治療に用いるプレドニゾロンは 1 mg/kg が標準的であり、使用中の CsA/FK は維持する。診断後早期に開始すること、ステロイド初期投与量は 1 mg/kg を超えないことが重要である。Fred Hutchinson Cancer Research Center（FHCRC）によれば、ステロイドは最低 2 週間投与し、有効であれば約 6 週かけて 1 mg/kg の隔日投与まで減量する。症状の寛解を確認した後ゆっくりと減量を再開し、約 10 ヵ月後に再評価して継続・中止を決定する。CsA/FK はステロイドの中止後減量する[7]。

　二次治療の適応は PSL 初期量を 2 ヵ月投与しても改善しない場合、あるいは初期治療に 1 ヵ月以内に反応しない例とされている。二次治療は MMF、タクロリムス、低用量リンパ節領域照射、紫外線照射（Psoralen Ultra-Violet A；PUVA）療法、

Rituximab などがあり、少なくとも症状の緩和効果が認められる。サリドマイドは期待されたが有効性は乏しい。

4 移植後晩期の合併症

非感染性晩期肺病変は移植後3ヵ月以降に合併する非感染性の肺障害の呼称である。閉塞性細気管支炎(bronchiolitis obliterans；BO)、器質化肺炎を伴う閉塞性細気管支炎(bronchiolitis obliterans organizing pneumonia；BOOP)などの疾患が属する。

1 閉塞性細気管支炎(BO)

細気管支上皮の障害から細気管支腔への滲出機転と器質化が起こり、肉芽による細気管支腔の完全閉塞をきたすものである。慢性GVHDが主因となり、重篤な晩期合併症の代表格である。発症頻度は2〜8%で、慢性GVHD発症例では6〜20%に達する。咳、労作時の息切れ、呼吸困難感、繰り返す気道感染・副鼻腔炎が主な症状である。胸部X線写真では両肺野の透過性亢進、横隔膜の平定化など気腫状変化を、胸部高分解能CTでは末梢性の低吸収領域などを認める。確定診断は開胸肺生検、胸腔鏡下手術(video-assisted thoracic surgery；VATS)による病理組織像である。肺機能検査は%FEV$_1$が80%以下の閉塞性障害を示し、VCやDL$_{co}$は通常正常である。早期診断早期治療は予後を改善するため経時的な肺機能検査が勧められる。重症度分類は国際心肺移植学会による軽症(FEV$_1$；66〜80%)、中等度(FEV$_1$；51〜65%)、重度(FEV$_1$；≦50%)がよく用いられる。

現在までのところ有効な治療法はみつかっていない。ステロイド剤は無効なことが多く、感染リスクを増大させるためTACやアザチオプリン、MMFが試みられている。感染症対策は重要であり、マクロライド系薬剤やST合剤が用いられる。気管支拡張薬は無効である。予後は悪く約50%の致死率である。

2 BOOP

病理学的にBOの所見に加えて肺胞腔内に進展する肉芽組織を認め、ステロイドに反応し比較的予後良好である疾患群として記載されたことから始まる。原因は不明であるが薬剤による肺の障害と慢性GVHDなどの免疫学的機序が関与しているものと思われる。発症頻度は1〜2%の頻度で、症状は咳、呼吸困難、発熱などで、特徴的なものはない。胸部単純写真では両側に斑状の浸潤影を認め、経過に従って

移動するものと、固定しているものとがある。CT では器質影と結節影を認め、特徴的な胸膜に底辺を有する"triangles"を認めることがある。肺機能検査では、拘束性呼吸機能障害、肺拡散能の低下を認める。治療は、プレドニン® 1 mg/kg を 1〜3ヵ月使用し、徐々に減量して全体で 1 年間投薬を続ける。早期に治療を中断すると再燃することが多い。

3 内分泌学的異常

a 機能低下症

　甲状腺機能低下症は移植後 12ヵ月以内に 7〜15％にみられる。代償性（TSH 高値、freeT$_3$/T$_4$ 正常）の場合の多くは自然軽快するため経過観察する。freeT$_3$/T$_4$ が低値を示す場合はチロキシン（チラージン S®）の投与を開始する。副腎皮質機能低下症の多くは医原性、すなわちステロイドの長期投与によるものであるが頭蓋照射後の発症もある。補充療法を必要とする場合は稀である。

　性腺機能異常は男性の場合、セルトリ細胞の方がレイディヒ細胞より化学放射線療法に感受性があるため、テストステロンの低下をみることなく精子産生障害が生ずる。通常血清 FSH の上昇がみられるが LH は正常範囲である。テストステロンの補充療法は通常不要である。一方、女性においては卵巣が精巣よりも化学放射線療法に感受性が高く、ブスルファンはエンドキサンよりも強い障害をもたらす。同種移植後大部分の女性においてホルモン補充療法の適応がある。移植後 1〜2 年後よりエストロゲン／プロゲステロン療法を開始し月経の出現と骨粗鬆症の防止を図る。補充療法は 2〜3 年に一度 6ヵ月程度の休薬期間をおいて自然回復の有無を評価することが行われている。

b 不妊

　強力な移植前治療により卵巣や精巣機能が障害を受け、移植後不妊に陥ることが知られている。前治療の強度を落とした骨髄非破壊的移植では性腺への影響も少ないことが期待されるが多くの症例が高齢者であり、データの蓄積は乏しい。また前治療だけでなく移植に至るまでに既に抗がん薬治療が長期間行われている場合には不妊となる可能性が高くなる。

　エンドキサン® 前治療による再生不良性貧血患者においては 50％（女性）、60％（男性）に性腺機能の回復がみられ、妊娠・出産も稀ではない。TBI を含む前治療を受けた悪性腫瘍患者については 10％（女性）、20％（男性）に性腺機能の回復がみられるが妊娠例は 3％以下であり、父親となる男性は稀である。最近、TBI 時卵巣部分に遮蔽を行い卵巣機能を保持する試みがある。BUCY 前治療は女性においては TBI よりも強い障害が及び妊娠例の報告はないが、男性においては 15％において性腺機能回復が得られ、父親となったとする報告例が存在する。

移植前のカウンセリングは必須で、女性においてはパートナーがいる場合には受精卵の凍結保存が可能であること、卵子の採取時出血など有害事象の可能性があること、採取には4～6週間程度要することなどを説明する。また未婚者の場合の未受精卵保存に関しては十分に確立されていない研究段階の手技であること、倫理的問題などを説明する。男性においてはある一定の条件下で精子保存が可能であり、体外・体内受精により児を得る可能性があることを説明する。

c 低身長

　非照射前治療であるBUCYの場合は成長ホルモンの分泌低下の報告はあるものの臨床的には低身長（＞-2.0 SD）をきたさないと考えられている。全身放射線照射は分割しない場合の方がきたしやすく7～8 Gyにて、分割の場合12 Gyにて6歳以下の児において低身長をきたす。頭蓋照射はそれを助長する。頭蓋脊髄照射は脊柱の発達を特に抑制する。

4 移植後二次がん

a 固形癌

　移植後平均5～6年後から発症し20年での蓄積発症率は約8%である。小児期の放射線曝露は中枢神経系悪性腫瘍などの大きな危険因子であり、総照射量および追加局所照射に依存する。成人領域では扁平上皮癌のリスクが最も高く、慢性GVHDとそれに対する治療が危険因子である[8]。口腔内癌が大多数を占め、皮膚癌は日本では少ない。

b リンパ増殖疾患

　EBV再活性化が関与するB細胞性リンパ増殖疾患（LPD）は同種移植後平均5～6ヵ月に発症する。移植後早期のLPDは大部分ドナー由来であり強い免疫不全状態が背景にある（EBウイルスの項、245頁参照）。

c 治療関連白血病・骨髄異形成症候群

　自家移植後の頻度が極めて高いことが指摘されており5年で4～10%に達する。染色体異常の種類により2種に分類される。-7、-5、del（12 p）などの欠失型はアルキル化剤、放射線治療後にみられ、発症時期は遅く、化学療法への反応性が不良である。11 q 23や21 q 22を含む相互転座型はトポイソメラーゼII阻害薬（エトポシド、アンスラサイクリン系など）後にみられ、発症時期は早く化学療法による予後は比較的良好である。

（森下剛久）

文献

1) Spielberger R, Stiff P, Bensinger W, et al : Palifermin for oral mucositis after intensive therapy for hematologic cancers. N Engl J Med 351 : 2590-2598, 2004.
2) Spitzer TR : Engraftment syndrome following hematopoietic stem cell transplantation. Bone Marrow Transplant 27 : 893-898, 2001.
3) Nishida T, Hamaguchi M, Hirabayashi N, et al : Intestinal thrombotic microangiopathy after allogeneic bone marrow transplantation ; a clinical imitator of acute enteric graft-versus-host disease. Bone Marrow Transplant 33 : 1143-1150, 2004.
4) Dykewicz CA : Hospital Infection Control in Hematopoietic Stem Cell Transplant Recipients. CDC Jan 30, 2004.
5) Hughes WT, Armstrong D, Bodey GP, et al : 2002 guidelines for the use of antimicrobial agents in neutropenic patients with cancer. Clin Infect Dis 34 : 730-751, 2002.
6) Akpek G, Lee SJ, Flowers ME, et al : Performance of a new clinical grading system for chronic graft-versus-host disease ; A multicenter study. Blood 102 : 802-809, 2003.
7) Martin PJ, Carpenter PA, Sanders JE, et al : Diagnosis and clinical management of chronic graft-versus-host disease. Int J Hematol 79 : 221-228, 2004.
8) Curtis RE, Metayer C, Rizzo JD, et al : Impact of chronic GvHD therapy on the development of squamous cell cancers after hematopoietic stem cell transplantation ; an international case-control study. Blood epub on Feb 1, 2005.

25 成人T細胞白血病

1 概念

　成人T細胞白血病(adult T-cell leukemia；ATL)は1977年内山・高月らによって発見され、西南日本に多く、リンパ節腫脹、肝・脾腫、皮膚・消化管病変、高カルシウム(Ca)血症、白血病細胞の花びら状の核の変形などの特徴を有する疾患である[1]。ATLの原因ウイルスとしてhuman T-lymphotropic virus type 1(HTLV-1)が同定され[2]、HTLV-1感染からATL発症機構についての研究が盛んに行われた。臨床病型としては急性型・リンパ腫型・慢性型・くすぶり型の4病型に分けられる[3]が、薬剤耐性による低寛解率や免疫不全による感染症などで強力な化学療法を施行できない例も多く、急性型やリンパ腫型ATLの予後は極めて不良である。近年、同種造血幹細胞移植の成功や新たに登場してきた分子標的薬剤によってATL治療も僅かながら光がみえつつある。

2 HTLV-1と疫学

　ATLの原因ウイルスとしてHTLV-1が1980年に同定された[2]。HTLV-1感染者(キャリア)はATL患者の分布と一致し、わが国では九州を中心とした西南日本に多いほか、四国の西岸、紀伊半島、三陸海岸や北海道の一部でもキャリアが多い。日本以外では西インド諸島、南米、アフリカなどでHTLV-1キャリアが多いことが報告されている。HTLV-1を保有する無症候性キャリアは日本で約120万人いるといわれ、そのうち20歳を超えると1年間に1,000人に0.6人の割合でATLが発症するといわれている[4]。生涯発症率は3～5%と推測されている。また、HTLV-1はATL以外にも痙性脊髄麻痺を起こすHTLV-1-associated myelopathy/tropical spastic paraparesis(HAM/TSP)、ぶどう膜炎(HTLV-1-associated uveitis)、関節炎(HTLV-1 associated arthropathy)などの原因になることも知られている。

　HTLV-1の感染経路は垂直感染である母子感染と水平感染である輸血、性交、注

射針などである。輸血による感染は日本赤十字社（日赤）において1986年2月17日より献血者全員のHTLV-1抗体検査を実施し、陽性者の血液は使用しないことになり、日赤で供給される血液を介しての感染はほぼ消失している。注射針によるものは薬物乱用などの注射針の繰り返し使用を除いては起こり得ない。夫婦間感染はHTLV-1陽性キャリアの夫から妻への感染が多いが、妻から夫への感染は非常に稀とされている。ATLの発症はHTLV-1感染から長期の潜伏期間の後に発症すると考えられているため、結婚後のHTLV-1感染によるATLの発症は極めて稀でありほとんど報告がない。また最近は肝臓移植や造血幹細胞移植などの臓器移植による感染も注目されている。最も多い感染経路は母乳を介した母子感染であり、HTLV-1キャリアの母親から子への感染は約15〜25%の頻度で確認されていた。その後、断乳や短期授乳により母子感染は著減している[5]。母子感染では母乳のみでなく胎盤感染や産道感染なども頻度は低いものの確認されている。しかし、母子感染のほとんどを占める母乳を介しての感染を遮断することによりHTLV-1キャリアは将来ほとんどいなくなるであろう。

3 発症機構

HTLV-1のpX領域にコードされるTax蛋白はATLの腫瘍化に重要な役割を果たしているが、Tax単独ではT細胞の悪性化はみられず、Taxは感染T細胞の不死化を誘導することが知られている。さらに、ATL発症の特徴はHTLV-1がヒトのCD4+リンパ球に感染し、数十年にわたる潜伏期間の後に一部のヒトにATLが発症することである。このことは、不死化した感染T細胞では、長い潜伏期間を経てがん遺伝子が活性化することを示している。しかし、いまだにその発症機構は不明であり、詳細は他の総説[6]に譲る。

4 臨床症状と病態

臨床症状はATL細胞の浸潤によって形成されるATL病変による症状と後天性の免疫不全による種々の感染症による症状とがある。ATLによるものとしてはリンパ節腫大、肝・脾腫、皮膚病変などである。消化管へのATL細胞浸潤も稀ではなく、腹痛や難治性下痢の原因になる[7]。肺や中枢神経浸潤も多く認められ呼吸器症状や頭痛、顔面神経麻痺、意識障害などの症状を呈する。高カルシウム（Ca）血症は高頻度で重症化すると意識障害をきたす。高Ca血症はATL細胞により産生さ

れる parathyroid hormone-related protein(PTH-rP)や macrophage inflammatory protein(MIP-1α)などの全身性液性因子による機序や局所的骨破壊による機序などが報告されている。また、ATL は T 細胞の腫瘍化であり、免疫不全が強く、細菌感染症のみでなく、ウイルス感染症、真菌感染症、原虫感染症などの合併が多い[8]。

5 検査所見

　白血病化した場合は白血球数の増加を伴うことが多い。貧血や血小板減少は他の急性白血病に比し軽度である。LDH 上昇は高率であり、病型分類でも重要な位置を占める。肝機能障害や低蛋白血症もよく認められる。血清 Ca 値の増加や可溶性インターロイキン-2 レセプター(sIL-2 R)の上昇がみられる。腹部超音波検査や CT 検査で肝腫、脾腫、腹腔内リンパ節腫大、腹水がみられることが多い。消化管への ATL 細胞浸潤例では消化管 X 線検査や内視鏡検査で粘膜異常や腫瘤形成など多彩な消化管病変がみられる[9]。

6 診断

　末梢血に花びら核を有する特徴的な ATL 細胞が出現する場合は容易に ATL を推測することが可能である(図 1)。確定診断には下記の証明が必要となる。血清抗 HTLV-1 抗体の陽性が必須である。ゼラチン粒子凝集法(PA)あるいは酵素免疫抗体法(ELISA)のいずれかで陽性であり、間接螢光抗体法(IF)や Western Blot 法で陽性が確認されていることが望ましい。末梢血またはリンパ節の腫瘍細胞で末梢性 T 細胞腫瘍であることを確認する。具体的には白血病化しているときは末梢血の細胞診でリンパ系腫瘍であることを診断し、Flow Cytometry を用いて腫瘍細胞の表面形質が成熟 T 細胞であることを確認する。またリンパ節を主体とした腫瘍組織での病理組織診断と免疫染色による免疫組織診断を行う。腫瘍細胞の表面形質は標準タイプ

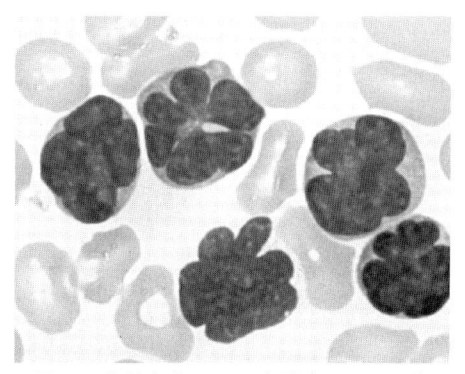

図 1 ● 末梢血中の ATL 細胞(flower cell)

がCD 2⁺3⁺4⁺8⁻25⁺であるが、CD 4⁺8⁺、CD 4⁻8⁺、CD 4⁻8⁻などの非典型的なものも約20％みられる。確定診断は腫瘍細胞のDNA検査でHTLV-1プロウイルスのモノクローナルな組み込みを証明する。

7 病型分類

臨床病型として急性型・リンパ腫型・慢性型・くすぶり型の4つに亜分類(表1)[3]されている。病型分類はATL患者の予後予測や治療方針の決定に重要である。しかし皮膚病変主体のATLではくすぶり型に分類されるが皮膚に腫瘤を形成するものや真皮深く浸潤する場合はリンパ腫型と変わらず予後不良であることも報告され[10]、このShimoyama分類[3]の問題点も指摘されている。

8 治療

ATLの治療としては悪性腫瘍としてのATL治療以外に病勢に伴い高率に合併する高Ca血症の治療、免疫不全に伴う種々の感染症に対する治療や予防対策が必

表 1 ● ATLの臨床病型の診断基準

	急性型	リンパ腫型	慢性型	くすぶり型
リンパ球数(×10³/μl)*²	＊	＜4	≧4*³	＜4
異常リンパ球	＋	≦1％	＋	≧5％
Flower cell	＋	－	時々	時々
LDH	＊	＊	≦2N	≦1.5N
補正Ca値(mEq/l)	＊	＊	＜5.5	＜5.5
組織学的に腫瘍病変が確認されたリンパ節腫大	＊	＋	＊	－
腫瘍病変				
皮膚	＊	＊	＊	*⁴
肺	＊	＊	＊	*⁴
リンパ節	＊	＋	＊	－
肝腫大	＊	＊	＊	－
脾腫大	＊	＊	＊	－
中枢神経	＊	＊	－	－
骨	＊	＊	－	－
腹水	＊	＊	－	－
胸水	＊	＊	－	－
消化管	＊	＊	－	－

N 正常値上限
　＊ 条件の制約はない。
　*² 正常リンパ球と異常リンパ球を合計した実数。
　*³ Tリンパ球が3.5×10³/μl以上である。
　*⁴ 他の項目が満たされれば不可欠ではないが、末梢血の異常リンパ球が5％未満の場合は組織学的に証明された腫瘍部位を必要とする。
　(文献3)を一部改変)

要である。

1 ATL 治療

　ATL そのものの治療は病型別に治療方針が異なる(表 2)。くすぶり型では一般に化学療法の適応にならず、経過観察や合併症の治療に専念する。皮膚限局の場合は紫外線照射、電子線治療、インターフェロンなどの治療の対象となることがある。急性型やリンパ腫型では早急に化学療法が必要である。慢性型では予後不良因子を有する例(BUN 上昇、LDH 上昇、血清アルブミン低下のうちいずれか 1 つ以上有する例)においてのみ化学療法の適応である。予後不良因子を有さない場合の治療はくすぶり型 ATL に準ずる。

　急性型やリンパ腫型の化学療法の成績は極めて不良であり、完全寛解率は 20.9〜39.5％、生存期間の中央値は 3〜13ヵ月である(表 3)。最もよい成績の Japan Clinical Oncology Group study 9303(LSG 15)でも完全寛解率は 35.5％で、生存期間の中央値は 13ヵ月と満足すべき結果ではない[11]。近年われわれが同種造血幹細胞移植は ATL 患者の予後を改善させる可能性があることを報告[12]して以来、治癒が期待できる治療として最も注目を浴びている。Fukushima らは骨髄破壊的同種造血幹細胞移植を施行した ATL 40 例を retrospective に解析し、3 年時の全生存率 45.3％、無再発生存率 33.8％と良好な成績を報告している[13]。しかし ATL の発症年齢の平均が 55〜60 歳であることを考慮すると骨髄破壊的前処置での同種移植が可能な例は多くはない。最近、厚生労働科学研究費による研究班の骨髄非破壊的同種末梢血幹細胞移植(メモ 1)の成績が報告され、50 歳以上の高年齢の ATL 患者においても安全に同種移植が可能であることが確認され、さらに同種造血幹細胞移植は抗 HTLV-1 ウイルス治療として注目された[14]。骨髄バンクを通した非血縁者間移植の有用性も確認され、また非血縁臍帯血移植なども臨床応用されつつある。

　今後 ATL 治療の方向性としては同種造血幹細胞以外に、他の悪性腫瘍の治療と同様に分子標的治療(メモ 2)が最も期待されている。プロテアソーム阻害薬である

表 2 ● ATL の治療方針

くすぶり型
　(1) 経過観察・対症療法
　(2) 皮膚限局型(紫外線照射、電子線治療、インターフェロン)

慢性型
　(1) 経過観察・対症療法
　(2) 化学療法(予後不良因子を有する例)
　(3) 免疫療法(樹状細胞、HTLV-1 特異的細胞傷害性 T 細胞など)

急性型・リンパ腫型
　(1) 化学療法(主に多剤併用)
　(2) 同種造血幹細胞移植(骨髄破壊的移植、骨髄非破壊的移植)
　(3) 免疫療法(樹状細胞、HTLV-1 特異的細胞傷害性 T 細胞など)

表 3 ● 急性型・リンパ腫型 ATL に対する化学療法の成績

発表者	症例数	完全寛解率(%)	生存期間中央値(月)	治療法
下山ら (J Clin Oncol 6：1988)	25	39.5	8	VEPA、VEPA-M
Gill ら (N Engl J Med 332：1995)	19	26.0	3	インターフェロン、ジドブジン
魚住ら (Leuk Lymph 18：1995)	43	20.9	6	RCM protocol
田口ら (J Acquir Immune Defic Syndr Hum Retrovirol 13：1996)	83	35.8	8.5	CHOP-V-MMV
山田ら (Br J Haematol 113：2001)	93	35.5	13	JCOG 9303 (LSG 15)

VEPA：vincristine, cyclophosphamide(Endoxan), prednisolone, Adriamycin
VEPA-M：VEPA, methotrexate；RCM protocol：response-oriented cyclic multidrug protocol
CHOP-V-MMV：cyclophosphamide, doxorubicin hydrochloride(Adriamycin), vincristine(Oncovin), prednisolone-etoposide(VP-16)-ranimustine(MCNU), mitoxantrone, vindesine

bortezomib、nuclear factor-κB 阻害薬である DHMEQ、抗 CC chemokine receptor 4 (CCR 4) 抗体[15]などが準備中であり、早期の臨床応用が強く望まれている。

> **MEMO 【1．骨髄非破壊的移植療法】**
> プリン誘導体などの免疫抑制効果が強くて、臓器障害などの副作用の少ない抗がん薬を用いて移植関連毒性を少なくした新しい造血幹細胞移植法を骨髄非破壊的移植療法という。一方、超大量の抗がん薬や全身放射線治療を用いた従来の移植法は骨髄破壊的移植療法と呼ばれている。

> **MEMO 【2．分子標的治療】**
> 悪性腫瘍に特異的な分子を同定し、その分子を標的とした薬剤（分子標的薬剤）を用いて悪性腫瘍の治療を行う方法である。現在、悪性腫瘍の治療分野において最も期待されている治療法である。

2 高 Ca 血症の治療

ATL 細胞から産生される PTH-rP などによる骨吸収の結果、高 Ca 血症が起こるのであり、化学療法の早期開始がまず重要である。また、ビスホスホネート製剤を使用する。ビスホスホネート製剤は効果発現に少し時間を要するので、即効性のカルシトニン製剤も併用する。さらに意識障害や腎不全を合併した場合には、緊急低カルシウム透析が必要である。また、生理食塩水を中心とした多量の補液を行い、十分な尿量を確保し、必要に応じて利尿薬を併用する。

3 感染症治療と予防

 免疫不全により種々の感染症を併発する。細菌感染症のみでなく、真菌感染症・サイトメガロウイルスを中心としたウイルス感染症・カリニ肺炎や糞線虫などの原虫感染症などが高頻度でそれぞれの感染症の治療が必要である。特にカリニ肺炎は重篤で致死率も高く、ST合剤の予防投与が必要である[8]。

● おわりに

 極めて予後不良であったATLにおいて原因ウイルスのHTLV-1感染から発症までのメカニズム、発症要因の解明などが進みつつある。また治療においても骨髄非破壊的同種造血幹細胞移植による治療や続々と登場してきている分子標的薬剤の効果により、HTLV-1キャリア減少によるATLの発症そのものが減少するのみでなく、発症例に対しても治癒率が近い将来飛躍的に向上するであろう。

(宇都宮 與)

■ 文 献 ■

1) Uchiyama T, Yodoi J, Sagawa K, et al：Adult T-cell leukemia；clinical and hematologic features of 16 cases. Blood 50：481-492, 1977.
2) Poiesz BJ, Ruscetti FW, Gazdar AF, et al：Detection and isolation of type C retrovirus particles from fresh and cultured lymphocytes of a patient with cutaneous T-cell lymphoma. Proc Natl Acad Sci USA 77：7415-7419, 1980.
3) Shimoyama M & Members of The Lymphoma Study Group(1984-87)：Diagnostic criteria and classification of clinical subtypes of adult T-cell leukaemia-lymphoma. Br J Haematol 79：428-437, 1991.
4) Tajima K：The 4th nation-wide study of adult T-cell leukemia/lymphoma(ATL)in Japan；estimates of risk of ATL and its geographical and clinical features, The T-cell and B-cell Malignancy Study Group. Int J Cancer 45：237-243, 1990.
5) Takezaki T, Tajima K, Ito M, et al：Short-term breast-feeding may reduce the risk of vertical transmission of HTLV-I. Leukemia suppl 3：60-62, 1997.
6) Yasunaga J, Matsuoka M：Leukemogenesis of adult T-cell leukemia. Int J Hematol 78：312-320, 2003.
7) Utsunomiya A, Hanada S, Terada A, et al：Adult T-cell leukemia with leukemia cell infiltration into the gastrointestinal tract. Cancer 61：824-828, 1988.
8) 宇都宮　與，牧野虎彦，下石原茂巳，ほか：成人T細胞白血病剖検例における肺感染症．日本網内系学会会誌 32：473-479, 1992.
9) 宇都宮　與，花田修一：成人T細胞白血病における消化管病変の特徴．日本網内系学会会誌 30：401-418, 1990.
10) Setoyama M, Katahira Y, Kanzaki T, et al：Clinicopathologic analysis of 124 cases of adult T-cell leukemia/lymphoma with cutaneous manifestations；the smouldering type with skin manifestations has a poorer prognosis than previously thought. J Dermatol 26：785-790, 1999.
11) Yamada Y, Tomonaga M, Fukuda H, et al：A new G-CSF-supported combination chemotherapy, LSG 15, for adult T-cell leukaemia-lymphoma；Japan Clinical Oncology Group Study 9303. Br J Haematol 113：375-382, 2001.
12) Utsunomiya A, Miyazaki Y, Takatsuka Y, et al：Improved outcome of adult T-cell leukemia/lymphoma with allogeneic hematopoietic stem cell transplantation. Bone Marrow Transplant 27：15-20, 2001.

13) Fukushima T, Miyazaki Y, Honda S, et al : Allogeneic hematopoietic stem-cell transplantation provides sustained long-term survival for patients with adult T-cell leukemia/lymphoma. Leukemia 19 : 829-834, 2005.
14) Okamura J, Utsunomiya A, Tanosaki R, et al : Allogeneic stem cell transplantation with reduced conditioning intensity as a novel immunotherapy and antiviral therapy for adult T-cell leukemia/lymphoma. Blood 105 : 4143-4145, 2005.
15) Ishida T, Iida S, Akatsuka Y, et al : The CC chemokine receptor 4 as a novel specific molecular target for immunotherapy in adult T-cell leukemia/lymphoma. Clin Cancer Res 10 : 7529-7539, 2004.

26 NK細胞白血病

1 NK細胞とは

　NK(natural killer)細胞は、胞体にアズール顆粒を有する大型のリンパ球(large granular lymphocytes；LGL)で、細胞表面のCD 3抗原陰性CD 56(またはCD 16)抗原陽性、かつT細胞抗原レセプター(TCR)遺伝子が胚細胞型で再構成を認めない細胞である。抗原による感作なしに標的細胞を傷害することができる細胞で、末梢血中に数％あり、ウイルス感染症やがんの発生を制御していると考えられている。

2 NK細胞腫瘍とは

　NK細胞腫瘍は、このように定義される成熟NK細胞やその前駆細胞が単クローン性に増殖している疾患群の総称である。但し正常NK細胞の分化の過程が十分解明されていないために、NK前駆細胞由来と考えられる腫瘍が真にNK細胞系列に由来するのか、あるいはどの分化段階のNK細胞の腫瘍化なのかはっきりしないことが多い。

　NK細胞腫瘍は、前駆NK細胞由来の腫瘍と成熟NK細胞由来の腫瘍とに大別される[1]。前駆NK細胞由来の腫瘍と考えられるものには、①myeloid/NK-cell precursor acute leukemia(骨髄/NK前駆細胞性白血病)、②precursor NK-cell acute lymphoblastic leukemia(前駆NK細胞性急性リンパ性白血病)、③blastic NK-cell lymphoma(芽球型NK細胞リンパ腫)があり、成熟NK細胞由来の腫瘍には、①aggressive NK-cell leukemia/lymphoma(アグレッシブNK細胞白血病/リンパ腫)、②nasal-type NK-cell lymphoma(鼻型NK細胞リンパ腫)、③chronic NK lymphocytosis(慢性NK細胞増多症)、がある。但しchronic NK lymphocytosisの症例の多くは、おそらく多クローン性(反応性)の増殖と思われる。

　この分類はわれわれNK細胞腫瘍に興味をもつものが集まって作成した暫定分

類で[2]、最近発表された造血器腫瘍のWHO分類とは異なっている。WHO分類ではblastic NK-cell lymphoma、aggressive NK-cell leukemia、extranodal NK/T-cell lymphoma(nasal type)の3つが記載されているだけで、その名称や定義もわれわれのものとは若干異なっている。

われわれが提唱するNK細胞腫瘍の分類の中で、NK細胞白血病に該当するのがaggressive NK-cell leukemia/lymphomaだが、chronic NK lymphocytosisの一部、特にEBウイルスがNK細胞に感染している症例には、白血病あるいはその前段階といえるものが含まれる。ここでは、aggressive NK-cell leukemia/lymphomaについてのImamuraらの報告[3]と、1994〜1998年までの5年間に発症した症例についてNK腫瘍研究会が行った全国アンケート調査の結果をもとに解説する[4]。鑑別が必要なchronic NK lymphocytosisについても述べる。

3 aggressive NK-cell leukemia/lymphoma(アグレッシブNK細胞白血病/リンパ腫)

WHO分類ではaggressive NK-cell leukemiaと呼ばれる。Imamuraら[3]により、自験例4例と文献報告例7例をまとめて、T細胞やB細胞とは起源が異なる第三の系列のリンパ球(NK細胞)に由来する範疇の腫瘍として1990年まとめられた。彼らによると、男性6例、女性5例で、年齢は13〜71歳(中央値30歳)。初発症状は、38℃以上の発熱、著明な肝脾腫、リンパ節腫脹、貧血、白血球増加または減少、血小板減少などであった。急激に経過し、8例は4ヵ月以内に死亡した。残りの3例は、最初は緩慢に経過したが最後は急速に悪化し23〜32ヵ月で死亡した。これらの3例はchronic NK lymphocytosisの急性転化型とでも呼ぶべき病型であろう。

われわれがまとめた全国調査例22例[4]では、7例が男性、15例が女性で女性に多く、罹患年齢は12〜80歳(中央値42歳)で、発熱などのB症状、肝脾腫、リンパ節腫脹、白血球増加または減少、貧血、血小板減少、LDH高値などの異常で発症した。平均生存期間は58日と極めて短く(図1)、B症状のある例、IPIがhighまたはhigh intermediateの例、治療が奏功しない例の方がそうでない例よりも予後が悪かった。

末梢血の異常細胞は胞体にアズール顆粒を有するLGLで、胞体はやや青く核網は濃縮しているが時にやや繊細で、核小体が1個ある細胞が多い(図2-a、b)。細胞の直径は赤血球の2倍かそれ以上で、いわゆる大リンパ球の定義を満たす。LGLが末梢血中に多く出現する例と最初はほとんど出現しない例とがある。骨髄中のLGLは末梢血のそれと比べてやや未熟な印象を受ける症例が多い。つまり、核網が繊細で、核小体が目立つLGLが多い(図2-c)。しかし、成熟NK細胞に発現する

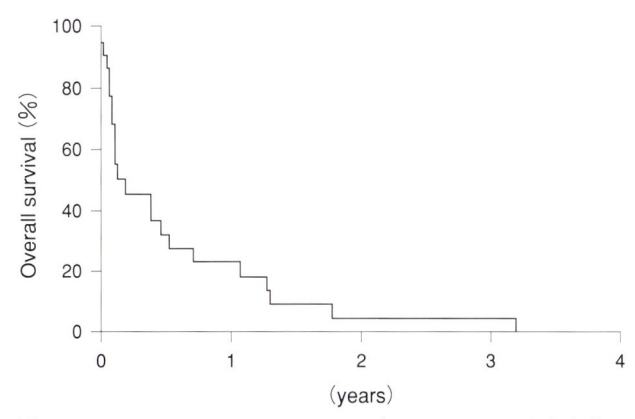

図 1 ● aggressive NK-cell leukemia/lymphoma の全生存率

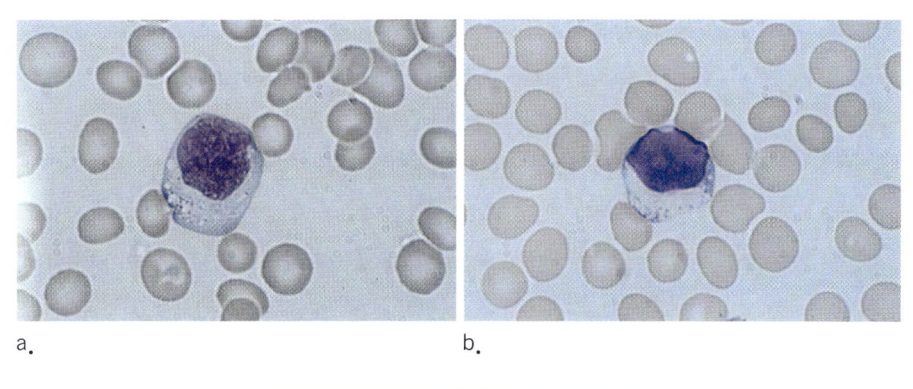

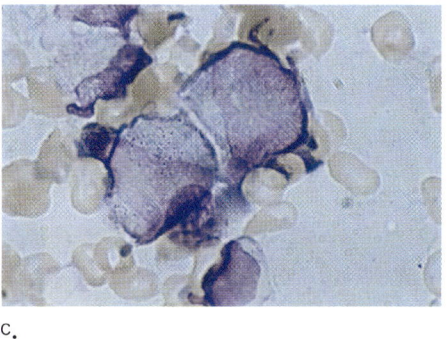

図 2 ● aggressive NK-cell leukemia/lymphoma の細胞形態
a と b は末梢血、c は骨髄中の白血病細胞。

CD 94 抗原が陽性であるため、成熟 NK 細胞由来と考えられる[5]。

表面マーカーは CD 56$^+$CD 2$^+$CD 3$^-$CD 4$^-$ で CD 7 と CD 16 も陽性のことが多い。CD 8、CD 57 は陰性のことが多いが時に陽性になる。

染色体検査では、特徴的な異常は見い出されていない[4]。Epstein-Barr ウイルス (EBV)が検査された 12 例中 10 例で陽性のため、EBV が直接の原因である可能性が高いが、他の遺伝子異常が原因である可能性も否定できない。

予後は極めて不良で、血球貪食症候群、DIC(播種性血管内凝固症候群)、肝機能障害などで死亡する。有効な治療法はいまだ見い出されていない。NK 細胞には

MDR-1遺伝子がコードするP糖蛋白質が発現していて、これがアンスラサイクリン系薬物やビンカアルカロイド、エトポシドなどの薬物を汲み出してしまう。これだけが理由とは思えないが、従来のCHOPなどの化学療法は無効で、L-アスパラギナーゼやステロイド、メソトレキサート、イホスファミドなどを併用する治療法が有望かも知れない。しかし症例数が少ないために、これまでprospective studyは行われていない。完全寛解に導入できたらできるだけ早い機会に同種造血幹細胞移植を行うのがよさそうだが、実際に成功したという報告は少ない。成功例として報告されていてもその後再発した症例も多い。

4　chronic NK lymphocytosis（慢性NK細胞増多症）

　男女にほぼ等しく発症し、罹患年齢の中央値は55歳。CD 56またはCD 16陽性でCD 3陰性の成熟NK細胞が末梢血液中で慢性的に増える。大部分の症例は無症状、非進行性で、おそらく単クローン性ではなく多クローン性（反応性）のNK細胞増加と思われるが、稀にaggressive NK-cell leukemia/lymphomaと似た病態へと移行し死亡する。これらの急性転化とでも呼ぶべき症例は、EBVが単クローン性にNK細胞に感染していて蚊アレルギーや慢性活動性EBV感染症、種痘様水疱症などがある症例で、これらの症例は注意深く経過を観察するか早めに造血幹細胞移植を実施する必要がある。無症状、非進行例で、EBVの感染がなく上記の疾患を合併してない例では、治療の必要はない。

5　aggressive NK-cell leukemia/lymphomaとchronic NK lymphocytosisの鑑別

　初診時に鑑別が難しいことがあるが、aggressive NK-cell leukemia/lymphomaの方が若年者に多く、発熱や肝脾腫、リンパ節腫脹を伴いやすく、LGL

> **MEMO　【鼻型NK細胞リンパ腫の白血化】**
> 　鼻あるいは鼻以外の部位に発生するNK細胞リンパ腫が白血化する場合が稀にある。鼻原発のNK細胞リンパ腫だと鼻に病変があるので白血化と判断できるが、鼻以外に発生したリンパ腫が白血化したときはアグレッシブNK細胞白血病/リンパ腫と鑑別できなくなる。あるいは、同じ疾患なのかも知れない。但しいずれも予後不良なのは間違いなく、造血幹細胞移植を含む強い治療が必要となる。

の核網がやや繊細で核小体を認め、表面マーカーの CD 57 や CD 11 b、C 1.7 が陰性になりやすいという点が chronic NK lymphocytosis とは異なる[5,6]。

(押味和夫)

■ 文献 ■

1) Oshimi K：Leukemia and lymphoma of natural killer lineage cells. Int J Hematol 78：18-23, 2003.
2) 押味和夫：NK 腫瘍研究会における NK 細胞腫瘍の暫定分類と暫定診断基準；「第 3 回 NK 腫瘍研究会」における提案．血液・腫瘍科 40：87-88, 2000.
3) Imamura N, Kusunoki Y, Kawa-Ha K, et al：Aggressive natural killer cell leukemia/lymphoma； report of four cases and review of the literature. Br J Haematol 75：49-59, 1990.
4) Suzuki R, Suzumiya J, Nakamura S, et al：Aggressive natural killer-cell leukemia revisited； large granular lymphocyte leukemia of cytotoxic NK cells. Leukemia 18：763-770, 2004.
5) Mori KL, Egashira M, Oshimi K：Differential stage of natural killer-cell lineage lymphoproliferative disorders based on phenotypic analysis. Br J Haematol 115：225-228, 2001.
6) Oshimi K, Yamada O, Kaneko T, et al：Laboratory findings and clinical courses of 33 patients with granular lymphocyte-proliferative disorders. Leukemia 7：782-788, 1993.

27 骨髄増殖性疾患群

●慢性骨髄増殖性疾患（CMPD）の疾患概念

　血液中の赤血球、白血球、血小板はすべて骨髄中の多能性造血幹細胞によって日々産生されている。多能性造血幹細胞には、増殖、分化を繰り返すことで全血球系の細胞を産生する能力を有すると同時に、多能性造血幹細自身を複製する自己複製能も有する。全血球系への分化能と自己複製能のバランスが保たれることにより生体内の恒性的な造血が維持されている。多能性造血幹細胞から各血球が産生されるには、まずそれぞれの血球系への分化の方向性が決定された造血前駆細胞が形成され、さらに細胞分裂を繰り返しながら分化・成熟の過程を経る。こうして産生された成熟血球は骨髄の類洞内から循環血流中に動員される。

　造血器腫瘍には、未分化な"芽球"の増加をきたす"急性"と、赤血球、成熟白血球、血小板へと終末分化を遂げた血球の増加をきたす"慢性"とに大別される。慢性骨髄増殖性疾患(chronic myeloproliferative diseases；CMPD)とは多能性造血幹細胞レベルでの異常により腫瘍性増殖が誘導され、その結果として成熟血球の増加をきたした"慢性"の造血器腫瘍の疾患群で、赤血球が増加した真性赤血球増加症、成熟好中球を含む各分化段階の白血球増多を伴う慢性骨髄性白血病(CML)、血小板の増加をきたした本態性血小板血症を含む(図1)[1]。臨床上注意を要するのは、このような成熟血球の増加を認めた場合に、それが反応性の増加なのか、あるいは自立増殖による腫瘍性増加なのかを見極める点である。例えば、赤血球の増加は血液中の酸素分圧が低下した慢性閉塞性肺疾患(COPD)の患者や空気の薄い高地トレーニングを積んだ運動選手に認められる現象でもあり、これらは反応性に赤血球が増加した現象のため"二次性赤血球増加症"と呼ぶ。同様に白血球数は各種感染症でも増加を示し、また、血小板数も外科手術、外傷などで組織破壊を伴った場合や脾摘出後に増加するが、これらも反応性の現象として捉えられる。各血球系の腫瘍性増殖と反応性増殖と鑑別することが、治療法を決定するうえでも重要となる。

　一方、CMPDの腫瘍性増殖を支持するものとして"クローン性増殖"を証明する方法がある。CMPDでは遺伝子変異を有する造血幹細胞の自立増殖をきたし、異常クローンが骨髄内で拡大しながら血球を産生し続ける。このため血流中に動員された血球の起源はすべて同一の異常造血幹細胞に由来していることになる(図1)。しかし、CMLのフィラデルフィア染色体異常(以下Ph)のようなマーカー染色体がその他のCMPDには存在しないため、すべてのCMPDでクローン性増殖を証明

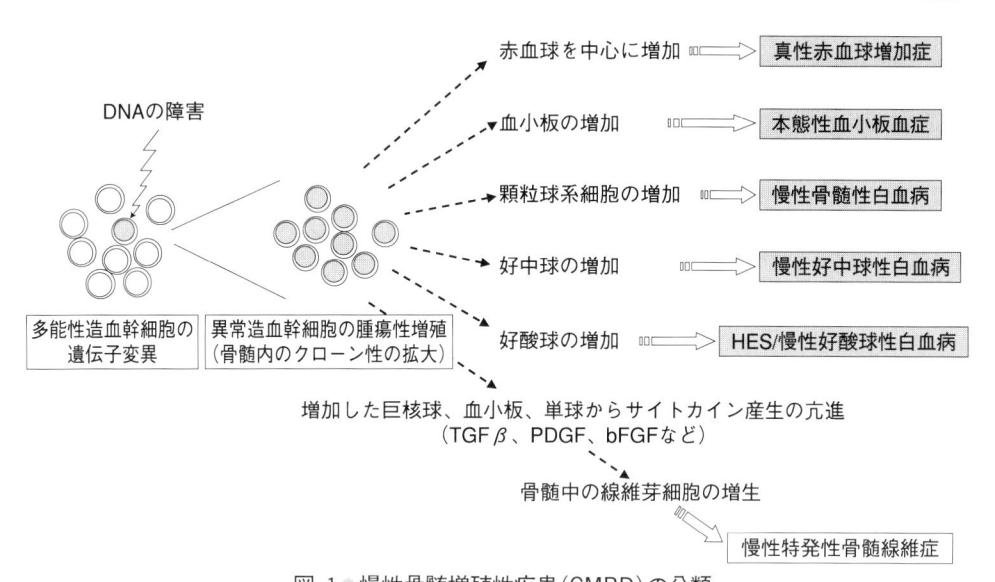

図 1 ●慢性骨髄増殖性疾患（CMPD）の分類
骨髄中でクローン性に増殖した異常造血幹細胞から、各系列の成熟血球が産生されることで病型が分類される。

するのは容易ではない。また、健常人においてもクローン性の白血球産生が認められたり、本来、クローン性増殖のはずの本態性血小板血症においても多クローン性増殖が認められたりするため、その評価は腫瘍性増殖を立証するうえで絶対的なものではない。したがって、CMPDの診断には、臨床所見を総合的に判断し、経過観察により反応性増殖を除外するプロセスも必要な場合がある。

　すべての"がん"は、遺伝異常により発症する。また、個々のがん細胞が細胞分裂を繰り返す経過の中で、さらに新たな遺伝子変異が付加・蓄積され、悪性度の高いがんへと進行するのが一般的である。上述のようにCMPDも造血幹細胞レベルでなんらかの遺伝子変異により発症する。また、各病型間で危険度の差はあるものの、遺伝子変異子の蓄積により急性白血病へと病型移行する可能性がある［急性白血病への移行率は、CMLでは90％、本態性血小板血症（essential thrombocythemia；ET）では4％の頻度］。急性白血病に移行した場合、腫瘍細胞はもはや分化・成熟能を喪失し、未分化な"芽球"の著しい増生を示す。このように二次性の急性白血病の発症の危険性は、すべてのCMPDに共通している。また、各成熟血球数の著しい増加により、動静脈の血栓症をきたしやすいこともCMPDに共通した病態でもある。

1 真性赤血球増加症（PV）

真性赤血球増加症（polycythemia vera；PV）は赤血球の著しい増加を特徴とするCMPDの1つである。白血球数、血小板数の増加も伴い、脾腫も認める。グルコース-6-リン酸脱水素酵素（G6PD）のアイソザイムの研究から多能性造血幹細胞のクローン性疾患であることが判明している。すなわち多能性造血幹細胞に遺伝子変異が起こり、骨髄内で腫瘍性に増殖・拡大し、この異常幹細胞クローン由来の赤血球、白血球、血小板が増加している病態である。骨髄は脂肪組織が減少し、赤血球系、顆粒球系および巨核球系の3血球系統の増加を認める過形成髄を示す。血球数の増加は血液粘稠度を亢進させ、心血管系の血栓症を惹起することがある。

1 臨床症状

顔色の赤色チアノーゼ、脾腫、赤血球増加がPVの古典的三主徴（Trias）とされるが、実際には症状の出現には幅がある。通常は徐々に発症し、PVであることに長年気づかれずに検診などで偶然に発見される場合も多い。頻度の高い症状としては、頭痛、頭重感、倦怠感、めまい、皮膚瘙痒、耳鳴り、意識消失発作などである。これらは赤血球増加による血液粘稠度の上昇から局所の循環障害をきたしたためである。皮膚症状とて顔面、特に鼻、口唇、頬、耳などにチアノーゼが認められる。通常、チアノーゼは血中の還元ヘモグロビンが5g/dl以上で観察されるが、PVではHbの著増により還元ヘモグロビンの増加を伴うために観察される。また、皮膚瘙痒は特に入浴後に観察されるが、これは増加した白血球から遊離したヒスタミン（高ヒスタミン血症）によると考えられている。

2 診断

1975年polycythemia vera study group（PVSG）により提唱された診断基準が一般的に用いられている（表1）[2]。反応性の赤血球増加を確実に除外する必要がある。実際の診断までの流れとしては、男性ではHb18.5g/dl以上、女性では17g/dl以上の症例に遭遇した場合には、COPDやV-Aシャントを有する心疾患を否定するために、動脈血酸素飽和度の測定、エリスロポエチン（EPO）濃度の測定を行う。併せてビタミンB_{12}濃度の測定を行い、腹部超音波検査で脾腫の有無を検索する。さらに^{51}Crを用いた循環赤血球量の測定により体内の赤血球量の増加を確認することで、血漿成分の濃縮による見かけ上の赤血球の増加（ストレス多血症：**注意点**参照）を除外し、PVと診断される。成熟好中球のアルカリフォスファターゼ・スコア

表 1 ● 真性赤血球増加症の診断基準

カテゴリーA(大基準)		
	A-1	循環赤血球量 男性≧36 ml/kg 女性≧32 ml/kg
	A-2	動脈血酸素飽和度≧92%
	A-3	脾腫
カテゴリーB(小基準)		
	B-1	血小板数>40万/μl
	B-2	白血球数>12,000/μl (但し発熱または感染がない場合)
	B-3	好中球アルカリホスファターゼスコア>100 (但し発熱または感染がない場合)
	B-4	血清ビタミンB_{12}>900 pg/μl または不飽和ビタミンB_{12}結合能>2,200 pg/ml

以下を満たせば PV と診断する：A 1＋A 2＋A 3 または A 1＋A 2＋B の 2 項目。
(文献 2)による)

(NAP score)は 85%以上の患者で上昇するため、白血球増加の伴った PV と慢性骨髄性白血病(CML)との鑑別上、Ph 染色体の有無と併せて 1 つの鑑別のポイントとなる。

3 経過

慢性の経過をとり、平均生存期間は 10 年以上である。血液粘稠度が上昇するために加齢とともに血栓症を発症のリスクが高くなる。死因は脳梗塞、心筋梗塞、肺梗塞などの動静脈血栓が最も多い。また、約 10〜25%の症例発症後、平均 10 年後に二次性骨髄線維症に移行し、脾腫の増大と骨髄造血能が低下し、それまでの赤血球増加とは逆に貧血が出現する。この時期を PV の消耗期(spent phase)と呼ぶ。これは骨髄中で増加していた骨髄巨核球や血小板から産生される transforming growth factor(TGF)-β や platelet derived growth factor(PDGF)などのサイトカインにより骨髄の線維化が誘導されたためと考えられている。急性白血病への病型移行は 10〜20%で死因の第 2 位を占める。

4 治療

経過の長い疾患であることから長期的視点で赤血球数をコントロールすることで血栓症のリスクを下げ、かつ二次発がんを予防していくことが治療のポイントである。

a 瀉血療法

1 回の瀉血は 400 ml(高齢者では 200 ml)で開始し、ヘマトクリット(Ht)が男性では 45%以下、女性では 42%以下になるように週 2〜3 回で継続する。瀉血の目的

は循環赤血球量の減少を図ることであるが、瀉血を繰り返すことで鉄欠乏状態を人為的につくり出すことでもある。鉄欠乏状態により平均赤血球容積（MCV）が80未満となり血清フェリチン値が低下してくると、骨髄での赤血球産生が鈍くなり瀉血回数が月1回以下の頻度でコントロールが可能となる。その際、厳密な鉄制限食を必要としないが、1回の瀉血の効果を維持させるためにも鉄分の多い臓物の摂食は避けることが望ましい。瀉血は血小板数を減少させる効果がないため、血小板数の増加を伴っている症例では以下のハイドロキシウレアを併用する。

b ハイドロキシウレア（hydroxycarbamide、ハイドレア®）

ハイドロキシウレア（HU）は代謝拮抗薬で、連日500～1,000 mgの経口投与が行われる。PVにおける血球増加の是正で、特に血小板数の増加も伴っている症例には有効性が高い。非アルキル化薬のため一般的には二次発がん性は低いと考えられているが、長期服用による二次性白血病誘導の危険性を指摘する報告もある。したがって、若年者への長期的投与には慎重であるべきである。

c インターフェロン-α（IFN-α）

通常1回300万～900万単位の皮下注射を週3回程度で開始し、Ht値をみながら投与量・回数を調節する。二次発がんや催奇形性のリスクが低いことから若年者、特に妊産婦の症例に有用である。但し、IFN-αは高価であるため長期投与では医療費の面で問題となる。

d 低用量アスピリン

アスピリン（100 mg/day）の長期服用により、心筋梗塞、脳血管障害、肺梗塞の予防効果が証明されている。瀉血あるいはHUによるHtのコントロールと併行して低用量アスピリンの投与を行う。一方、高用量のアスピリンは消化管出血のリスクが高くなるため避けるべきである。

診断後の治療の指針を要約すると、

①70歳以上の症例や血栓症の既往がある症例、血小板数150万以上、あるいは心血管障害のリスクが高い症例では、当初よりHU（500～1,000 mg/day）を開始し、適宜、瀉血療法を併用する。

②①以外の症例では瀉血療法（1回400 ml）を開始し、男性ではHt 45％以下、女性では42％以下のコントロールを目標とする。

③瀉血によるコントロール不能な若年者あるいは妊産婦には、IFN-αの投与を考慮する。

④低用量アスピリンは出血症状を認めない限り原則的にすべての症例に投与する。

⑤高尿酸血症を伴う症例ではアロプリノール（アロシトール®）を使用する[3]。

注意点　【PVの診療には二次性赤血球増加症やストレス赤血球増加症との鑑別診断が重要】

　PVは造血幹細胞の異常により腫瘍性に赤血球が増加している病態である。治療を開始するにあたり反応性に増加している二次性赤血球増加症や見かけ上の赤血球数増加を示すストレス赤血球増加症を確実に除外しておく必要がある（図2）。

　二次性赤血球増加症の原因として頻度の高いものは、慢性肺疾患により低酸素血症を有する場合や、先天性心疾患でVAシャントにより動脈血酸素飽和度が低下した場合である。二次性赤血球増加症では動脈血酸素飽和度の低下に応じて腎臓からエリスロポエチン（EPO）の産生が亢進する。このEPOが骨髄中の赤芽球の増生を刺激して赤血球数を増やすことで酸素運搬効率を高めている、いわば代償性の赤血球増加状態である。また、過度の肥満のため仰臥位の換気障害により赤血球増加をきたすPickwick症候群も同様な機序である。その他、高地トレーニング、EPO産生腫瘍（良性腫瘍、悪性腫瘍の両者があり、腎、肝、中枢神経系に頻度が多い）でもEPO濃度の上昇を伴い二次性に赤血球増加をきたす。

　一方、ストレス赤血球増加症（stress polycythemia）とは、血液の血漿成分が減少することにより、相対的に赤血球が濃縮された状態である。したがって、体内の循環赤血球量は増加しておらず、EPO濃度も正常範囲内である。患者は壮年男性で社会的に活躍している場合が多い。また、喫煙者やアルコール多飲者の患者が多い。血漿量の低下の原因として、アルドステロンや夜間の抗利尿ホルモン（ADH）の分泌低下などの内分泌学的要因が考えられているが定説はない。

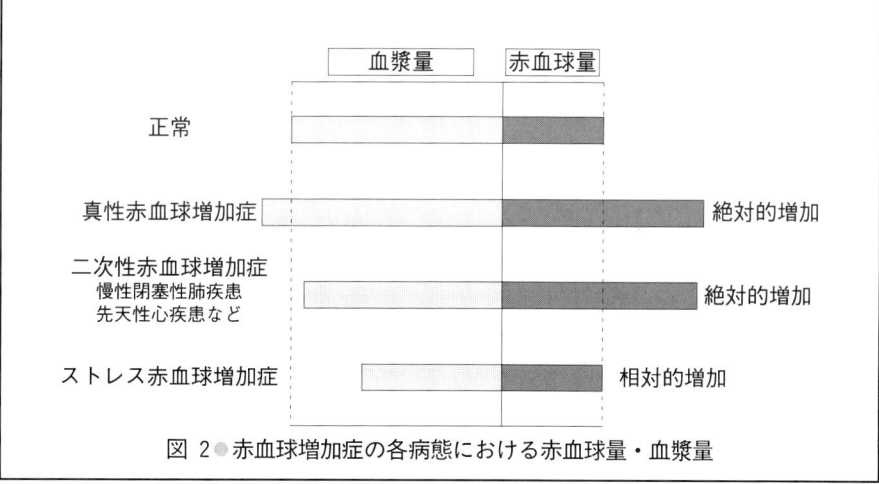

図2● 赤血球増加症の各病態における赤血球量・血漿量

2 本態性血小板血症（ET）

　CMPDの中で血小板数が特に増加している病型である。本態性血小板血症（essential thrombocythemia；ET）は原発性血小板血症（primary thrombocythemia）、あるいは慢性巨核球性白血病（chronic megakaryocytic leukemia）とも呼ばれる。他のCMPDと同様に多能性造血幹細胞レベルの異常に基づいて発症すると考えられ、巨核球系前駆細胞（巨核球コロニー形成細胞）の自立性増殖により骨髄中の巨核球数著しい増加と巨核球のサイズが増大する。これにより血小板産生能が正常の10～15倍に亢進しておいり、血栓塞栓症を発症するリスクが高くなる。

　肝臓で産生されるトロンボポエチン（TPO）の刺激によって巨核球の増殖と分化が促されることから、TPOのET発症への関与が注目されていたが、現時点においてET症例におけるTPO受容体の構造異常やTPOの産生亢進は報告されていない。

1 臨床症状

　中高年の男女に等しく発症する。約半数は無症状であるが、20～50％で血栓形成合併症がみられる。血栓症状としては、頭痛、視力障害、動悸、指尖の知覚異常、先端熱性紅痛症が頻度として高い。血栓症の危険因子として、①年齢（60歳以上）、②血栓症の既往、③血小板数150万以上、が挙げられる。

　ETは血小板数の増加にもかかわらず合併症の発症を除けば長期にわたり比較的良好な経過をたどる。また、CMLのように急性白血病に移行する場合は極めて少ない。稀に白血病（4％）や骨髄線維症（6％）への移行がみられる[4]。

2 検査所見と診断

　末梢血の血小板数は100万以上で、時に500万を超えることがある。血液塗抹標本で巨大血小板も観察される。通常貧血はなく、白血球数は中等度の増加に留まり3万以上は稀である。骨髄は著しい巨核球の増加を認め、大型で形態異常や集簇像がみられる。また、軽度の線維化を伴うこともある。

　診断は基本的に除外診断である（表2）。反応性の血小板増多を除外し、さらに、その他のCMPD、特に血小板増多を伴うCMLとPVを除外することで診断される[4]。

表 2 ● 本態性血小板血症の診断基準

1. 血小板数 60 万/μl 以上。
2. ヘマトクリットが 40%以下あるいは循環赤血球量が正常(男子 36 ml/kg 未満、女子 32 ml/kg 未満)。
3. 骨髄に可染性鉄を認めるか、血清フェリチン値正常、あるいは MCV 正常*。
4. Ph[1]染色体陰性であるか、あるいは bcr/abl 遺伝子の再構成を認めない。
5. 骨髄の膠原線維による線維化。
　A．認められない、または
　B．線維化は組織標本の 1/3 以下で著明な脾腫や白赤芽球症をともに認めない。
6. 骨髄異形成症候群にみられる染色体異常や形態学的特徴を認めない。
7. 反応性の血小板増加症をきたす基礎疾患がない。

*これらの検査値で鉄欠乏が疑われる場合は、鉄剤を投与しても循環赤血球量が真性多血症の基準(男子 36 ml/kg 以上、女子 32 ml/kg 以上)を満たさないことが条件

(文献 4)による)

3 治療

血栓症の発症を予防することが治療の主眼となり、血栓症発症リスクの層別化による治療が提唱されている[5]。

①高リスク群(60 歳以上、または、血栓症の既往を有する症例、もしくは血小板数 150 万以上)に対しては、HU の経口投与により血小板数を 60 万以下にコントロールする。若年者への HU の長期的投与には二次発がんの危険性も考慮する。

②低リスク群(若年者、かつ血小板数 150 万未満の症例)では、無治療にて経過観察を行う。微小血管閉塞に伴う症状に対しては低用量アスピリンを行う。また、妊産婦には胎盤血栓による習慣性流産を考慮し、催奇形性の危険度の低い IFN-α による血症数のコントロールが望ましい。

3 慢性特発性骨髄線維症(CIMF)

CMPD の中で骨髄の線維化が顕著な病型を指す。骨髄線維症は一般的に臨床経過から急性と慢性に区別される。急性骨髄線維症は急性白血病、特に急性巨核芽球性白血病に合併する病態である。これに対して慢性骨髄線維症は、本稿で扱う原因不明の特発性(原発性)と基礎疾患に合併して生じる二次性に分けられる。二次性骨髄線維症の原因としては、前述の真性赤血球増加症、本態性血小板血症のほかにも白血病、骨髄異形成症候群、リンパ腫などの血液疾患、さらには、がんの骨髄転移や結核などの炎症性疾患も含まれる。

慢性特発性骨髄線維症(chronic idiopathic myelofibrosis；CIMF)は原発性慢性骨髄線維症(primary chronic myelofibrosis)あるいは欧米では agnogenic myeloid metaplasia(原因不明の骨髄化生)とも呼ばれている[1]。造血幹細胞のク

ローナルな増殖により巨核球ならびに顆粒球系細胞の増生をきたし、それに伴い全身骨髄の線維化および髄外造血をきたす疾患である。骨髄の線維化（好銀線維ならびに膠原線維の増加）が主体ではあるが、本態はあくまで多能性造血幹細胞のクローン性の腫瘍性増殖によるもので、白血球、赤血球、血小板はすべて同一クローンであることが判明している。一方、骨髄の線維化は線維芽細胞の多クローン性の反応性増殖である。造血幹細胞における遺伝子レベルの発症機序はいまだ不明である。骨髄生検像では通常、巨核球の増加を伴う細胞増生、線維化、骨形成が観察される。骨髄中に増加した巨核球や単球から TGF-β、PDGF、トロンボポエチン（TPO）などのサイトカインが産生・分泌される。この過剰産生されたサイトカインが骨髄間質細胞に作用し、骨髄の広範な線維化と骨の肥厚、血管新生を誘導すると考えられている。また、骨髄の線維化と骨形成は髄外造血を誘導し脾腫をきたす[6]。

1 臨床症状

平均発症年齢は60歳であり、男女差はない。徐々に発症するため発症時期は不明なことが多い。約30%の症例は無症状で、検診で偶然脾腫を指摘され診断される場合もある。初発症状としては全身倦怠感、易疲労感、体重減少、盗汗、発熱などの非特異的なものから、貧血症状、出血傾向、脾腫による左悸肋部圧迫感、脾梗塞症状などがある。また、高尿酸血症による痛風発作、腎結石で診断に至る場合もある。他覚的には脾腫はほぼ必発の症状で、中等度のことが多いが骨盤腔に達する巨脾となることも稀ではない。

2 検査所見

末梢血では中等度の正球性貧血を認めることが多く、末梢血塗抹標本では赤血球の涙滴奇形（tear drop poikilocytosis）が観察され、かつ赤芽球と幼若白血球が検鏡される（leukoerythroblastosis、白赤芽球症）。骨髄穿刺では吸引による骨髄液の採取が不可能なことが多く（dry tap）、このこと自体が診断の手がかりとなる。確定診断には骨髄生検を実施し、組織学的に骨髄の線維組織の増生と骨梁の肥厚を確認する。骨髄巨核球が多数認める場合が多い。
①骨髄の線維化、②髄外造血に基づく脾腫、③末梢血における leukoerythroblastosis、が本症の三大徴候である[6]。

3 診断の流れ

貧血を伴う脾腫を認める症例では本症を疑い、末梢血で涙滴赤血球や leukoerythroblastosis の有無を確認する。骨髄穿刺を施行し dry tap であれば骨髄生検を

行い、その病理所見により確定診断に至る。原発性か二次性かの鑑別は必ずしも容易でないこともあり(特に PV の消耗期と ET)、現状では臨床所見ならびに経過により総合的に判定する。

4 経過および治療

　診断時からの 50%生存期間は約 5～6 年であり、10 年以上生存する症例は 40%以下である。また、白血病化は 5～25%に認められる。造血幹細胞のクローン性増殖に由来するため同種造血幹細胞移植術が唯一の根治的治療法であるが、発症年齢が高いためその適応症例が限定される。

　Crevantes F らは 55 歳以下の CIMF 121 例の予後解析を行った結果、①Hb 10 g/dl 未満、②発熱、発汗、体重減少の全身症状を有する場合、③末梢血中の芽球比率が 1%以上、の 3 つが独立した予後不良因子と同定された[7]。また、2 つ以上の予後不良因子を有するものは高リスク群、1 つ以下の場合は低リスク群の 2 群の層別化が可能であった。低リスク群は緩徐な経過をたどり平均生存期間は 176 ヵ月間と 10 年以上に達しているのに対して、高リスク群ではわずか 33 ヵ月間である。

　これより、

　①高リスク群の 50 歳未満の症例では、HLA 一致ドナーを含めた移植条件が整えば、積極的に同種造血幹細胞移植術を実施する方向にある。

　②低リスク群で貧血や脾腫を認めない症例は、原則的に無治療で経過観察する。

　③貧血を有する症例では、蛋白同化ステロイドのオキシメトロン(5～10 mg/day)、フルオキシメスチノン(2～6 mg/day)、あるいはダナゾール(600～800 mg/day)の内服投与が行われる。

　④巨脾や血小板増加症に対してハイドレア®、メルファラン少量療法が行われる。また、巨脾に対して脾照射が行われるが、効果は一過性の場合が多い。摘脾は巨脾による腹部症状の軽減および貧血の改善に有効であるが、摘脾に伴う死亡率は 9%であり、合併症は 31%に達している。

　⑤近年、サリドマイドの有効性も報告されており、低容量のサリドマイド(50 mg/day)とプレドニン®との併用療法により、貧血の改善が 20～60%、血小板数の増加が 25～80%、脾腫の縮小効果が 7～30%と報告されている。サリドマイドは神経障害、眠気を含めた副作用により長期服用不能な症例が多い。現在、催奇形性や神経障害への副作用を軽減させたサリドマイドの誘導体の Revimid の臨床研究が進行中である。

> **MEMO** 【1. 髄外造血と leukoerythroblastosis】
>
> 髄外造血とは、骨髄の線維化に伴い造血野が失われた場合に、脾臓および肝臓で造血能を代償している状態を指す。骨髄における正常造血では、赤芽球は脱核後の成熟赤血球のみが類洞の細胞間隙を通過して循環血流中に移行する。また同様に、顆粒球系細胞も桿状核球以降の成熟段階の白血球のみが血流中に動員されるように制御されている。これに対して、脾臓や肝における髄外造血ではこの制御機構がないために、末梢血には本来認められない骨髄芽球、前骨髄球、骨髄球、後骨髄球などの幼若な顆粒球系細胞および赤芽球が出現する(図3)。この所見を leukoerythroblastosis という。leukoerythroblastosis は髄外造血に特徴的な所見だが、その他、がん細胞の骨髄浸潤により骨髄の類洞構築が破壊された場合にも認められる。
>
> **図3 骨髄線維症の末梢血の leukoerythroblastosis**
> ET から発症した二次性骨髄線維症の末梢血所見。赤芽球(⇧)、前骨髄球(▲)、芽球(▲)が検鏡される。(May-Giemsa 染色、1,000倍)

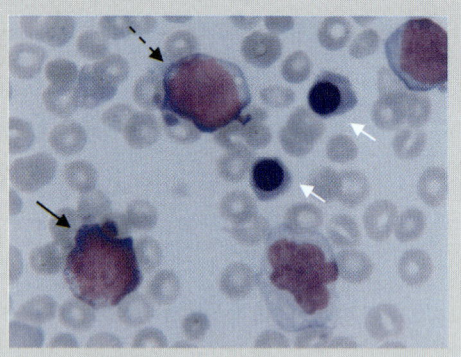

4 慢性好酸球性白血病(CEL)/好酸球増加症候群(HES)

　CMPD の中で末梢血で好酸球の著しい増加が持続し、かつ好酸球の組織浸潤により臓器障害をきたす疾患群を指す。

　1968年、Hardy & Anderson が慢性的な好酸球増加に肝脾腫、心臓や肺の障害を伴う3症例を報告し"好酸球増加症候群"(hypereosinophilic syndrome；HES)を提唱した。その後、Chusid らにより1975年、HES の診断基準が提唱され、①6ヵ月以上続く好酸球増加($1,500/\mu l$ 以上)と、②臓器浸潤をきたし、かつ③好酸球増加をきたす寄生虫、アレルギーなどの基礎疾患が除外された症例、を HES と定義するようになった。その後も HES は多くの病態を包括する不均一の症候群を考えられており、アレルギー的側面が強く反応性に好酸球が増加しているグループと腫瘍増殖の性格が強いグループに大別して捉えることが多かった。WHO 分類では慢性骨髄増殖性疾患の中に慢性好酸球性白血病(chronic eosinophillic leukemia；CEL)/好酸球増加症候群(CEL/HES)という新たなカテゴリーを設け、クローン性増殖による疾患と位置づけている[1]。但し、現実的には好酸球増加のクローン性を証明することが容易ではなく、染色体異常や他の所見でクローン性の増殖が

表 3 ● WHO 分類における CEL/HES の診断基準

末梢好酸球数 ≥ 1.5×10^9/ l
骨髄での好酸球増加
骨髄中骨髄芽球＜20%

1. すべての反応性二次性好酸球増多を除外する。
    アレルギー
    寄生虫感染症
    感染性疾患
    肺疾患（過敏性肺臓炎、Löeffler's 症候群など）
    膠原病
2. 二次性腫瘍性好酸球増多や反応性好酸球増多を除外する。
    T 細胞リンパ腫（菌状息肉症、セザリー症候群）
    ホジキンリンパ腫
    急性リンパ性白血病/リンパ腫
    マスト細胞増加症
3. その他の腫瘍性疾患で好酸球が腫瘍 clone の一部をなすものを除外する。
    慢性骨髄性白血病（Ph 染色体、BCR/ABL 融合遺伝子陽性）
    急性骨髄性白血病〔inv(16)、t(16；16)(p13；q22)を含む〕
    他の骨髄増殖性疾患（PV、ET、CIMF）
    骨髄異形成症候群
4. 異常な表現型やサイトカイン産生による T 細胞集団を除く。
5. 好酸球増多をきたす異常 T 細胞集団、腫瘍性骨髄性疾患などの証明ができなければ HES と診断する。
6. 上記 1～4 を満たし clonal な染色体異常や他の所見で clonal な所見があり、芽球が末梢血で 2%以上または骨髄で有核細胞の 5%以上 19%以下なら CEL と診断する。

(文献 1)による)

示され、骨髄芽球が 20%未満の範囲で増加傾向を認めるものは CEL と診断し、それ以外の症例は HES と診断するよう推奨されている[1]（**表 3**）（骨髄芽球比率が 20%以上の症例は急性白血病に定義される）。

CEL/HES では CML のような特異的な染色体異常は報告されていなかったが、2003 年、Cool J らにより HES の約半数の症例に FIP1L1-PDGFα 融合遺伝子異常が存在することが報告され、HES の一部の症例はクローン性増殖であることが明らかになった[8]。

1 臨床症状

発症年齢は 20～50 歳に多く、男女比は 9：1。初発症状は、易疲労感、咳、息切れ、筋肉痛、血管性浮腫などである。心血管系、肺、皮膚、肝脾、神経などへの好酸球浸潤により各種臓器障害を起こすことで、症状は多彩である。特に心血管系への浸潤により、心内膜症、心筋の線維化、血栓形成、伝導障害などを起こし、進行するとうっ血性心不全をきたす。これには好酸顆粒に含まれる major basic protein や eosinophillic cationic protein が血管内皮細胞の障害や凝固亢進を誘導するためと考えている。皮膚症状としては、好酸球浸潤による発赤や瘙痒を伴う丘疹や結節、微小血栓による皮膚潰瘍などである。肺への浸潤により、乾性咳嗽、肺浸潤、胸水などを認める。末梢神経障害として多発性神経炎による知覚障害がある。

【2. FIP1L1-PDGFα融合遺伝子】

CoolsJらはHESの16例中9例に、14番染色体の長腕14q12上で約800kbにわたる欠損が起こり、その結果セントロメア側に存在するFip1-like1(FIP1L1)とテロメア側のチロシンキナーゼ型受容体をコードするPDGFRα遺伝子が融合していること明らかにした[8]（図4）。この遺伝子変異によりFIP1L1-PDGFα異常融合蛋白が合成される。FIP1L1-PDGFα融合蛋白では恒常的なチロシンキナーゼの活性化が起こり、これが好酸球の異常増加を誘導する原因であることがマウスの遺伝子導入実験モデルでも証明された。また、このキナーゼ活性は、CMLの治療で使用されているチロシンキナーゼ阻害剤、imatinib mesylate（グリベック®）によっても効果的に抑制され、FIP1L1-PDGFα融合蛋白を発現しているHES/CEL症例に有効であることも報告されている。すなわちimatinib mesylateはFIP1L1-PDGFαに対する分子標的治療薬としても使用されるようになった。

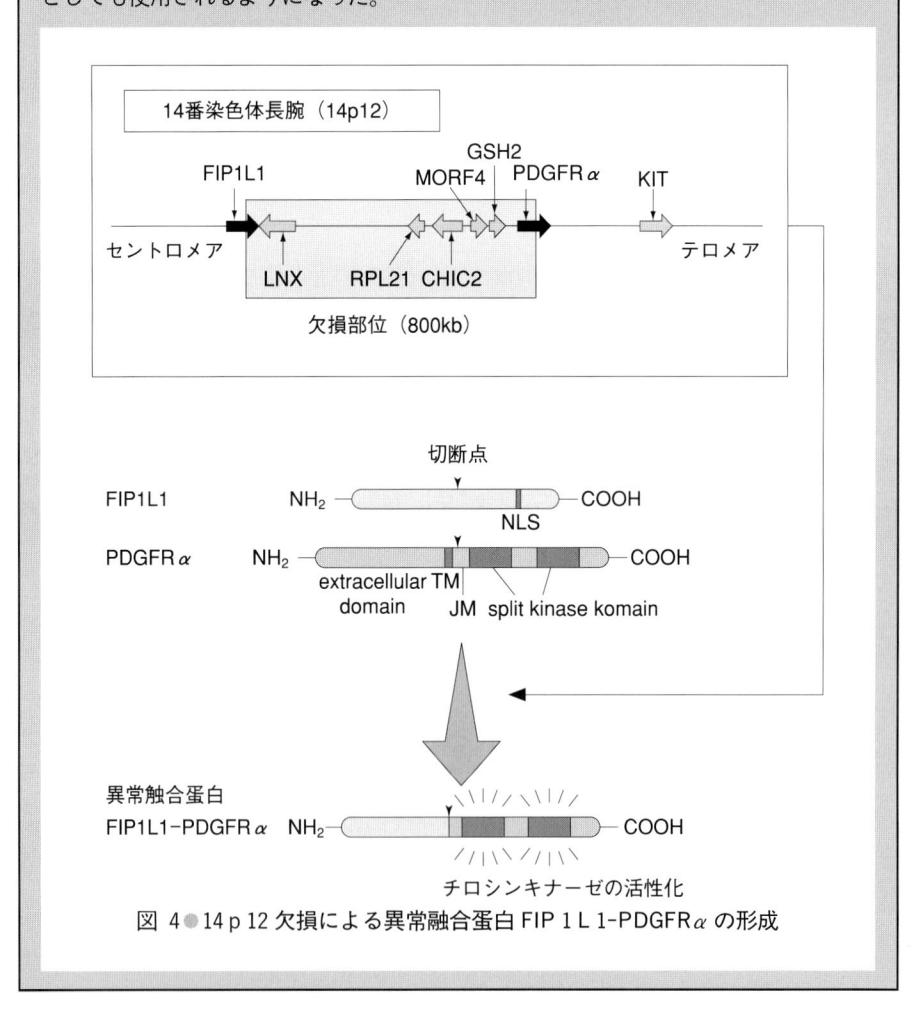

図4 ● 14p12欠損による異常融合蛋白FIP1L1-PDGFαの形成

2 診断

上記の多彩な症状に加えて、末梢中の好酸球の増加を認めたら本疾患を疑う。末梢血中で増加している好酸球は成熟好酸球がほとんどを占める。診断基準に従ってその他の好酸球増加をきたす疾患を除外し確定診断に至る[1]（表3）。

3 経過および治療

HESの予後は、以前は好酸球浸潤による心不全の合併から平均生存期間が9ヵ月と不良であったが、近年の報告では5年生存率は80％に達している。これは副腎皮質ステロイドにより好酸球数をコントロールすることにより心不全を含めた臓器障害の合併が予防できるからである。

①好酸球数を低下させるために副腎皮質ステロイド（1 mg/kg/day）の投与を開始する。ステロイドのコントロールが不良の場合や臓器障害が進行する場合はHUの投与を行う。

②imatinib mesylate（グリベック®）が奏功する症例もある。グリベックの標準的投与法は確立していないが、CMLに比較して100～200 mg/dayの低用量で好酸球のコントロールが可能あり、投与開始後1週間程度で急速に好酸球数の低下する症例が多い[9]。

5 慢性好中球性白血病（CNL）

慢性好中球性白血病（chronic neutrophilic leukemia；CNL）は末梢血中の成熟好中球の増加と骨髄における顆粒球系細胞の増加および肝脾腫を特徴とし、CMLと類似した造血幹細胞の腫瘍性疾患と考えられている[1]。しかし、CNLの約20～30％の症例にM蛋白血症や骨髄腫が合併しているとの報告もあり、好中球の増加は、M蛋白血症に対する類白血病反応とする説もある[10]。したがって、その病因においてHESと同様に腫瘍性増殖を完全に証明できないものも存在する。高齢者の男性に比較的多くみられる。CMLとの大きな相違は、末梢血中で増加している白血球は、CMLでは芽球を含めた顆粒球系細胞の全分化段階の細胞が検鏡されるのに対して、CNLでは成熟好中球が圧倒的に優位な点である。

確定診断までの流れは、①末梢血の成熟好中球が2万以上で、②脾腫を確認し、③Ph染色体陰性およびBCR/ABL陰性所見からCMLを除外し、かつ、他のCMPDを除外する。さらに感染、悪性腫瘍などの、④類白血病反応を除外する、こ

とで診断される。CML では NAP スコアが低下するのに対して、CNL では高値を示す場合が多いことも診断の一助となる。鑑別上問題となるのは Ph 陰性 CML と G-CSF 産生腫瘍による白血球増多であろう。Ph 陰性 CML との鑑別には BCR/ABL 陰性所見から、また、G-CSF 産生腫瘍は血中の G-CSF 濃度測定から可能である。

1 経過および治療

徐々に好中球増多が進行する症例が多いが、一般的に予後は不良である。過去の報告による生存期間も 6ヵ月〜20 年と幅がある[1]。また、好中球増加に伴い肝脾腫が増大し、貧血、血小板減少が進行する。急性転化症例も報告されており、CML に準じて IFN-α や HU により好中球のコントロールが行われている。また、若年例での骨髄移植成功例や、染色体異常 t(15；19)を伴う症例では imatinib mesylate (グルベック®)が奏効した症例も報告されている。しかし、稀な疾患のため標準的治療が確立されていないのが現状である。

(宮澤啓介、大屋敷一馬)

■ 文 献 ■

1) Vardiman JW, Brunning RD, Harris NL：Chronic myeloproliferative diseases. World Health Organization classification of tumors；Pathology and genetic of tumors of haematopoietic and lymphoid tissues, Jaffe Es, et al(eds), pp 17-43, IARC Press, Lyon(France), 2001.
2) Berlin NI：Diagnosis and classification of polycythemia vera. Semin Hematol 12：339-351, 1975.
3) Landolfi R, et al：Efficacy and safety of low-dose aspirin in polycythemia vera. N Engl J Med 350：114-124, 2004.
4) Murphy S, et al：Experience of the Polycythemia Vera Study Group with essential thrombocythemia；a final report on diagnostic criteria, survival, and leukemic transition by treatment. Semin Hematol 34：29-39, 1997.
5) Tefferi A：Recent progress in the pathogenesis and management of essential thrombocythemia. Leuk Res 25：369-377, 2001.
6) Barosi G：Myelofibrosis with myeloid mataplasia；diagnosis definition and prognosis classification for clinical studies and treatment guidelines. J Clinic Oncol 17：2954-2970, 1999.
7) Crevantes F, et al：Myelofibrosis with myeloid metaplasia in young individuals；disease characteristics, prognostic factors and identification of risk groups. Br J Haematology 102：684-690, 1998.
8) Cools J, et al：A tyrosine kinase created by fusion of PGDFRA and FIP1L1 genes as a therapeutic target of imatinib in idiopathic hypereosinophilic syndrome. N Engl J Med 348：1201-1214, 2003.
9) Gotlib J, et al：The FIP1L1-PDGFα fusion tyrosine kinase in hypereosinophilic syndrome and chronic eosinophilic leukemia；implications for diagnosis, classification, and management. Blood 103：2879-2891, 2004.
10) Elliott MA：Chronic neutrophilic leukemia；a contemporary review. Curr Hematol Rep 3：210-217, 2004.

28 乳児白血病とダウン症候群の白血病

1 乳児白血病

　1歳未満の乳児期に発症するいわゆる乳児白血病は、ほかの小児期に発症する白血病と比較して、白血球増多や著明な肝脾腫が認められるなどの臨床的特徴を有している。従来、欧米および日本における乳児白血病の治療成績は不良で、特に急性リンパ性白血病(ALL)は強力な化学療法にもかかわらず早期に再発を認める。乳児白血病では11番染色体上の *MLL* 遺伝子が白血病発症に関連があることが明らかになってきた。

1 乳児白血病の疫学

　本邦における乳児 ALL の年間発生率は2〜3例/10万人で、小児急性白血病の約5%であると報告されている。そのうち *MLL* 遺伝子再構成陽性 ALL(*MLL* 陽性 ALL)は約80%、*MLL* 遺伝子再構成陰性 ALL(*MLL* 陰性 ALL)は残り20%である。一方、乳児骨髄性白血病(AML)は小児 AML の約12.5%を占めている。

2 乳児急性リンパ性白血病の特徴と治療成績

　1歳未満の乳児期に発症するいわゆる乳児白血病は、ほかの小児期に発症する白血病と比較して、白血球増多や著明な肝脾腫が認められ、中枢神経浸潤を伴う症例が多いなどの臨床的特徴(**重要事項**参照)を有している[1]。また、CD 10抗原陰性の B 前駆細胞型が多く、t(4；11)やt(11；19)など11q23領域を含む染色体転座があり、*MLL* 陽性 ALL が多いことも明らかになってきた。日本乳児白血病共同研究会

> **重要事項　【臨床的特徴】**
> 　①著明な肝脾腫、②中枢神経浸潤あり、③白血球増多、④CD 10抗原陰性の B 前駆細胞型、⑤時に骨髄球系のマーカーも発現、⑥MLL 遺伝子再構成、が高頻度にみられる。

表 1 ● MLL 遺伝子再構成の有無による乳児 ALL の臨床的特徴

	MLL＋ (n＝42)	MLL－ (n＝13)	p-value
性差			
女児	27(64%)	1(7%)	0.0012
男児	15(36%)	12(93%)	NS
年齢(mo)	4(0.0-12.0)	9(4.0-12.0)	0.001
肝腫大	30(71%)	5(46%)	NS
脾腫大	31(74%)	2(18%)	0.0024
皮膚浸潤	11(28%)	1(9%)	NS
中枢神経浸潤	11(28%)	3(25%)	NS
WBC($\times 10^9/l$)	234(3.24-750)	21(2.8-498)	0.0004
FAB 分類	(n＝39)	(n＝10)	
L 1	25(64%)	9(90%)	
L 2	14(26%)	0(0%)	
染色体異常	(n＝42)	(n＝12)	
t(4；11)(q21；q23)	22(52%)	0	
t(4；11)以外の11q23 異常	12(29%)	1(8%)	
その他の染色体異常	0	4(34%)	
正常核型	7(17%)	7(58%)	
不明	1(2%)	0	
MLL 遺伝子再構成			
FISH 法	42(100%)	0	
Southern blot 法	42(100%)	0	

(文献2)より一部改変)

　MLL 96 研究の臨床像の解析結果では、MLL 陽性 ALL 症例は MLL 陰性 ALL に比較し、女児に多く、発症月齢が低い、初診時の肝脾腫の頻度が高く、初診時の末梢血白血球数が有意に高いことが示された。MLL 陽性 ALL は表面抗原の解析では 97% の症例が CD 10 陰性であり、両者はほぼ相関することが明らかになった(表1)[2]。

　これまで乳児 ALL に対して多剤併用化学療法、特にシタラビン(Ara-C)やメトトレキサート(MTX)の大量療法、VP-16 を組み入れた化学療法が実施されてきたが、その無イベント生存率(EFS)はドイツ BFM 86 の 6 年 EFS が 37%、アメリカの Children's Cancer Group(CCG)-192 の 4 年 EFS が 39%、Pediatric Oncology Group(POG)8493 の 5 年 EFS が 17%、英国 MRC/UKALL の 4 年 EFS が 25% といずれも予後は不良であった。1996 年より本邦で実施された乳児白血病共同研究(MLL 96)では化学療法と造血幹細胞移植(HSCT)を併用し、MLL 陽性 ALL の 3 年 EFS 34% であった(図1)[2]。特に発症年齢 6 ヵ月未満や診断時に中枢神経白血病がある症例の予後は依然として悪かった。しかし、初回寛解中に HSCT を受けた症例の EFS は約 60% と高く、HSCT の有効性が示された。その後治療法を強化した MLL 98 研究(1999～2003 年)では 3 年 EFS が 48% を示し、徐々に改善傾向を示した(図2)[3]。海外では Ara-C 大量療法や Cyclophosphamide を導入した COG と INTERFANT 99 という 2 つの大規模試験が行われており、COG ではステロイド反応性が良好な群では化学療法のみで 65% 以上の生存率が得られている。一方、INTERFANT 99 では、ステロイド反応性の有無に

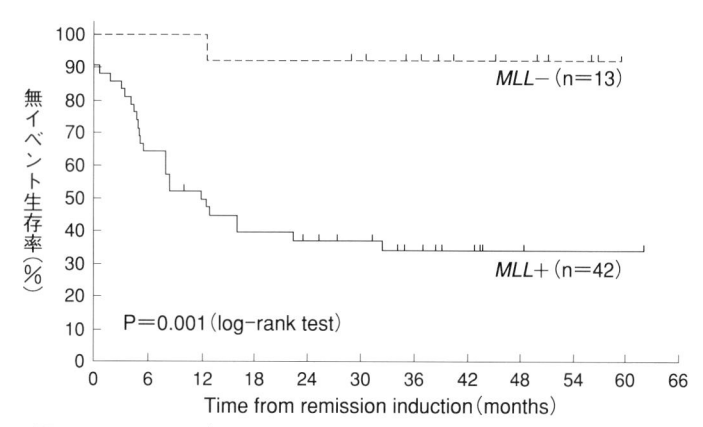

図1 ● MLL 96研究における MLL＋ALL と MLL－ALL の治療成績

MLL陽性ALLの3年無病生存率は34％と、MLL陰性ALLに比べ満足すべき成績ではなかった。

(Isoyama K, Eguchi M, Hibi S, et al：Risk-directed treatment of infant acute lymphoblastic leukemia based on early assessment of *MLL* gene status；results of the Japan Infant Leukemia Study(*MLL* 96). Br J Haematol 118：999-1010, 2002 より一部改変)

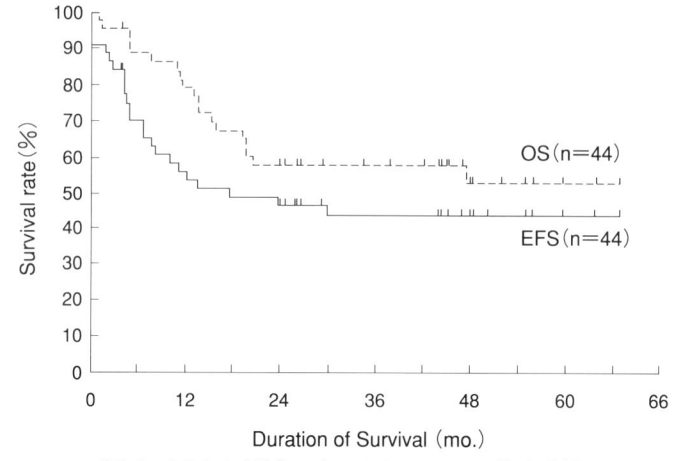

図2 ● MLL 98研究による MLL＋ALL の治療成績

MLL陽性ALLの3年の無病生存率は43.6％、同全生存率は58.2％と向上した。

(Kosaka Y, Koh K, Kinukawa N, et al：Infant acute lymphoblastic leukemia with *Mll* gene rearrangements；outcome following intensive chemotherapy and hematopoietic stem cell transplantation. Blood 104：3527-3534, 2004 より一部改変)

より治療法を層別化したが、最終的には *11q23/MLL* 遺伝子を含む遺伝子異常の存在が危険因子である可能性が示唆され、さらに *MLL* 再構成、年齢、白血球数に

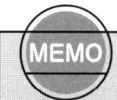

MEMO 【1. MLL 03研究】

「乳児急性リンパ性白血病 MLL 遺伝子再構成陽性例に対する早期同種造血幹細胞移植療法の有用性に関する検討試験実施計画書 MLL 遺伝子再構成陽性例に対する早期同種造血幹細胞移植療法の有効性に関する後期第 II 相試験」(日本小児白血病リンパ腫研究グループ(JPLSG)、ホームページ：www.jplsg.jp)

MLL03 プロトコールの概要

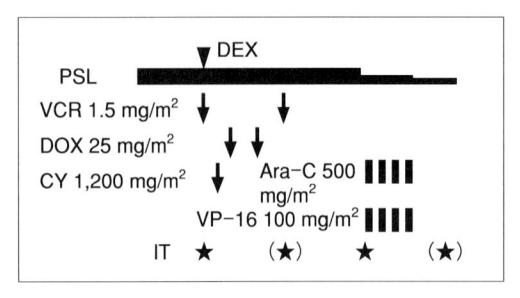

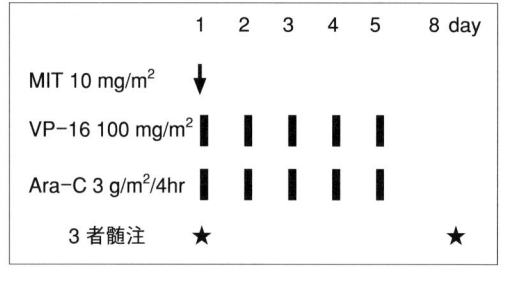

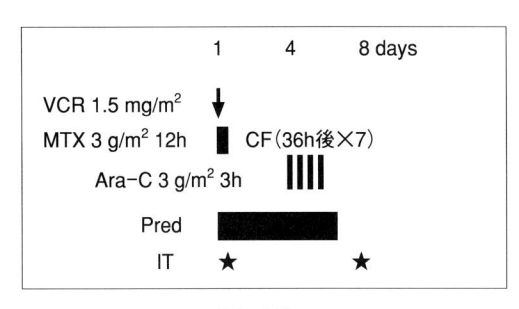

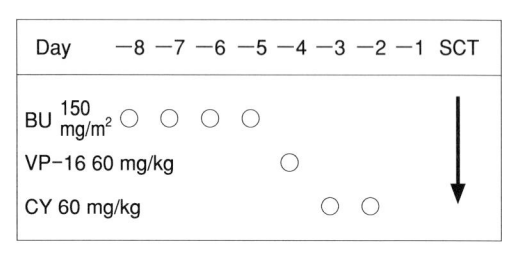

図 3 ● MLL 03 protocol の治療スケジュール
MLL 陽性 ALL に対して、寛解到達後早期の同種造血幹細胞移植を導入した。
(JPLSG の MLL 03 研究より)

よる層別化および HSCT を含む治療法を検討中である。以前の研究で寛解 6ヵ月以内の再発例が成績を低下させており、現在、本邦で始まった MLL 03 研究では寛解後 4ヵ月以内に HCST を導入した点が特徴である(図 3)。

3 乳児急性骨髄性白血病の特徴と治療成績

　乳児 AML でも著明な肝脾腫や白血球増多例が多く認められるが、乳児 ALL に比較し皮膚浸潤などの髄外浸潤が多く認められた。FAB 分類では骨髄単球性白血病(M 4)または単球性白血病(M 5)の頻度が高い(両者で 66％)。また、ダウン症候群を含めた解析では巨核球系白血病(M 7)の頻度が高まることも知られている。*MLL* 遺伝子再構成の発生頻度は ALL に比較し全体的に低いが、M 4/M 5 症例では高頻度に認められ、t(6；11)、t(9；11)、t(11；19)の頻度が高い。欧米の主な研究グループの治療成績では、EFS で 30〜58％と報告されてきた。乳児 ALL とは異なり、*MLL* 遺伝子再構成は予後不良因子とはならないことも明らかになってきた。本邦では 1996 年から 3 年間で 35 例の乳児 AML が ANLL 91 プロトコールで治療され、EFS が 72％と良好な成績が得られている[4]。1999 年から施行されている AML 99 および現在作成中の AML-05 プロトコールでも他の年齢群と同様の危険因子で層別化し、治療が選択されている。

2 ダウン症候群(DS)に合併した白血病

ダウン症候群(以下DS)の患児は非DS児の10～20倍の頻度で急性白血病を発症するといわれている。およそDS児の1%が、①一過性骨髄異常増殖症(TAM)、②急性骨髄性白血病(AML)、③急性リンパ性白血病(ALL)[5]、のようななんらかの血液異常を認める。

> **重要事項**
>
> 一般的にTAMには無治療、AMLには非DS児より治療を減弱、ALLには非DS児と同程度の治療を行っている。

1 急性骨髄性白血病(AML)

a 臨床的特徴

DSに合併する急性骨髄性白血病(AML)(AML-DS)の40～100%は急性巨核球性白血病(AMKL、FAB分類M7)であり、生後3歳までに発症することが多く、2歳までの発症が60～70%を占める。AML-DSの臨床経過として20～69%に先行するMDSがみられることが多く、血小板減少が数ヵ月にわたり進行し、やがて貧血も合併することが多い。

> **注意点** 【血小板減少はMDSを疑え】
>
> DS児に血小板減少や出血傾向がみられたらAMLへの移行を疑い、骨髄検査を考慮する。DSでは骨髄線維症を合併し、dry tapのことも少なくないので骨髄生検が必要なこともある。

b 細胞学的特徴

芽球は骨髄球系の表面マーカーであるCD 33、CD 13、CD 11b陽性であり、赤血球系のグライコフォリンAや血小板系のグライコプロテインGP IIb/IIIa(CD 41)、GP Ib(CD 42)の陽性率も高い。巨核球性のマーカーであるCD 41、CD 42や電顕的ペルオキシダーゼ反応による血小板ペルオキシダーゼ(PPO)が陽性であればAMKLと診断される。本邦におけるAMKLにおいて免疫学的検索を行ったところ、グライコフォリンAは16例中4例に、CD 7は21例中20例にCD 7陽性を認めた[1]。これらのデータから、AMKLの芽球は赤芽球にも巨核球にも分化可能な未分化な前駆細胞起源であることが示唆される(**表2**)。

染色体検査では約25%にトリソミー21のみの異常を認め、1/3の症例でトリソ

表 2 ● AML-DS の細胞学的特徴

臨床研究グループ 登録年	CCG 1988-1995 DS	CCG 1988-1995 NDS	POG 1971-1986 DS	POG 1971-1986 NDS	BFM 1981-1995 DS	BFM 1981-1995 NDS	AT/Down[6] 1987-1997 DS
症例数	118	1088	12	273	40	593	33
年齢中央値〔歳〕	1.8	7.5	1.5		2	7	1.8
年齢＜2 歳(%)	70	25	83	15	60	26	85
性男：女(%)	43	52	75	56	48	56	60
WBC 数(中央値)($\times 10^9/l$)	7.6	19.9	7.6	25.3	9.7	25.3	6.2
Plt 数(中央値)($\times 10^9/l$)	29	52		54	26	54	25
FAB 分類(%)							
M 0	10	3	0	6	8	6	0
M 1/M 2	10	27	33	36	5	36	0
M 3	2	7	0	5	0	5	0
M 4/M 5	7	37	8	45	10	45	0
M 6	3	2	17	3	10	3	0
M 7	65	6	42	4	68	4	67
MDS	8	4	0	0	26		33
表面マーカー(%)							
CD 7			100	19	86		95
CD 13			NA	53	65		55
CD 33			80	75	88		NA
CD 41/42			NA		39		90
CD 61			NA		75		NA
Gly A			NA		24		24
染色体(%)							
正常、+21 c、t(21)c	26	24	20				14
t(8；21)；t(15；17)；inv(16)	2	24	0				0
+8	14	7	30				28
+21	8	2	30				28

DS：Down syndrome, NDS：non Down syndrome, NA：not available

ミー8 またはテトラソミー21 がみられる。非 DS 児の AML の約 40%でみられる t(8；21)、t(15；17)、inv(16)、t(9；11)などの転座が認められることは稀である。

C 治療研究

AML-DS の特徴は、非 DS 児に合併する AMKL と比較して治療に対する反応性が良好なことである。表 3 に欧米の臨床研究グループにおける成績を示す[6]。BFM の成績(n=21 名)では、無治療および最小限の治療では助からないが、非 DS 児と同量もしくはやや減弱した化学療法を行ったところ良好な成績が得られたと報告している。唯一標準治療群と治療強化群とを比較した 1988～1995 年の CCG の報告では、標準治療群(n=161 名)の寛解導入率は 91%であり、4 年生存率は 79%であり、治療を強化した群(n=22 名)より良好な成績であった。1987～1997 年の本邦における治療研究(n=33 名)ではダウノルビシン(DNR) 25 mg/m²/day×2 days、シタラビン(Ara-C) (100 mg/m²/day×7 days)、エトポシド(VP-16) (150 mg/m²/day×3 days)を組み合わせた治療法で、寛解導入率は 100%であり、治療関連死は 3 例(9%)のみで、8 年生存率は 80%という良好な成績を報告している[7]。最近の AML の治療研究では DS 合併症例は他の AML 症例とは別に AML-DS 用のより減弱したプロトコールで治療を行っている場合が多い。現在、

表 3 ● AML-DS 症例の治療成績の比較

研究グループ	登録年	症例数	寛解導入率	全生存率	無病生存率
POG 8498	1984〜1989	12	100%	100%	100%
NOPHO-84/88	1984〜1992	23	74%	13/23	79%
AML-BFM 87、93	1987〜1994	21	71%	48%	11/21
MRC 10	1987〜1995	23	91%	70%	不明
AT/Down[7]	1987〜1997	33	100%	80%	80%
CCG-2861/2891 標準治療群 治療強化群	1988〜1995	161 22	91% 64%	79% NA	77% 52%

(文献 6) より改変)

表 4 ● AML 99 (Down protocol)

寛解導入療法
THP-adriamycin	25 mg/m^2	1 hr div：day 1、2
VP-16	150 mg/m^2	2 hr div：day 3、4、5
CA	100 mg/m^2	1 hr div：day 1、2、3、4、5、6、7

強化療法
寛解導入療法と同じ regimen を 4 回繰り返す。

小児 AML 共同治療研究会で行われている AML 99-Down protocol を示す。現在、AML-D 05 protocol を作成中である。
(小児 AML 共同治療研究会の小児 AML 共通プロトコールによる)

本邦の小児 AML 共同治療研究会で行われている AML 99-Down protocol を示す(表 4)。

2 一過性骨髄異常増殖症

本邦では一過性骨髄異常増殖症(transient abnormal myelopoiesis；TAM)と呼ばれることが多いが、海外では transient myeloproliferative disorder (TMD)と命名されている。診断の多くは生後 3 週までになされ、2〜3ヵ月までに自然退縮する[8]。白血球数増多は認められるが、高度の貧血や出血傾向は少ない。骨髄より末梢血において幼若芽球の比率が多く、形態学的には AMKL と鑑別は困難であり特徴的な細胞質の bleb(突起)を示すことも多い。TAM の治療は基本的に無治療で慎重に経過観察を行う。白血球数増多が著明な症例では脳出血や肺塞栓の危険が高く、白血球除去や交換輸血を考慮する。TAM の重篤な合併症として肝線維症があり、頻度は少ないがしばしば致死的である。AML-DS を発症した DS 児の約 10〜20% に TAM の既往が認められる。

3 急性リンパ性白血病(ALL)

小児急性リンパ性白血病(小児 ALL)の中で DS に合併した症例は 1.6〜2.1% と頻度は少なく、発症年齢、初診時白血球数など非 DS 症例と比較しても ALL-DS

に特徴的な異常は認められない。表面マーカーの解析ではB前駆細胞型が94.5〜97％と報告されている。ALL-DSの半数は正常核型を呈し、予後不良といわれるt(1；19)やt(11q23)などの染色体異常は稀である。初診時CNS浸潤を認める症例の報告はなく、脾腫は35％、先天性心疾患合併は26.2％と報告されている。化学療法の成績は最近では寛解導入率も向上し非DS症例と同等(DS：97.0％、非DS：98.4％)であり、標準治療群において6年EFSはDSで65％、非DSで70％と報告されており、DS群は予後不良因子とはなっていない。一方、治療減弱群において6年EFSは46％で、晩期再発が問題とされている。

4 薬剤感受性

　21番染色体上には核酸合成に関与する酵素がみつかっており、DSにおける薬剤感受性が高いことと相関があると考えられる。TaubらはAML-DSの白血病芽球の薬剤感受性試験を行い、非DSに比してAra-C感受性が10倍高く、細胞内の活性型Ara-CTP濃度はAML-DSでは非DSの5倍であったと報告した。浜松医大の山田らはM6/M7と診断されたDS児に合併した12例および非DS児16例の芽球の薬剤感受性を検討し、DS児の芽球では非DS児に比してDNR、VP-16、ピラルビシン(THP)、ミトキサントロン(MIT)、メルファラン(L-PAM)などが有意差をもって感受性が高く、Ara-Cは感受性が高い傾向にあったと報告している。DordelmannらはALL-DS症例61例中16例に化学療法を減量せざるを得なくなりそのうちの13例がMTXによる粘膜障害、骨髄抑制、肺炎のためMTXを減量したと報告している。MTX大量療法は慎重にするべきである。

3 乳児白血病とダウン症候群に合併する白血病の遺伝子異常について

　乳児白血病とダウン症候群に合併する白血病に関与する遺伝子異常について近年、多くのことが明らかになってきた。

1 乳児白血病における染色体異常と*MLL*遺伝子

　Greavesらは乳児期に発症した白血病のうち、双子発症例では*MLL*遺伝子のまったく同じ部位での再構成が認められ、胎児期に既に白血病クローンが存在することを明らかにした[9]。さらに、乳児ALL患者のガスリー血から、白血病細胞と同じ切断点を有する*MLL/AF4*陽性クローンが存在することを見い出した。胎児期に*MLL*遺伝子の再構成が生じる機序については、この事実に基づき実施された疫

学調査の報告がある。結果は、乳児白血病をもつ母親は妊娠中にトポIIインヒビター作用を有する漢方薬や殺虫剤への曝露歴が有意に高いことが明らかにされた。しかし、胎内で生じた MLL 遺伝子異常がどのようなセカンドヒットによって、アポトーシスを免れて白血病発症へと至るのかは不明である。また、DNA アレイを用いた解析では、トポIIインヒビターのほか、EB ウイルスや多能性造血幹細胞レベルの異常も乳児白血病の発症に関与していることが示唆されている。

MEMO 【2. 乳児白血病の *MLL* 遺伝子切断点】

MLL 遺伝子の再構成のほとんどはエクソン 5〜11 を含む 8.3 kb の BamHI fragment に切断点が集中している。図 4 に示すようにこの領域には DNA の転写、複製に関与する scaffold attachment region (SAR) が 2 ヵ所認められ、テロメア側の SAR 内にある topoisomerase (topo)-II 結合部位にトポIIインヒビターであるエトポシドによる二次性白血病と乳児白血病の *MLL* 遺伝子の切断点が集中している。一方、乳児以外の de novo 白血病の切断点は異なる部位に認められる。

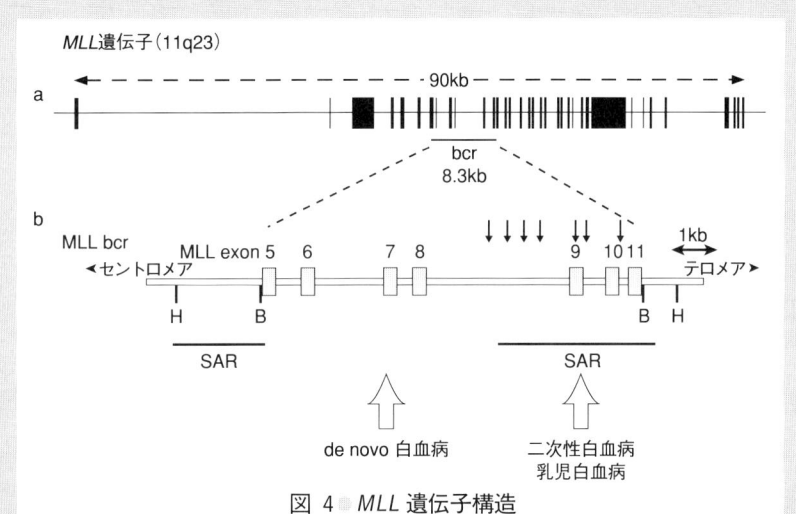

図 4 ● *MLL* 遺伝子構造
MLL 遺伝子の再構成は 8.3 kb の BamHIfragment に切断点が集中しており、この領域には SAR が 2 ヵ所認められ、このテロメア側の SAR 内に二次性白血病と乳児白血病の切断点が集中している。一方、de novo 白血病の切断点は異なる部位に認められる。
SAR ; scaffold attachment region, B ; Bam HI, H ; Hind III

---

2 ダウン症候群に合併する白血病と *GATA-1* 遺伝子変異

2002 年 Wechsler らは、AML-DS 症例において赤血球および巨核芽球系の分化増殖に関与する転写因子の *GATA-1* 遺伝子変異が新規に発見されたと報告した[10]。その後、AML-DS のみならず自然退縮がみられる TAM にも同様な変異が認められることが相次いで報告された[11]。個々の変異は activation domain を含む N 末領域 Exon 2 に集中しており、その結果本来の GATA-1 蛋白に比べて短

い変異蛋白が翻訳され、正常の巨核球の分化が阻害され、クローナルな増殖能力が獲得されると推察される。TAM の時期に $GATA-1$ 遺伝子変異が認められ、同一症例の AML 発症時にまったく同じ塩基配列が確認されている。DS 合併の一卵性双生児の AMKL 発症例では胎児期に既に $GATA-1$ 遺伝子変異が発生し、他方の児に血液を介して移植されたと推察する症例報告もあり、$GATA-1$ 遺伝子変異は DS 児における白血病発症のメカニズムの中で早い段階で認められると考えられる。また、興味深いことに血液学的に正常な DS 症例のガスリー血においても 21 例中 2 例に変異が認められたが、非 DS 児 62 例ではまったく異常は認めていない。TAM の約 30%が AMKL を発症するといわれているが、$GATA-1$ 遺伝子変異にどのような付加的異常が加わり白血化するのか、今後の解析が期待されるところである。

●おわりに

乳児白血病は従来予後不良といわれ治療に難渋してきたが、近年、化学療法や SCT の進歩により治療成績が改善してきた。DS 児に合併した白血病においてはその特徴を考慮して治療を行うべきである。両者ともに MLL 遺伝子や $GATA-1$ 遺伝子異常など、次々と新知見が報告されており、白血病発症の機序解明につながるものと期待される。

(工藤寿子、小島勢二)

■文献■

1) Camitta BM：Pathogenesis and treatment of acute lymphpcytic leukemia in infants. Jpn J Pediatr Hematol 18：593-600, 2004.
2) Isoyama K, Eguchi M, Hibi S, et al：Risk-directed treatment of infant acute lymphoblastic leukemia based on early assessment of MLL gene status；results of the Japan Infant Leukemia Study (MLL 96). Br J Haematol 118：999-1010, 2002.
3) Kosaka Y, Koh K, Kinukawa N, et al：Infant acute lymphoblastic leukemia with Mll gene rearrangements；outcome following intensive chemotherapy and hematopoietic stem cell transplantation. Blood 104：3527-3534, 2004.
4) Kawasaki H, Isoyama K, Eguchi M, et al：Superior outcome of infant acute myeloid leukemia with intensive chemotherapy；results of the Japan Infant Leukemia Study Group. Blood 98：3589-3594, 2001.
5) Lange BJ：The management of neoplastic disorders of haematopoiesis in children with Down's syndrome. Brit J Haematol 110：512-524, 2000.
6) Gamis AS：Acute myeloid leukemia and Down syndrome evolution of modern therapy；State of the art review. Pediatr Blood Cancer 43：1-8, 2004.
7) Kojima S, et al：An effective chemotherapy regimen for acute myeloid leukemia and myelodysplastic syndrome with Down's syndrome. Leukemia 14：786-791, 2000.
8) Zipursky A：Transient leukemia-a benign form of leukemia in newborn infants with trisomy 21. Brit J Haematol 120：930-938, 2003.
9) Eguchi M, Eguchi-Ishimae M, Greaves M：The role of the MLL gene in infant leukemia. Int J Hematol 78：390-401, 2003.
10) Wechsler J, et al：Acquired mutations in $GATA$ 1 in the megakaryoblastic leukemia of Down syndrome. Nat Genet 32：148-52, 2002.
11) Gurbuxani S, et al：Recent insights into the mechanisms of myeloid leukemogenesis in Down syndrome. Blood 103：399-406, 2004.

29 治療効果の判定方法

1 白血病の治療効果判定と微小残存病変

　白血病の治療効果判定は、その後の治療の選択にとって重要な役割を担っており、治療開始後の白血病細胞のモニタリングについては、白血病細胞の遺伝子発現を定量解析する分野などで重要性が高まっている。

　白血病の治療効果の判定は、May-Giemsa染色した骨髄標本を光学顕微鏡により観察することによって行ってきた。顕微鏡上白血病細胞が同定できなくなる状態を寛解(血液学的寛解)と呼び、疾患ごとにその基準は異なるが、急性骨髄性白血病(AML)においては、1990年にChesonらが報告したもの[1]に準じ、寛解を5%以下と定義することが多い。寛解では、治療前に体内に 10^{12}〜10^{13}(1〜10兆)個存在した白血病細胞が減少し、正常造血の回復を得ることができる(図1)。寛解後にも顕微鏡による形態学的診断では検出不可能な白血病である微小残存病変(minimal residual disease；MRD)が 10^{10}(100億)のレベルで存在するため、この段階で治療を中止すると、白血病細胞はその後増殖して再発をきたす。このため、寛解が得られた後に地固め療法や造血幹細胞移植といった治療を行うことになる。

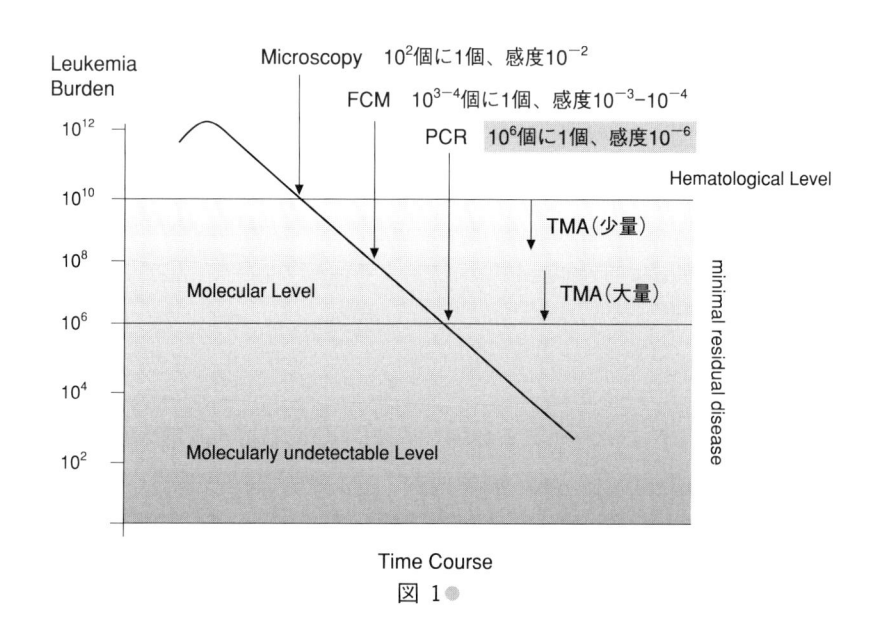

図1●

主に染色体の転座や欠失が関与している白血病においては、白血病に伴って出現する特異的な遺伝子の定量がreal time定量PCR（RQ-PCR）法などにより、10^{-5}〜10^{-6}の感度の遺伝子レベルでの検出が臨床現場でも可能となった。顕微鏡レベルでの再発（血液学的再発）、染色体レベルでの再発（細胞遺伝学的再発）より数ヵ月早く、RQ-PCR法では微量残存病変（分子細胞学的再発）を検出することが可能となってきている。疾患によりその対処は異なるが、血液学的再発以前の段階での早期治療が可能となった。

2 急性骨髄性白血病の治療効果の基準

　2003年にChesonらにより、International Working GroupによるAMLの診断と治療に関するガイドラインが新たに改定され[2]、フローサイトメトリー、細胞遺伝学的、分子生物学的な診断方法などの近年の進歩を含む内容となり、以下のように基準が記されている。

1 早期治療評価（Early treatment assessment）

　治療投与終了後7〜10日に評価を行う。骨髄は低形成である可能性が高いが、抗腫瘍効果の指標となる。

2 形態学的無白血病状態（Morphologic leukemia-free state）

　骨髄穿刺検査により200以上の有核細胞数のうち芽球が5%未満であるものとする。アウエル小体を有する芽球や髄外病変があってはならない。フローサイトメトリーで治療前に認めた特徴的な表現型（CD 34、CD 7の共発現など）と同じものを認める場合には白血病の持続と考える。白血病残存の可能性がある場合には、1週間以内に骨髄穿刺を再検する。生検は、より多くの骨髄組織を得ることができ、骨髄穿刺でスピクラが得られない場合には、実施するべきである。

3 形態学的完全寛解（Morphologic Complete remission ; CR）

　形態学的に無白血病状態で、好中球数$>1,000/\mu l$、血小板数$>100,000/\mu l$の状態を指す。輸血依存ではないことが条件となる。

骨髄の再生に伴い、末梢血に芽球が出現することが時折あるが、完全寛解である場合には、骨髄芽球は5%以下であり、アウエル小体も認めないはずである。また、フローサイトメトリーは、白血病と再生中の骨髄を鑑別するために有用な可能性がある。診断時に認めた異形性が持続する場合には、白血病の残存が示唆される。

前回のガイドラインでは、寛解状態が4週間持続することが完全寛解の基準を満たすためには必要とされたが、今回のガイドラインでは削除された。

光学顕微鏡の感度を超えたレベルでの白血病の定量が可能となったため、形態学的完全寛解の定義を満たした場合には、以下の3とおりの範疇に関しての検討を行うべきである。

a 細胞遺伝学的完全寛解（Cytogenetic complete remission；CRc）

完全寛解に至ってもほとんどの患者は治癒には至っておらず、5%という形態学的評価による基準は任意に設置した値である。治療後にも細胞遺伝学的異常が残存する場合には、存在しない場合と比較して予後がはるかに不良であることが示唆されており、完全寛解のうち、染色体異常の消失を基準とする新たな分類が設けられた。前向き研究によるデータの蓄積は十分であり、この基準は現段階では臨床研究で使用するべきである。

b 分子生物学的完全寛解（Molecular complete remission；CRm）

分子細胞学的方法や、フローサイトメトリーによる微小残存病変の研究により、AMLにおいて、形態学的寛解、細胞遺伝学的寛解の後も多くの場合で残存病変を検出できることがわかった。t(15；17)におけるPML-RARα、t(8；21)におけるAML1/ETO融合遺伝子、inv(16)におけるCBFβ-MYH11融合などの特異的な遺伝子マーカーを有するAML患者では、RQ-PCR法により微小残存病変を検出することができる。同様に、フローサイトメトリーを用いた異常表現型の検出は、多くのAML患者で微小残存病変を感度よくモニターすることが可能である。

急性前骨髄急性白血病（APL）では、分子生物学的寛解が予後と関連することが確立されており、他のAMLと比較して、分子生物学的寛解がAPLにおける治療目標として認識されている。ほかにも、WT-1などが微小残存病変のターゲットとして用いられている。これら微小残存病変の定量により、1/1,000～10,000の割合での白血病細胞の存在により、再発が差し迫っていることを予測することができる。

c 血球回復不十分な形態学的寛解（Morphologic complete remission with incomplete blood count recovery；CRi）

化学療法後に、好中球数（<1,000/μl）、血小板数（<100,000/μl）が回復していない以外は完全寛解の基準を満たす場合に用いる。特に、寛解導入療法時においては血算値が正常化した場合と同等とはいえず、完全寛解には含めて考えるべきではな

い。

　これら3つのCRの分類では、中枢神経や軟部組織といった髄外病変は存在しない必要がある。臨床症候を認めない限りは、臨床研究でない限り中枢神経病変の検索は推奨されない。

4 部分寛解（Partial remission；PR）

　臨床試験第Ⅰ、Ⅱ相でのみ用いる基準であり、血球回復後に芽球の割合が治療前の50%以上減少し、かつ骨髄穿刺での芽球の割合の値は5%から25%の範囲にまで減少した場合とする。部分寛解と骨髄回復に伴う芽球の増加を区別するために、数週間のうちに骨髄穿刺が必要になることがある。アウエル小体がある場合には、芽球数が5%以下でも部分寛解としてよい。

5 治療不応（Treatment failure）

　臨床試験第Ⅲ相で完全寛解に至らなかった症例、第Ⅰ、Ⅱ相で部分寛解にも至らなかった症例が含まれる。以下のように分類する。
　①治療抵抗性白血病：治療薬の最終投与から7日間は生存し、最終検査で末梢血、骨髄に白血病残存を認める。
　②骨髄不全：治療薬の最終投与から7日間は生存し、血球減少期に死亡した場合で死亡7日以内に採取した骨髄は無形成または低形成で白血病が存在しない。
　③不確定原因
　　ⅰ）治療終了7日以内に死亡した場合
　　ⅱ）治療終了後7日後以降に死亡し、末梢血では白血病を認めないが、治療後の骨髄検査が行われていない場合
　　ⅲ）治療終了以前に死亡した場合

6 再発（Recurrence）

　末梢血で再度芽球が出現した場合、または地固め療法後の骨髄再生期などの原因を除いて骨髄で5%以上の芽球を認める場合を形態学的再発とする。新たな異形性の出現も再発とする。治療後に、末梢血に芽球が存在せず骨髄に5〜20%の芽球を認める場合には、再発と骨髄再生の鑑別のために、最低1週間目以降に骨髄穿刺を繰り返す必要がある。再発の日付は、最初に骨髄に5%以上の芽球を認めた日とする。髄外腫瘤の再発や出現を細胞診で認めた場合は再発とする。分子生物学的または遺伝学的再発は細胞遺伝学的または分子細胞学的以上の再出現により特徴づけら

れる。

　急性前骨髄急性白血病(APL)の治療では、化学療法とATRA治療後に骨髄無形成の時期が必須ではないことが特徴的である。寛解導入療法後7〜14日後に実施した骨髄穿刺では、過形成を認め、疾患の抵抗性と誤る印象をもつ可能性がある。この所見は寛解導入療法の追加の指標とはならない。ATRA治療終了後10〜14日までは骨髄穿刺または生検を実施する必要はない。

　APLの治療終了は10^{-3}または10^{-4}の閾値をもつRQ-PCR法でPML-RARα融合遺伝子の消失を確認し、分子細胞学的寛解を得ることである。地固め療法後の融合遺伝子の消失は、寛解期間の延長と関連しており、PCR陰性期間後の出現は疾患の再発と高い相関性をもつ。

　AMLで、末梢血のRQ-PCR法を利用することは、再発の予測と寛解の程度を確定するのに有用である。融合遺伝子のRQ-PCR法は、完全寛解後2年間は3ヵ月ごとに、以降2〜3年の間は3〜6ヵ月ごとに実施することが推奨される。

3 慢性骨髄性白血病(CML)における微小残存病変

　血液学的効果判定基準は、Kantarjianの基準に従うことが多い[3]。血液学的完全寛解(Complete hematologic response；CHG)は、白血球数＜$1\times10^4/\mu l$、血小板数＜$45\times10^4/\mu l$、白血球分類の正常化(芽球、前骨髄球0％、骨髄球＋後骨髄球＜5％、後塩基球＜20％)、CMLに関連した臨床症状の消失、の4項目すべてを満たすものとされる。部分寛解(Partial response)は、

①白血球数$1\times10^4/\mu l$未満であり、幼若球残存≧1％、CMLに関連した臨床症状の残存、脾腫(触診)の残存(但し、50％以上の縮小あり)、のうち1項目以上を有するもの

②白血球数$1\times10^4/\mu l$以上、$2\times10^4/\mu l$未満のもの
とされる。

　CMLの約95％の症例ではフィラデルフィア染色体異常と呼ばれる染色体転座t(9；22)(q34；q11)を認める。t(9；22)は第9染色体長腕(9q34)に存在するABL遺伝子と第22染色体長腕(22q11)に存在するBCR遺伝子との相互転座であり、その結果、BCR-ABLキメラ遺伝子が形成される。CMLの治療効果の判定はBCR-ABLキメラ遺伝子を検出することによるが、微小残存病変の検出法として、染色体分析法、間期核蛍光 in situ ハイブリダイゼーション法(FISH)、分子生物学的モニタリング法であるRQ-PCR法が挙げられる。

　細胞遺伝学的効果判定は、染色体20個を分析し、Ph染色体の消失度を評価する(表1)。

表 1 ● 慢性骨髄性白血病（CML）の細胞遺伝学的効果判定

Complete cytogenetic response（Complete CGR）	Ph（＋）細胞	0％
Major cytogenetic response（MajorCGR）	Ph（＋）細胞	0〜35％
Minor cytogenetic response（Minor CGR）	Ph（＋）細胞	36〜95％

　分子生物学的モニタリングに用いる RQ-PCR 法は、細胞遺伝学的効果と比較して、Major CGR は 1 log reduction（1/10 の減少）に、complete CGR は 2 log reduction（1/100 の減少）にほぼ相当することがわかっている。CML 治療に用いられる BCR/ABL チロシンキナーゼ阻害剤であるイマチニブ（グリベック®）投与後において、IRIS Study によれば、治療開始後 12ヵ月の時点で complete CGR かつ 3 log reduction（1/1,000 の減少）以上の減少を示した群は、24ヵ月における無増悪生存率は 100％であったが、一方、complete CGR であるが、減少が 3 log reduction 以下に留まった群での無病生存率は 95％、complete CGR とならなかった群では 85％であった[4]。分子生物学的モニタリングの観点から、CML の予後を予測するうえで、3 log 以上の BCR-ABL/BCR（％）の減少が重要であることが示唆され、3 log 以上の BCR-ABL レベルの低下は、予後予測のうえでの指標として、major molecular response という用語で提唱されている。CML の治療においては、PCR 感度以下となった症例においても、体内に数百万個の白血病細胞が残存している可能性があり、イマチニブ中止によって再度増加することが考えられ、分子生物学的寛解に達した場合でも、イマチニブの中断は推奨されていない。

　また、PCR 法以外の遺伝子の定量法として、Amp-CML 法が平成 16 年 11 月に新たに保険適応となった。この検査法はキット化されており、Gen-probe 社が開発した核酸増幅法（TMA 法）によって、mRNA を 1 時間以内に 10 億倍以上に増幅させ、アクリジニウムエステル標識プローブを用いて増幅産物を検出することにより、血液中の Major bcr-abl mRNA のコピー数を測定する（定量域 50〜2,500 コピー/assay）[5]。この検査での検出率については、現在国内でも臨床的なエビデンスを蓄積している段階であるが、培養が不要のため短い時間で結果が判明すること、RQ-PCR 法と比較して操作が簡単であることや、PCR 法で増幅を行う DNA と比較して RNA は試験管外では不安定なため、検査室内の汚染による偽陽性のリスクが少ないなどの利点が挙げられる。一方、定量域が狭いためすべての病期の bcr-abl を正確に測定することが難しい。このためコピー数の多寡により、解析する RNA 量を変えることにより、初診時から 4 log reduction までを測定できるシステムを開発中である。

> **MEMO** 【リアルタイム定量 PCR(RQ-PCR)法】
>
> 通常の PCR 法に加えキメラ遺伝子のターゲット領域に特異的にハイブリダイズする Taqman プローブを使用する。Taqman プローブは 5' 末端に Quencher 色素、3' 末端に Reporter 色素がラベルされており、通常の状態では、Reporter 色素の蛍光は 2 つの蛍光物質間のエネルギー移動現象によって抑制されている。DNA ポリメラーゼにより Reporter 色素が分離すると、蛍光を発するようになる。PCR の反応が進み遺伝子産物が増加するに従い、それに比例して蛍光強度が増加する。測定器 ABI 7700 には、自動的、リアルタイム的にこの蛍光光度を記録できる。サンプルと同時にあらかじめコピー数のわかっている標準資料を測ることにより、一定の蛍光強度に達した PCR サイクル数から、サンプル中の DNA コピー数を解析することができる。実際の測定は自動化されており、結果の解析まで 6 時間と短時間で行うことができる。

4 急性リンパ性白血病(ALL)における微小残存病変

フィラデルフィア陽性急性リンパ性白血病(Ph⁺ALL)では、根治を目指す方法が同種造血幹細胞移植のみと考えられている。移植後に血液学的寛解に入った後、MRD が検出されると、1ヵ月以内に血液学的再発をみるとの報告があり[6]、MRD モニタリングにより分子学的再発の段階で、早期に治療開始を試みる手法が模索されている。

フィラデルフィア染色体陰性の ALL では、MRD の検出に、白血病細胞の T 細胞レセプターや、白血病細胞の免疫グロブリン再構成により生じた塩基配列を患者ごとに決定して、PCR で MRD を検出される方法が報告されているが、手法の煩雑さのため、広く行われてはいない。

5 慢性リンパ性白血病(CLL)における微小残存病変

現在国内で第一選択薬になりつつあるプリンアナログによる治療でも、正常な多クローン性の B 細胞の回復が得られる例は約 40％との報告もあり、このことは慢性リンパ性白血病(CLL)における MRD の検索が今まで重要視されなかった理由の 1 つであると考えられる。比較的若年者での同種幹細胞移植による治療や、海外で使用されている CD 52 に対するモノクローナル抗体(Campath-1 H)による治療成績が報告され、CLL においても、MRD がこれらの治療後の効果判定や再発リスクの指標となる可能性が報告されている。CLL においては、通常フローサイトメ

トリーに加えて、4 colour を用いるなどの工夫を加えることによる CLL 細胞の検出が試みられている。免疫グロブリン H(IgH)遺伝子の変異の PCR による検出や、FISH による MRD の検出は、評価可能な対象患者が限られる。

●おわりに

　MRD は、白血病の治療効果判定や、今後の治療方針の決定に際して、日常診療においても汎用されていくものと思われる。RQ-PCR 法は、保険適応を受けておらず、国内でのエビデンスの蓄積が今後標準的に使用されるようになるまでには必要と考えられる。

（鍬塚八千代、宮村耕一）

■ 文　献 ■

1) Cheson BD, Cassileth PA, et al : Report of the National Cancer Institute-sponsored workshop on definitions of diagnosis and response in acute myeloid leukemia. J Clin Oncol 8(5) : 813-819, 1990.
2) Cheson BD, Bennett JM, et al : Revised recommendations of the International Working Group for Diagnosis, Standardization of Response Criteria, Treatment Outcomes, and Reporting Standards for Therapeutic Trials in Acute Myeloid Leukemia. J Clin Oncol 21(24) : 4642-4649, 2003.
3) Sawyers CL : Chronic myeloid leukemia. N Engl J Med 340(17) : 1330-1340, 1999.
4) Hughes TP, Kaeda J, et al : Frequency of major molecular responses to imatinib or interferon alfa plus cytarabine in newly diagnosed chronic myeloid leukemia. N Engl J Med 349(15) : 1423-1432, 2003.
5) Langabeer SE, Gale RE, et al : Transcription-mediated amplification and hybridisation protection assay to determine BCR-ABL transcript levels in patients with chronic myeloid leukaemia. Leukemia 16(3) : 393-399, 2002.
6) Radich J, Gehly G, et al : Detection of bcr-abl transcripts in Philadelphia chromosome-positive acute lymphoblastic leukemia after marrow transplantation. Blood 89(7) : 2602-2609, 1997.

30 白血病の今昔

1 Leukemia の歴史 "weisses Blut"

　1846年、ドイツの病理医 Virchow が、巨大脾腫を有し血液が白色調を帯びた剖検例を weisses Blut（白い血液）の病名を付して報告したのが、白血病（Leukemia）の第1例目とされている[1]。ラテン語で leuko（白色）＋emia（血液）の複合語として leukemia が病名となり、日本語訳は白血病となった。この時代、まだ血液スメア標本の作製技術と染色法が確立されておらず、白血球の存在自体が知られていなかったが、血液の肉眼所見から白血病の記述が始まったわけである。その後スメア技術と多重染色（Pappenheim）法が確立するとともに、既にヘモグロビンの色調によりその存在が知られていた赤血球に並び白血球の存在も確認され、白血球が著増する独立疾患として"Leukemia"が確立した。

　私が血液医を志した昭和44年頃、白血球70万で入院した慢性骨髄性白血病（CML）の患者が出血死し、その剖検に立ち会ったが、心腔内血液が灰白赤色調を帯びていたのを鮮明に記憶している。しかし、Virchow の後も、白血病が血液細胞のがんであることの確立には約100年、1960年代の染色体分析法まで待たねばならなかった。

2 白血病分類の今と昔

　Virchow の白血病はおそらく CML であったと推定されるが、染色法の進歩によって血球の種類が判別できるようになると、1900年前後より白血病は形態学的に芽球からなる急性白血病と成熟球からなる慢性白血病に分けられるようになった。臨床経過とも強く関連するこの分類法は広く普及した。白血病の臨床的分類がスタートした。

　白血病細胞の起源についての研究は、歴史的には細胞化学的手法がまず導入され、オキシダーゼ（後にはペルオキシダーゼ）が陽性の骨髄性と陰性のリンパ性に区分され始めたのは1930年代からであった。その後研究は長く低迷した。1960年代に

始まった染色体分析法の白血病研究への応用により、種々の染色体異常が見い出され、また 1970 年代から登場してきたモノクローナル抗体による免疫学的表面マーカー解析が、白血病細胞の細胞起源についての精密分析、特にリンパ系腫瘍の精密な分類を可能にし、白血病の理解が急速に進んだ。同じ頃造血幹細胞の存在も確認され、白血病化の標的細胞として注目された。

　1976 年、形態学と細胞化学(主にペルオキシダーゼ)に基づいた急性白血病の FAB 分類が提唱され、臨床医にとっても研究者にとっても有用な分類法が初めて確立するに至った[2]。同時期に発展した染色体研究および免疫学的マーカー分析法の発展により、FAB 分類は数度の改訂を経て進化して行った。さらにこの頃から台頭した分子生物学により、染色体異常を糸口にして多数の遺伝子変異が発見され、遺伝子で規定される疾患単位が次第に確立し、その流れは今も続いている。2000 年にはそれらの進歩を取り入れ、骨髄系とリンパ系の腫瘍の包括的分類法として WHO 分類が提唱され、遺伝子学的分類の方向性が定まった[3]。

3 血液細胞のがん

　がんの定義は今日、がん遺伝子・がん抑制遺伝子など細胞増殖関連遺伝子の変異の蓄積によって生じる不可逆的細胞増殖ということになる。さらにがん細胞の集団としては、単クローン性であることも重要である。白血病が単クローン性疾患であることが判明したのは、1960 年の Nowell らによる CML におけるフィラデルフィア(Ph)染色体の発見による[4]。すべての分裂細胞に Ph 染色体が発見されたことは衝撃的であった。さらに CML では、リンパ球系(特に B 細胞系)を含むすべての血球系において Ph 染色体の存在が確認され、多能性幹細胞起源の単クローン性腫瘍であることが明白となった。染色体分染法が開発されると、1973 年 Rowley らによって Ph 染色体は t(9；22)(q 11；q 23) であることが発見され[5]、さらに 1982 年、その責任遺伝子変異は BCR/ABL であることが De Klein らによって発見された[6]。これらの一連の発見によって CML がヒトのがんとして、がん遺伝子(c-ABL)の変異(転座・融合)によって生じた単クローン性疾患であることが確立した。これは固形癌の成因研究に先駆ける卓越した研究成果であった。さらに融合遺伝子 BCR/ABL のマウス造血幹細胞への導入実験で白血病が誘発される一連の実験結果によってがんが"遺伝子病"であることも如実に示された。

　この研究の流れは、その変異遺伝子でつくられる細胞増殖の原因蛋白の働きを抑える分子標的薬の開発へと進み、CML の BCR/ABL 産物である p 210 チロジンキナーゼの酵素活性を選択的に抑制する imatinib mesylate(グリベック®)が合成され、現在 CML 患者に多大な恩恵をもたらしつつある[7]。

形態学から始まった白血病の病態研究が、科学の進歩を総合的に取り入れ、血液がんとしての本態が解明され、治療法の開発にまで導くという理想的展開となったことがよくわかる。研究者の関心は現在、このような分子標的治療法が果たして白血病の真の治癒をもたらし得るかに移りつつある。

4　激烈な症状を示した昔の白血病患者

　白血病患者の自然史を学ぶことは、治療法が成分輸血などの補助療法とともに発達・普及した現在難しくなっており、過去の症例が参考になる。1960年代の白血病の臨床現場では既に6-MPなどの抗がん薬が登場していたものの、多くの急性白血病の経過は月単位であった。稀に1年を超える例は存在したが、白血病の病態の本質である正常血球産生の破綻によって、重症貧血、強度の出血傾向（歯肉内・口腔内・鼻腔などの粘膜出血、吐・下血、性器出血、脳出血、肺出血など）、また急速に悪化する重症感染症などが、種々の組み合わせで患者を襲い、悲惨な状況が頻繁にみられたものである。血小板輸血の普及により、出血傾向のために命を奪われる白血病患者は、今日では極めて稀となった事実と比較すると隔世の感がある。血小板輸血が可能になったのは1970年代初めからである。患者身内の方々の血液を採血バッグごと遠心し、上層の血小板濃厚液を集め、1パックとして主治医自らが用意して輸血することから始まった。全国の日赤輸血センターで血小板輸血が業務となったのは1970年代後半からである。

　感染症の克服も困難を極めた。1960年代、既にいくつかの抗生剤があったものの、まったく好中球がない場合でも殺菌的に効く強力な抗生剤はなかった。また抗生剤の時間ごとの投与で血中濃度を一定のレベル以上に保つ薬物動態に基づく考え方もまだ乏しい時代であった。現在の強力な抗生剤・抗真菌薬・抗ウイルス薬のラインアップは60年代には想像もつかなかった進歩である。

　白血病細胞の増殖によってもたらされる症状も激烈であった。臨床検査の普及が十分ではなく、診断が全般的に遅くついていたためか、肝・脾・リンパ節腫大、皮膚浸潤、腫瘤形成なども現在よりはるかに多かった。眼窩内に発生した緑色腫によって眼球が突出し、ついには眼球が脱落した小児例をみたのもこの頃であった。脊髄麻痺を生じた緑色腫例もあった。現在では腫瘍量のコントロールがまったくできないということがなくなり、このような事例に遭遇することは少なくなった。当時は白血病の増殖をいかんともし難く、白血病の自然史を日々みていたことになる。現在の進歩した治療を受ける患者にみられる症状の全般的な軽症化は、白血病の自然史に蹂躙される患者に日々直面した世代の血液医にとっては殊のほか印象深い。

5 抗がん薬による"寛解"

　Virchowの時代はもとより、その後約100年間、白血病の治療の歴史は惨憺たるもので、患者のすべてが死に至る"不治の病"であった。これは一般の人々にも広く流布され、白血病の性格についてのぬぐい難い固定観念となり、今日もなお一般人および一般医の中にその名残をみることがある。

　突破口はステロイドホルモンの合成と、第一次大戦の思わぬ落とし子であった毒ガス成分ナイトロジェンマスタードの合成による化学療法の芽生えによってもたらされた。ステロイドホルモンは小児の急性リンパ性白血病において初めて白血病芽球が一旦は消失する完全"寛解"をもたらした。前者のナイトロジェンマスタードはその細胞毒性（分裂阻止）が多種類の抗がん薬の開発競争をもたらし、開発された6-メルカプトプリン（6-MP）などのアルキル化薬によって急性骨髄性白血病（AML）においても初めて寛解がもたらされた。1950年代が正にその画期的な時代の始まりであった。しかし多くの抗がん薬の開発ラッシュによっても、寛解率はAMLで20％前後まで上がったものの、2年以上の長期にわたる寛解例は極めて稀で、私が血液医を志した1970年初頭でも、抗がん薬のみで治癒する例はほとんど皆無であった（図1）。

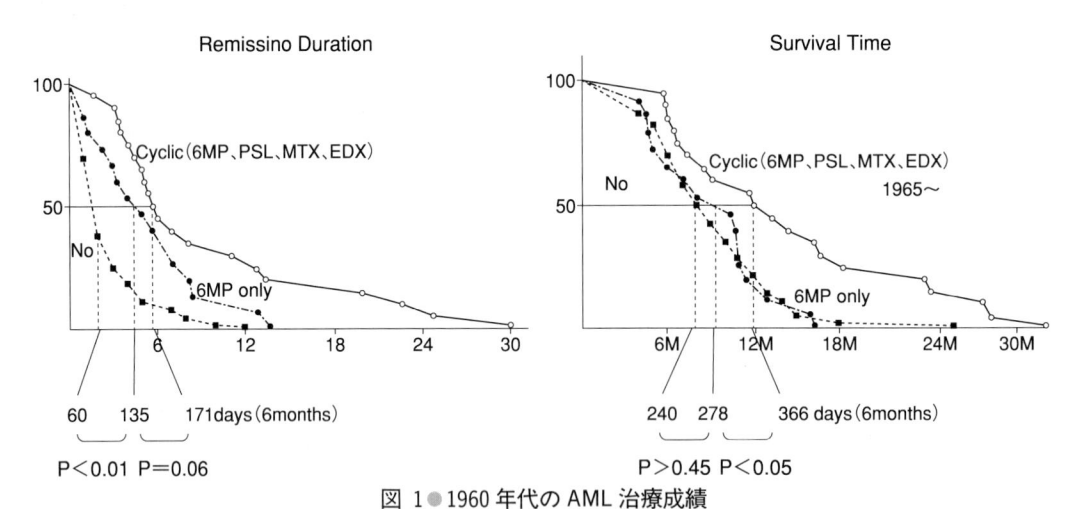

図1 ● 1960年代のAML治療成績
（山田一正，ほか：新抗白血病剤の評価と薬剤交替維持療法．臨床血液 10：333-345, 1969. JALSGメンバー宮脇修一先生（済生会前橋病院）より提供を受けた）

6 多剤併用療法による"治癒"

　1960年代後半に始まる多剤併用療法が突破口を開いた。1剤で20%前後の寛解率が得られる場合、2〜4剤を併用すると寛解率が40%、さらには60%以上にも到達しうることが動物実験、臨床試験で次々に確認され、多くの多剤併用療法のプロトコールが考案された。Total cell kill が真剣に目指された。これが多施設臨床試験の始まりとなり、米国でまず Leukemia Study Group B などが設立された。また新しい抗がん薬が開発されると、多剤併用療法にいかに組み込むかのテストが試されるというパターンが確立された。これは現在まで堅持されており、最近では分子標的薬（ATRA など）も併用薬の1つとして取り込む方式が一般化しつつある。

　多剤併用療法の強度が、成分輸血などの進歩、サイトカインの臨床応用、抗菌薬・抗真菌薬など、目覚ましい進歩を遂げた補助療法に支えられ、患者自身の骨髄が回復可能な限界ギリギリまで強度が上がってくるとともに、長期生存率は目覚ましい上昇を示し、特に小児 ALL がその先導役を果たした。5年生存率は、1980代前半には50%を超え、後半には70〜80%にまで到達した。成人の白血病でも1970〜1980年代の20年間に目覚ましい成績の向上がみられた。

　しかし、1990年代にはその進歩も鈍り、成人 ALL では約30%前後、AML も APL（M3）の著しい進歩（約60%）を除けば、40%前後で頭打ちとなってきた。1987

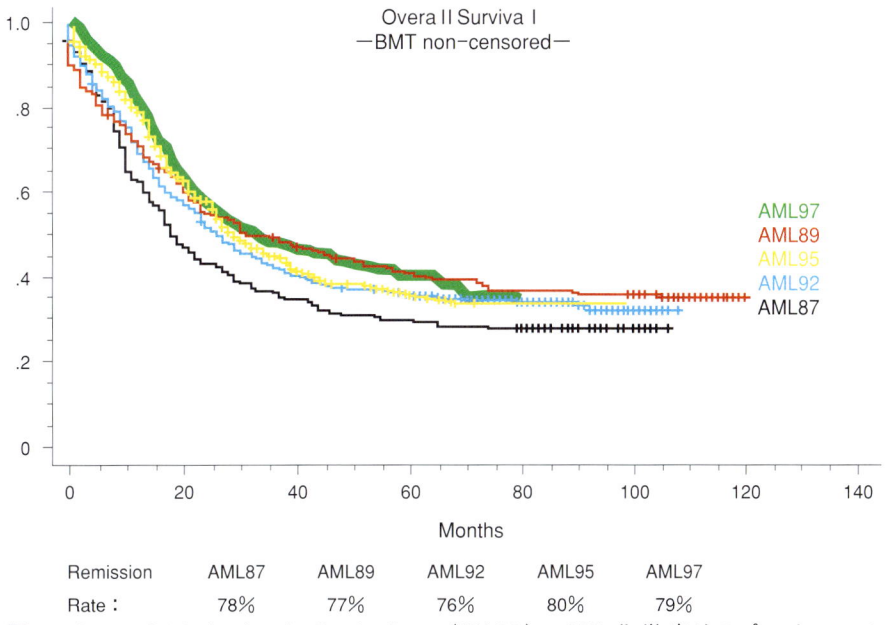

図2 ● Japan Adult Leukemia Study Group（JALSG）の AML 化学療法5プロトコール（1987〜1997）における全生存率の比較

年にわが国で初めて結成された多施設共同研究グループのJALSGはまさにこの時期に活動を開始し、17年が過ぎたが、その間、成績の向上は一部の病型(M3)を除いて僅かであった(図2)。初めてがんに対する薬物療法が治癒をもたらした20世紀の金字塔ともいうべき第一期(1950〜1980年代)の成果から4半世紀を経て、その限界もまた明らかになったといえる。今、血液医の前には、さらなる治癒率の向上を阻む大きな壁が立ちはだかっていることを強く認識せざるを得ない。分子標的治療薬などの開発により、この壁が克服され、第二期の黄金時代が来ることを願いたい。

7 同種造血幹細胞移植による治癒率向上

1970年代に実験的に開始された同種造血幹細胞移植は、多くの先人による苦難の過程を経て、初めて今日のレベルに到達したものであることを忘れることはできない。初期の成績は誠に惨憺たるものであった。当初からGVHDが大きな問題であったとともに、種々の合併症の克服が大きな課題となった。特にサイトメガロウイルス間質性肺炎が大きな壁であった。これも次第に抗ウイルス薬・高抗体価γグロブリン製剤などの開発によって克服されつつある。初期の移植成功率が20%以下という状況から、80%を超える現在の状況は驚異的な改善であったといえよう。

同種移植は抗がん薬の超大量療法による残存白血病細胞の撲滅を前提とする考えに基づくものであったが、次第にドナーリンパ球による免疫学的抗白血病効果(GVL)が認識されるようになった。同種移植療法が再発白血病をも治癒に導きうる基盤に、単に超大量化学療法の力のみでなく、GVL効果も存在する事実は、同種移植療法がもつユニークな独自性として最も注目されるところとなった。通常化学療法による寛解から再発した場合は、通常化学療法のサルベージ療法で一定の再寛解導入が可能であるが、治癒はもはや期待できないという厳然たる事実がある。唯一同種移植療法がこれを克服できるものとして、血液移植医にとって白血病に挑戦を続ける最大の武器となっている。

8 分子標的療法による治癒率向上

最も重要なモデルは1980年代初頭に中国から導入されたAPL(M3)に対する全トランスレチノイン酸(ATRA)療法である。それまでのダウノマイシン・シタラビン多剤併用療法でも無病生存率40%程度の比較的優れた成績が得られていた

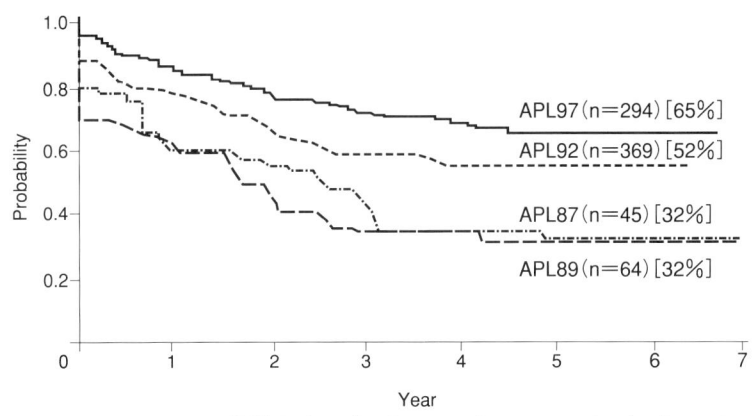

図 3 ● JALSG の APL 化学療法 4 プロトコール(1987～1997)の無イベント生存(EFS)率の比較(1987/89 は化学療法のみ、1992/97 は ATRA ＋化学療法併用)

　M3では、最近の JALSG の成績では ATRA との併用化学療法により 65%の無病生存率(5年)が得られており、この約 20%の上昇の意味するところは極めて大きい[8] (図 3)。異なる機序の薬剤の組み合わせで寛解率・長期生存率が上昇した 1970 年代の理論の正しさが、再び証明されたことになるからである。M3 は現在世界的に AML の層別化治療の具体例となっており、将来の AML の治療が病型(疾患)単位ごとに層別化される方向性を暗示している。今後開発される分子標的薬もまた、ATRA と同様、寛解率・無病生存率をどこまで向上させるかが最大のポイントなってくる。間もなくわが国でも認可予定の Myelotag(gemutuzmab ozogamycin)は大多数の AML 症例の芽球が高率に保有する表面抗原 CD 33 に対するモノクロナル抗体であるが、欧米の試験では難治例を含む AML の寛解率の大幅上昇(70%台から 80～90%へ)を実現しつつある(personal communication)。今後この高寛解率が無病生存率の向上につながるか、特に注目される。

9　"治る"白血病、"治らない"白血病：予後判定可能時代の到来

　診断確定時の染色体異常、年齢、病型などを駆使すると、予後が3群[Good、Intermediate、Poor]に大別されることがここ 20 年間の研究でほぼ確立したことの意義は大きい[9]。今後も新しい治療法が確立すると、そのプロトコールにおける予後因子が明らかにされ、予後判定法がさらに進化していくものと思われる。このように診断時点で患者の予後を判断する方向性が確立してきたことは、治療法選択に大きなインパクトを与えつつある。
　最終的に最も多数の白血病患者に長期生存または治癒をもたらしうる総合的治療

戦略が開発されるべき時期が到来したともいえよう。Good群とPoor群の極端な予後の差は、AML患者は現在の治療によって"治る"白血病と"治らない"白血病に大別できることを意味している。このように、白血病患者の診断時にその予後をかなりの精度で予知しうる現状は、血液医にとっては最も緊張と熟慮を強いられる難しい現場が出現してきたことにほかならない。これが、先に述べた第二期の白血病治癒率向上を目指す現場であり、新薬開発の主たる標的でもある。

10 遺伝子分類時代へ

　WHO分類が2000年に提唱され、世界的に普及しつつある。まだすべての白血病の遺伝子変異が明らかにされたわけではないが、遺伝子変異で規定される疾患単位が一部ではあるものの、明確に設定された初めての分類法という位置づけがなされている。特にAMLのM3では分子標的療法の適応となることもあり、遺伝子診断が必須となってきた。またCML、Ph-ALLも同様である。将来の白血病分類は、遺伝子変異の種類によって治療薬選択がなされるというゲノム時代に即したものに変化していくことを予測させる。

　将来は、たとえ少数例しか存在しない白血病の病型単位であっても、その特異的な遺伝子変異に対して選択性の高い分子標的薬が開発されれば、その診断も日常的に求められるようになる。このためにも遺伝子診断の全国規模の態勢づくりを、白血病治療医および移植医・共同治療研究グループ・血液学会・検査会社などが一致協力して確立しなければならない。

11 最後に；白血病治療の近未来像

　この半世紀に、"不治の病"から薬物療法・移植療法により"治癒可能ながん"に変貌した白血病の治療で目指すべき方向性を考えてみたい。白血病細胞を根絶できる手段をわれわれはいくつか手にする時代になった。すなわち、①抗がん薬多剤併用療法、②分子標的療法、③GVL効果をもつ同種移植療法、の3つである。異なる機序の治療法の優れた併用療法が、現時点で最高の無病生存率をもたらすことは明白である。一方、すべての患者に対してこれらが応用できないこともまた現実である。同種移植はドナー確保の観点から、一部の患者の治療法にしかならない点が大きな壁となっており、骨髄バンクのさらなる充実が急務である。

　しかし、高い長期生存率を示す予後良好群では初回寛解時の同種移植は次第に行

われなくなっており、再発時のみ適応となる時代になった。予後中間群・予後不良群の第一寛解期に最も力を発揮するのが同種移植療法であるという認識が重要になってきた。臨床ガイドラインもそのような方向づけが一般的となってきている[10]。

ATRA療法によって寛解し、その後再発したM3症例では、3酸化ヒ素（トリセノックス）が最近導入され、高い再寛解率が得られ、同種移植まで進むことが可能となる症例が増えてきつつある。このようなEBMに基づいて治癒例を増やすためのアルゴリズムが書けるようになってきた。白血病の長期無病生存率を、全体として向上させるグランドデザインとしてのアルゴリズムの開発が今後極めて重要になってくる。

一方、トリセノックスは再発時ではなくATRAと併用（up-frontに）する考え方も台頭している。中国の一部では既にその臨床試験が走っている。Up frontの併用や再発例に使用し同種移植で治癒を目指す多施設試験などが今後組まれていくと思われる。MyelotagでAMLの寛解率が向上することが期待されているが、これは予後中間群と不良群においてそうなのか？　その寛解率向上は、この2群におけるの同種移植の成績向上にも結びつくのか？　多くの重要な課題が次々に出てくる。

成人のPh-ALLがグリベック併用化学療法で高い寛解率が得られるようになると、再発前に、いかにしてより多くの患者に同種移植を行うかが最大の課題となってくる。同種移植の重点化と迅速化が決め手になる。このようにして、薬物療法と細胞移植療法の併用に関する優れたアルゴリズムが開発されることにより、最大多数の白血病治癒例が得られる。今後開発される分子標的薬などは、その中における位置づけをいち早く確立する臨床試験が組まれなければならない。

同時に、同種移植の優れた面を著しく損なっているGVHDのさらなる克服が大きな課題となる。これもまた分子標的療法によって解決できるよう、その分子免疫病態に関する基礎研究が最優先されなければならない。

白血病の歴史は科学の進歩を取り入れ、たゆみない発展を続けてきた。これまでほとんど治癒例がなかったPh-ALLの成績がグリベックの導入で今後どこまで伸びていくか？　AMLの中で最も高い治癒率を達成したAPL（M3）がトリセノックスと同種移植などにより果たして小児ALLなみの80%を超える治癒率に達するか？　CMLの真の治癒がグリベックによりもたらされるか？　これらが第二期の白血病治療の黄金期の到来を占う羅針盤になろう。

（朝長万左男）

■ 文　献 ■

1) Virchow R：Weisses Blut und Milztumoren I. Med Ztg 157：163, 1846.
2) Bennett JM, Catovsky D, Daniel MT, et al：Proposals for the classification of acute leukaemias（FAB Cooperative Group）. Brit J Haematol 33：451-458, 1976.
3) Jaffe WS, Harris NL, Stein H, et al（eds）：World Health Organization Classification of Tumors. Pathology and Genetics, Tumor of Haematopoietic and Lymphoid Tissues. IARC Press, Lyon, 2001.

4) Nowell PC, et al：A minute chromosome in human granulocytic leukemia. Science 132：1497, 1960.
5) Rowley JD, et al：A new consistent chromosome abnormality in chronic myelogenous leukemia identified by quinacrine fluorescence and Giemsa staining. Nature 243：290-293, 1973.
6) De Klein, et al：A cellular oncogene is translocated to the Philadelphia chromosome in chronic myeloid leukemia. Nature 300：765-767, 1982.
7) Druker BJ, et al：Efficacy and safety of a specific inhibitor of the BCR-ABL tyrosine kinase in chronic myeloid leukemia. New Eng J Med 344：1031-1037, 2000.
8) Ohno R, et al：Treatment of acute promyelocytic leukemia；strategy toward further increase of cure rate. Leukemia 17：1454-1463, 2003.
9) 栗山一孝, ほか：JALSG における AML の化学療法；スコアリングシステムを用いた予後判定. 臨床血液 39：98-102, 1998.
10) 日本造血細胞移植学会(編)：造血幹細胞移植の適応ガイドライン. 名古屋大学消費生活協同組合, 名古屋, 2002.

和文索引

あ

アグレッシブ NK 細胞白血病/リンパ腫…264
アシクロビル…238, 245
アスピリン…231
アスペルギルス…243
アデノウィルス…239, 246
アポトーシス…139
アルキル化剤…125
アルゴリズム…309
アルムツズマブ…248
アレイ CGH…31
アンホテリシン B…244
亜ヒ酸…67, 89, 173
足場・ループ構造…34

い

イダルビシン…62
イトラコナゾール…244
イマチニブ…66, 118
インターフェロン α…117, 272
異形成…14
移植関連血栓性微小血管病変…240, 241
移植関連死亡…187
移植関連毒性…237
移植後合併症…236
移植後の QOL…188
移植片対白血病効果…157, 166, 191
移植片対宿主病…157, 169, 198
維持強化療法…73
遺伝子多型…103
遺伝子治療…3
遺伝子分類…308
遺伝情報…103

う

ウルソ®…239
ウルソデオキシコール酸…250

え

エトポシド…63
エノシタビン…59
エンドキサン®…239

お

オクトレオチド…238

か

がん抑制遺伝子…53
カリキアマイシン…67
カルシニューリン阻害剤…240
ガンシクロビル…245
下部消化管内視鏡検査…241
顆粒球コロニー刺激因子…223
活性酸素…62
完全寛解…70
肝静脈閉鎖症…239
——の診断基準…239
寛解…304
——期間…76
——導入療法…71
——率…76
感染予防対策…114

き

キメリズム…163
キロサイド大量療法…174
危険因子…26
偽膜性腸炎…238
喫煙…26
逆位…44
急性 GVHD…238, 241, 246
急性巨核芽球性白血病…16
急性好塩基性白血病…16
急性骨髄性白血病…12, 68, 204
急性骨髄単球性白血病…15
急性赤白血病…16
急性前骨髄球性白血病…67, 83, 173
急性単球性白血病…15
急性転化…116
急性白血病…231
——の WHO 分類…13
——の芽球基準…10
急性リンパ性白血病…17, 92
——における微小残存病変…299
虚血性腸炎…241
胸腔鏡下手術…251

く

クロマチン 30 nm 線維…34
クロラムブチル…126
グリベック®…281, 302

け

欠失…44
——型…253
血小板凝集抑制能…231
血小板輸血…231
——基準値…232
——効果の評価…233
——のタイミング…233
血小板輸血不応状態…233
——の原因…233
原因不明の骨髄線維症…275
原発性血小板血症…274
原発性慢性骨髄線維症…275

こ

コアグラーゼ陰性ブドウ球菌…244
コルセミド…32
古典的三主徴…270
呼吸器系ウイルス…246
甲状腺機能低下症…252
好酸球…281
——増加症候群…278
抗がん薬…2
抗凝固療法…235
抗原血症…245
抗腫瘍効果…198
高危険(HR)群…106
高精度分析法…39
高リスク ALL…99
高齢者白血病…130
国際予後スコアリングシステム…144
骨髄…276
——の線維化…276
骨髄異形成/骨髄増殖性疾患…19
骨髄異形成症候群…18, 138, 195
——の WHO 分類…18
骨髄移植…156
骨髄生検…276
骨髄穿刺, 腰椎穿刺時の鎮痛…114
骨髄線維を伴う急性汎骨髄症…16
骨髄肉腫…16
骨髄破壊的移植…179
骨髄非破壊移植…128
骨髄非破壊的移植…180
——療法…260
骨髄非破壊的同種移植…161
混合キメラ…162

さ

サイクロスポリン…240
——A…149, 150
サイトメガロウィルス…238
サリドマイド…143

――の作用機序…142
再発…79
　　――ALL…108
　　――難治 AML…78
細菌感染予防…215
細胞遺伝学的効果判定基準
　…118
細胞遺伝学的反応…193
細胞周期…32
最未分化型 AML…14
臍帯血移植…156,160,174

し

シクロスポリン…248
シクロホスファミド…126
シタラビン…56
シドフォビル…246
シロリムス…248
支持療法…70
自然史…303
自然褪縮…289
思春期 ALL…108
思春期・若年成人 ALL…94
自家移植…156,172
自家骨髄移植…158
自家末梢血幹細胞移植…158
瀉血療法…271
若年型慢性骨髄単球性白血病
　…19
腫瘍性増殖…269
腫瘤形成性 AML…16
受精卵の凍結保存…253
出血性膀胱炎…239
初発 AML…71
小児 ALL…204
　　――の遺伝学的分類と予後
　　　…105
　　――の免疫学的分類…104
小児急性 ALL…103,106,109,
　111,113
　　――の CNS 予防療法…113
　　――の維持療法…113
　　――の感染予防…103
　　――の後期強化療法…111
　　――の再寛解導入療法…111
　　――の地固め療法…110
　　――の造血幹細胞移植の適応
　　　…109
　　――の中間維持療法…111
　　――の微小残存病変…106
小児急性 ALL の初期治療
　…103
　　――反応性…106
小児急性リンパ性白血病…102,
　204

――の寛解導入療法…109
小児白血病研究会…106
常染色体…37
侵襲性肺アスペルギルス症
　…220
真菌感染予防…215
真性赤血球増加症…270
　　――の診断基準…271
深在性真菌症対策…218
新 WHO 分類…9,132
新規抗真菌薬…220

す

ステロイドホルモン…304
ストレス赤血球増加症…273
水痘…243
髄外造血…278
髄腔内化学療法…206,209
髄注療法…113,207,209
髄膜刺激症状…205
髄膜白血病…205

せ

セロトニン受容体拮抗制吐薬
　…238
生存期間…78
生存率…77
生着症候群…240
成熟 B 細胞性（バーキット型）
　ALL…108
成熟好酸球…281
成人 ALL…176
成人急性リンパ性白血病…176
性染色体…42
性腺機能異常…252
精子保存…253
脊髄浸潤症状…205
染色体…29
　　――転座…83
染色分体…35
全生存率…170
全トランスレチノイン酸療法
　…306
全脳照射や頭蓋底への放射線療
　法…208

そ

相互転座…47
　　――型…253
　　――切断点…50
挿入…49
層別化…72,73
造血幹細胞移植…90,108,117,
　155,197
　　――の判断分析…199

――療法…128

た

タクロリムス…240,248
ダウノルビシン…61
多剤耐性関連蛋白質…150
多剤併用療法…305
多施設臨床試験…305
多臓器不全…239
多能性造血幹細胞…268
大量 Ara-C 療法…98
大量 MTX 療法…207
帯状疱疹ヘルペス…243
第一狭窄部…39
第二狭窄部…39
単クローン性疾患…302
単純ヘルペスウィルス…238
短腕…39
端部欠失…45

ち

チューブリン…64
チロシンキナーゼ…4
治療関連白血病…2,14,131,253
中間部欠失…45
中枢神経系白血病の予防…97
中枢神経系白血病…204
長腕…39
超高危険(ER)群…106

て

テロメア領域…53
低用量アスピリン…272
転座切断点…53
電離放射線…26

と

トータルケア…102
トポ…152
　　――II…152
トポイソメラーゼ…62
トリセノックス…309
ドキソルビシン…61
頭蓋放射線照射…113
頭蓋放射線療法…206
同種移植…156
同種骨髄移植…159
同種造血幹細胞移植…197,255,
　306
同種造血細胞移植…166
同種末梢血幹細胞移植…159
同腕染色体…44
動原体…39
特異的染色体相互転座を有する
　急性骨髄性白血病（AML）

…12
特発性肺炎症候群…241

【な】

ナイトロジェンマスタード
　　…304
難治…79

【に】

ニューキノロン…244
二次性骨髄線維症…271
二次性赤血球増加症…273
二次性白血病…14, 27, 131
日本小児白血病リンパ腫研究グループ…102
乳児 ALL…108

【ぬ】

ヌクレオチド…56
ヌクレオフォスミン…6

【ね】

年齢調整罹患率…23

【の】

脳神経麻痺…205

【は】

ハイドレア®…272
ハイドロキシウレア…272
ハプロタイプ…156
バーキット腫瘍…205
バンコマイシン…244
派生染色体…50, 51
破砕赤血球…241
播種性血管内凝固症候群…83, 234
白赤芽球症…276
白血病
　　——ウイルス…3
　　——コロニー…225
　　——の疾患分類…22
　　——分類…301
発熱性好中球減少症…216, 225
反応性増殖…269
晩期合併症…188

【ひ】

ヒトゲノム・サイズ…52
ヒト白血球抗原…155
ヒトヘルペス 6 型…242
非感染性晩期肺病変…251
非ステロイド抗炎症薬…231
非定型性慢性骨髄性白血病…19
非特異的エステラーゼ…16

微小残存病変…68, 69, 100, 105, 173, 293
標準危険(SR)群…106
標的治療…220

【ふ】

フィラデルフィア…116
フィラデルフィア(Ph)染色体
　　…182, 183, 302
　　——陽性 ALL…108
フルコナゾール…242
フルダラビン…59
ブスルファン…239
ブドウ糖非発酵グラム陰性桿菌
　　…243
プリンアナログ…125
プリン誘導体…126
プロトコール…74, 75
不妊…252
付加染色体部分…47
分化型 AML…14
分子学的寛解…70
分子の寛解…69
分子標的治療…260
分子標的薬…122
分子標的療法…306

【へ】

ベンゼン…2
閉塞性細気管支炎…251
扁平上皮癌…253

【ほ】

ボリコナゾール…244
母児間移植…163
母児間マイクロキメリズム
　　…163
母児間免疫寛容…163
放射線…1
　　——曝露…27
本態性血小板血症…274
　　——の診断基準…275

【ま】

マーカー染色体…51, 52
マイロターグ®…173
末梢血幹細胞移植…156
慢性 NK 細胞増多症…266
慢性巨核球性白血病…274
慢性好酸球性白血病…278
慢性好中球性白血病…281
慢性骨髄性白血病…47, 66, 116, 204
　　——における微小残存病変
　　…297

慢性骨髄増殖性疾患…20, 268
慢性特発性骨髄線維症…275
慢性閉塞性肺疾患…268
慢性リンパ性白血病…124
　　——における微小残存病変
　　…299

【み】

ミカファンギン…244
ミトキサントロン…62
ミニ移植…158, 161
未分化型 AML…14

【む】

無再発生存率…170
無病生存期間…78
無病生存率…78

【め】

メシル酸イマチニブ…98, 117
メスナ…239
メソトレキサート…60
メチルプレドニゾロン…249
免疫学的再構築…242
免疫療法…259

【も】

毛細管漏出症候群…240

【ゆ】

有機溶剤…2
有莢膜性細菌…243

【よ】

予後因子…72, 73
予後判定…307
予後予測モデル…249
腰椎穿刺-髄液検査…205

【り】

リアルタイム定量…299
リスク分類…106
リツキシマブ…246, 249
リバビリン…246
リング染色体…50
リンパ増殖疾患…253
罹患率…22
緑色腫…205
臨床試験…74, 81

【れ】

レチノイン酸…65, 90, 166
　　——受容体α鎖…5
　　——症候群…66
レミケード®…241

iii

ろ

ロイコボリン® …60

ロイコボリン® レスキュー
　…210, 211

わ

ワクチン接種…243

欧文索引

3酸化ヒ素…309
6-メルカプトプリン…59
6-MP…59
11q23…283
　——異常型…13

A

ABCトランスポーター…135, 147
ABL…5
*ABL/BCR*融合遺伝子…48
ADV…239, 246
aggressive NK-cell leukemia/lymphoma…264
agnogenic myeloid metaplasia…275
ALL (acute lymphoblastic leukemia)…17, 92, 102
　——自家移植成績…183
　——における微小残存病変…299
　——の移植適応…177
　——の同種移植成績…181
　——のフィラデルフィア染色体…183
　——の予後因子…176
Am 80…173
AML (acute myeloid leukemia)…12, 68, 204
AML 1…5
AML-M 0…14
AML-M 1…14
AML-M 2…14
AML-M 4…15
AML-M 5…15
AML-M 6…15
AML-M 7…16
APL (acute promyelocytic leukemia)…67, 83, 173
　——における出血予防…86
　——の地固め療法…87
　——の染色体転座…84
Ara-C…56
Ara-C大量療法…210
　——の投与量…98
As_2O_3…67
ATG…241, 248

ATRA…65
　——療法…86, 306

B

B-ALL…98
BCR/ABL…5, 116
BFMリスク分類…109
BHAC…59
Binet分類…124
BO (bronchiolitis obliterans)…251
BOOP (bronchiolitis obliterans organizing pneumonia)…251
Boveri…29

C

$CBF\beta$…5
CD 33抗体…90
CD 41…287
CD 42…287
CDC…242
CEL…278
CEL/HESの診断基準…279
CGH…30
chloroma…205
chronic megakaryocytic leukemia…274
chronic NK lymphocytosis…266
CIMF (chronic idiopathic myelofibrosis)…275
c-KIT…4
cleavable complex…63
CLL (chronic lymphocytic leukemia)…124
　——における微小残存病変…299
CLS (Capillary leak syndrome)…240
CML (chronic myelogenous leukemia)…47, 66, 116, 204
　——における微小残存病変…297
CMPD (chronic myeloproliferative diseases)…20, 268
CMV…238
CNL (chronic neutrophilic leukemia)…281

CNS予防強化療法…111
CNS-L (central nervous system leukemia)…204
　——の予防治療…206
CNS-prophylaxis…206
COPD…268
CR…70
cryptical translocation…53
CTCAE…236
CVHD…249
　——の初期治療…249
　——の二次治療…249
Cy-A…149
CyR (Cytogenetic Response)…193

D

decision analysis…199
DIC (Disseminated intravascular coagulation)…83, 234
diploid…42
DLI (donor lymphocyte infusion)…157
DLT (dose-limiting toxicity)…197
DNAトポイソメラーゼ…152
DNAポリメラーゼ…57
DNR…61
DOX…61
dry tap…276
dysplasia…14

E

EBウイルス…245, 253
Engraftment syndrome…240
ER群…106
ET (empiric therapy)…217
ET (essential thrombocythemia)…274
extra Ph染色体…47

F

FAB分類…9, 76, 83, 140, 167
F-ara-A…59
febrile neutropenia…244
FEV_1…251
FIP 1 L 1-PDGFα融合遺伝子…279, 280

FISH 法…30
FLT 3…4
FN (Febrile neutropenia)…216
foscarnet…245

G

G バンド…37
GATA-1 遺伝子変異…291
G-CSF…223
　——使用のガイドライン…223
　——受容体…225
　——の一次的予防投与…224
　——の二次的予防投与…224
GO…67
grade…246
GVHD…157,169,198
GVL (graft-versus-leukemia)…157
　——効果…191,198,202,306

H

haploid…39,42
HEPA フィルター…243
HES (hypereosinophilic syndrome)…278
HHV-6…242
　——感染症…245
HLA (human leukocyte antigen)…155
　——遺伝子型一致…187
HR 群…106
HSV…238
HTLV-1…255
hydroxycarbamide…272

I

ICD-O…22
IDR…62
IFN-α…272
IM…98
imatinib mesylate…281,302
intention-to-treat…170
intrathecal chemotherapy…207
inv (16) 型…13
IPS (Idiopathic pneumonia syndrome)…241
IPSS (International Prognostic Scoring System)…144,195
ISCN…41

J

JACLS…106
JALSG (Japan Adult Leukemia Study Group)…68,88,146,306
JMML…19
JPLSG…102

K

KGF…238

L

L-アスパラギナーゼの有害事象…96
Leukemia Study Group B…305
Leukemia の歴史…301
leukoerythroblastosis…276,278
LGL (large granular lymphocytes)…263
LPD…253
LRP (Lung resistance-related protein)…151

M

M 4/M 5 症例…286
mature B-ALL…205
M-CSF…229
MDS (myelodysplastic syndrome)…18,138,144,195
　——に対するミニ移植…201
MDS/MPD…19
Mitelman Database…54
MLL…6
　——03 研究…285
MLL 遺伝子…283
MLL 陽性 ALL…283
MMF…241,248
MOF (multi-organ failure)…239
MRD (minimal residual disease)…105,106,293
MRP (multidrug resistance-associated protein)…150
MTX (Methotrexate)…60,62,152,248
　——大量療法…113,210
　——の作用機序…152
Myelotag (gemutuzmab ozogamycin)…307

N

NCI 基準…104

NF 1…5
NK (natural killer)…263
　——細胞白血病…263
NMST…161
NPM…6
NSAIDs…231

P

p 15…6
p 16…6
p 53…6
PCR 法…69,70
P-gp…146,147
Philadelphia¹ (Ph¹) 染色体…29
Philadelphia (Ph)…116
　——陰性 CML…53
　——陽性 ALL…98
ploidy…42
PPO…287
precursor B-ALL…205
primary chronic myelofibrosis…275
primary thrombocythemia…274
priming 効果…223,228
PTPN 11…5
PUVA 療法…250
PV (polycythemia vera)…270
P 糖蛋白…146,149

Q

Q バンド…38
QT 延長症候群…90

R

R バンド…37
RA 症候群…87
Rai 分類…124
RARα…5
RAS…5
RIST…161
RQ-PCR 法…299
RRT…237
RSV…246

S

SCT…108
SDZ-PSC 833…150
SHP 2…5
SR 群…106
stage…246
ST 合剤…244
STI 571…66
supportive therapy…70

T

t(8;21)型 AML…12
t(15;17)型 AML…12
T-ALL…205
targeted BU+CY…190
Targeted therapy…220
TA-TMA…240, 241
thrombotic microangiopathy
　…240
total cell kill…68, 69, 305
triploid…42
trisomy…54
TRM (transplant-related mortality)…187

U

ursodeoxycholic acid…239

V

VATS…251
VLA-4…151
VOD (veno-occlusive disease)
　…239
VP-16…63

W

WHO 分類…140

よくわかる白血病のすべて

ISBN4-8159-1736-1 C3047

平成17年11月15日　第1版発行

編　　集	大　野　竜　三
発行者	松　浦　三　男
印刷所	三　報　社　印　刷 株式会社
発行所	株式会社 永　井　書　店

〒553-0003　大阪市福島区福島8丁目21番15号
電話(06)6452-1881(代表)/Fax(06)6452-1882

東京店
〒101-0062　東京都千代田区神田駿河台2-10-6(7F)
電話(03)3291-9717(代表)/Fax(03)3291-9710

Printed in Japan　　　　　　　　　　　　　© OHNO Ryuzo, 2005

・本書の複製権・翻訳権・上映権・譲渡権・公衆送信権（送信可能化権を含む）は株式会社永井書店が保有します．
・JCLS ＜㈳日本著作出版権管理システム委託出版物＞
本書の無断複写は著作権法上での例外を除き禁じられています．複写される場合には，その都度事前に㈳日本著作出版権管理システム（電話03-3817-5670，FAX 03-3815-8199）の許諾を得て下さい．